# 第2版の序

　統計学は実用的な意味で，数理統計学と応用統計学の2つに分けることができる．これらのうち，数理統計学は数学理論が中心であり，応用統計学は医学系の場合，たとえば血液成分の分析や疫学調査などで得られた数値データや順序データを，どのような方法で分析し，結果をどのように解釈すればよいかを知るためのものである．しかし両者間には，はっきりとした区別がある訳ではなく，たとえば応用統計学に与えられた理論的根拠は，数理統計学によるものであるから，応用統計学を学習するには，最小限の数学的な知識が必要になる．

　また近年パソコンの急速な普及に伴って，統計解析用ソフトウエアが安価で入手できるようになり，パソコンでデータ処理する人達がほとんどになってきた．しかし著者らは，市販ソフトウエアのプログラムに欠点があって，正答が得られなかった事例を経験している．また本邦の医学系学術論文において適切でない分析手法を用いている例が多いことを報告している．このことは，分析方法のもつ意味をよく理解していなくても，データを入力しさえすれば，パソコンが自動的に答を出してくれるという，容易な考え方に対する警告である．

　以上の理由から，著者らは本書を医学系の学生が，確実に応用統計を実行できるような統計学入門書として，近年の医学統計学の趨勢を考慮して稿を改め，改正を加えた．以下に本書を活用するための要点を述べる．

　1．「1章　統計資料の整理」：学生が初めて実験や調査を行って，データをまとめるときの参考にしていただきたい．

　2．「2章　度数分布の特徴」：本書を含めて，すべての統計書を読む際に必要な統計用語の説明が中心になっている．統計学を理解するためには，繰り返し読む必要があろう．

　3．「3章　確率と確率分布，4章　標本分布」：数理統計学および応用統計学を学習するうえでもっとも必要な正規分布，$\chi^2$分布，t分布などの要点を説明した．熟読されることを望む．

　4．「5章　回帰と相関」：主に身長と体重との関係のような，2変量問題を取り上げた．2変量問題は，3変量，4変量，…，多変量問題へと展開されてゆく入口にあたる．この章では，相関係数や回帰係数のもつ意味を，十分に理解しておく必要がある．

　5．「6章　推定，7章　検定」：数値データの基本的な分析方法の大部分は，この2つの章の中にある．本書では，とくに「検定」の一層の充実を計る目的で，この章を初版よりも大幅に追加した．"検定ができなくて，他人に統計学を学習してきたといってはならない"といわれるほど，重要な部分である．この2つの章は，何度も学習を繰り返して，完全に身に付けておくようにしていただきたい．

　6．「8章　分散分析〜10章　標本調査法」：統計学入門の域をやや超えてはいるが，7章までの学習を終えていれば，内容の理解はそれほど難しいものではない．一層の研鑽を期待する．

　なお　巻末　注釈1では，日本規格協会の統計用実験セットによる，有限母集団の中心極限定理証明のための実験方法を紹介した．ただし，標準誤差（SE）の計算には，非復元抽出のものを用いたので，結果に若干の誤差がみられる．巻末　注釈2は，ある大学の研究室から依頼された，検定法による標本分布の正規性の証明方法である．参考にされたい．

2002年10月

著　者

# 序

　本書は，大学その他で行ってきた講義内容を，主に医学，看護学，栄養学および保健学領域の学生を対象にまとめたものである．

　一般に統計関係書は，数理統計学者が著したものでは一般的，抽象的説明に終始しがちであり，逆に応用統計学者が著したものでは，基本的な統計理論が省略され，いきなり例題から入るものが多い．しかしながら応用統計であっても，問題の解説を急ぐあまり統計理論を軽視して，直感または経験だけに頼って統計公式の機械的当てはめを行っているようでは，誤った結論を提示する危険性が大きい．本書では以上の点を考慮して，統計公式の理解に重点をおき，最小限必要な統計理論をこれに加えることにした．

　統計学の講義は，カリキュラムの都合上，一般教養科目のなかに組み込まれ，期間も半年または1年間としているところが多い．このような限られた時間に加え，高等学校卒業程度の数学的知識を有する学生が多いと考えて，統計学の学習上必要な基礎学力の基準を，高等学校の確率・統計および微分・積分において執筆した．ただし確率は，高等学校によっては履修の終えていないところもあるので，復習程度の内容とし，微分，積分についても，それぞれの概念が把握できていれば，十分に学習可能な内容とした．

　内容の構成は「統計資料の整理」に始まり「標本調査法」で結んだ．統計学を初めて学ぶ場合には，できるだけ順序どおり学習することが望ましいが，学生がある程度統計学の基礎知識を有する場合には，途中から学習を始めてもかまわないような構成にした．

　本書の最大の目的は，医療系の各分野でそれぞれの学生が，将来直面するであろう統計データの解析ができるようになることである．また，近年はコンピュータが普及し，多くの人が容易に大量データの解析を行うことができるようになった．しかし，途中の計算過程がブラックボックスになっているために，出力結果をどう解釈して良いかわからないという声もよく聞く．そのためには，できるだけ多くの練習問題を解き，統計学の考え方に馴れておく必要があろう．本書では，各章の終わりの部分に演習問題を用意しておいたが，これだけでは十分とはいえず，学生自らがデータを参考にして問題を作成し，これを解いてみる態度が望まれる．

　とはいうものの，統計学に対する意欲を削ぐ最大の原因は，計算の量と煩雑さにある．この問題の1つの解決手段として，統計用関数電卓（以下，関数電卓）やパソコンの表計算ソフトの利用がある．これらの使用によって平均値，標準偏差，相関係数などは，データを入力するだけで答えが得られるからである．また，普通の4則計算用電卓では，統計計算に必要な対数や累乗計算は不可能であり，加えて桁数も不足である．以上の理由から統計学の学習には，是非，関数電卓などの使用をお奨めする．

　最後にあたり，本書が読者にとってよりよき教科書，参考書としての価値をもってもらいたいと願うとともに，より多くの読者からご意見，ご指摘などいただければ望外の喜びである．

　なお，1章から7章-1-1までは佐藤敏雄が，7章-1-2から10章までは村松　宰がそれぞれ執筆を担当した．

1995年4月

著　者

# やさしい医療系の統計学 第2版

佐藤敏雄　著
村松　宰

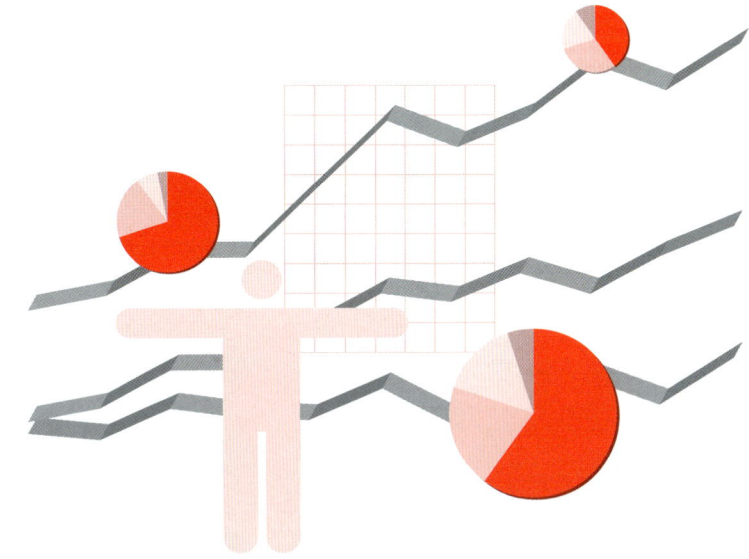

医歯薬出版株式会社

This book was originally published in Japanese under the title of :

YASASHII IRYOUKEI-NO TOUKEIGAKU
(Elementary Statistics for Health Science)

SATO, Toshio
   Former Professor, Basal Medical Science,
   Hokkaido University of Education

MURAMATSU, Tsukasa
   Professor, Faculty of Human Health Science,
   Matsumoto University

© 1995  1st ed.
© 2002  2nd ed.

ISHIYAKU PUBLISHERS, INC.
   7-10, Honkomagome 1 chome, Bunkyo-ku,
   Tokyo 113-8612, Japan

# CONTENTS

## 1章 統計資料の整理 — 1
- 1-1 統計集団とデータ — 1
- 1-2 統計表の作成 — 1
- 1-3 統計図表 — 4
  - 1-3-1 集団の質的構造をみるための図表 — 5
  - 1-3-2 集団の量的構造をみるための図表 — 9
  - 1-3-3 時系列的傾向をみるための図表 — 11

## 2章 度数分布の特徴 — 13
- 2-1 度数分布表 — 13
- 2-2 分布の特性値 — 15
  - 2-2-1 代表値 — 16
  - 2-2-2 散布度 — 20
  - 2-2-3 分布の形 — 24

## 3章 確率と確率分布 — 27
- 3-1 確率と事象 — 27
  - 3-1-1 確率の概念 — 27
  - 3-1-2 事象と事象の計算 — 27
  - 3-1-3 確率の基礎定理 — 29
- 3-2 確率分布 — 32
  - 3-2-1 2項定理 — 32
  - 3-2-2 2項分布 — 32
  - 3-2-3 負の2項分布 — 36
  - 3-2-4 ポアソン分布 — 37
  - 3-2-5 多項分布 — 40
  - 3-2-6 一様分布 — 40
  - 3-2-7 正規分布 — 43
  - 3-2-8 対数正規分布 — 51

# 4章 標本分布 — 53

## 4-1 標本平均と標本分散の分布 — 53
### 4-1-1 標本平均の分布 — 53
### 4-1-2 標本分散 — 56
## 4-2 $\chi^2$ 分布（標本分散の分布） — 58
## 4-3 $t$ 分布 — 60
## 4-4 $F$ 分布 — 63

# 5章 回帰と相関 — 67

## 5-1 単回帰 — 67
### 5-1-1 回帰方程式 — 67
### 5-1-2 回帰係数の推定 — 68
### 5-1-3 回帰直線の信頼幅 — 72
### 5-1-4 回帰直線による観測値 $y$ の予測域 — 73
## 5-2 単相関 — 74
### 5-2-1 相関関係 — 74
### 5-2-2 相関係数 — 75
### 5-2-3 順位相関係数 — 79
## 5-3 重回帰と相関関係 — 82
### 5-3-1 重回帰方程式 — 82
### 5-3-2 重相関係数 — 86
### 5-3-3 偏相関係数 — 89

# 6章 推定 — 93

## 6-1 点推定 — 93
### 6-1-1 不偏推定量と不偏推定値 — 93
### 6-1-2 一致推定量 — 94
### 6-1-3 有効推定量 — 94
### 6-1-4 最尤法（最尤推定法） — 94
## 6-2 区間推定法 — 99
### 6-2-1 信頼係数と信頼区間 — 99
### 6-2-2 母平均 $\mu$ の区間推定 — 101
### 6-2-3 2組の正規母集団における母平均 $\mu_1$, $\mu_2$ の差の区間推定 — 105
### 6-2-4 母比率の区間推定 — 106
### 6-2-5 母分散の区間推定 — 108

- 6-2-6 母分散比の区間推定 ……………………………………………………110
- 6-2-7 ポアソン分布の母数 $\lambda$ の区間推定 ………………………………112
- 6-2-8 オッズ比 $\widehat{OR}$ の区間推定 ……………………………………113

# 7章 検 定 ——————————————————————115

## 7-1 仮説検定 ……………………………………………………………115
- 7-1-1 仮説検定の考え方と方法 ………………………………………115
- 7-1-2 検定の検出力と $\beta$ の計算 ……………………………………118

## 7-2 適合度の検定 …………………………………………………………120
- 7-2-1 母集団分布の母数が既知の場合 …………………………………120
- 7-2-2 母集団分布の母数が未知の場合 …………………………………121

## 7-3 独立性の検定 …………………………………………………………123
- 7-3-1 2×2分割表 ……………………………………………………125
- 7-3-2 Fisher の直接確率法 …………………………………………129
- 7-3-3 分布の同一性の検定 ……………………………………………130
- 7-3-4 マクネマー(McNemar)の検定 ………………………………131
- 7-3-5 分割表の検定方式 ………………………………………………131

## 7-4 母平均に関する検定 …………………………………………………132
- 7-4-1 母分散が既知の場合の母平均の検定 ……………………………132
- 7-4-2 母分散が未知の場合 ……………………………………………134

## 7-5 母平均の差に関する検定 ……………………………………………136
- 7-5-1 2標本が独立で母分散が既知の場合 ……………………………136
- 7-5-2 2標本が独立で母分散が未知の場合(対応がない場合) …………137
- 7-5-3 2標本間に対応がある場合 ……………………………………142

## 7-6 母分散に関する検定 …………………………………………………144
- 7-6-1 母平均が既知の場合 ……………………………………………145
- 7-6-2 母平均が未知の場合 ……………………………………………146

## 7-7 母比率の検定 …………………………………………………………146
- 7-7-1 母比率と標本比率との差の検定 …………………………………146
- 7-7-2 母比率の差の検定 ………………………………………………148

## 7-8 相関係数の検定 ………………………………………………………150
- 7-8-1 無相関の検定($\rho=0$) …………………………………………150
- 7-8-2 標本相関係数($r$)と母相関係数($\rho$)の差の検定 ………………151
- 7-8-3 2つの標本相関係数の差の検定 …………………………………152

## 7-9 グラブス-スミルノフの棄却検定法 …………………………………152
## 7-10 オッズ比の検定 ……………………………………………………153
## 7-11 データの種類別にみた検定の適用方法 ……………………………154

# 8章 分散分析 — 159

## 8-1 分散分析の考え方 — 159
## 8-2 一元配置法 — 160
### 8-2-1 一元配置法のモデル — 160
### 8-2-2 一元配置分散分析法 — 161
### 8-2-3 有意の場合の群間比較による検定 — 164
## 8-3 二元配置法 — 164
### 8-3-1 二元配置分散分析法 — 164
### 8-3-2 二元配置法のモデル — 165
## 8-4 クラスカル-ウォリス検定 — 168
## 8-5 実験計画法の基本的な考え方 — 168

# 9章 ノンパラメトリック検定 — 171

## 9-1 ノンパラメトリック検定 — 171
## 9-2 ノンパラメトリック検定の基本的な考え方 — 171
## 9-3 対応がない場合の2標本の代表値の差の検定 — 172
### 9-3-1 コロモゴロフ-スミルノフの検定 — 172
### 9-3-2 マン-ホイットニー検定 — 174
### 9-3-3 メディアン検定 — 177
### 9-3-4 ランによるテスト — 178
## 9-4 対応がある場合の2標本の代表値の差の検定 — 179
### 9-4-1 ウィルコクソン符号付順位和検定 — 180
### 9-4-2 符号検定 — 182

# 10章 標本調査法 — 185

## 10-1 標本調査法の基本的な考え方 — 185
### 10-1-1 目的集団(対象集団) — 185
### 10-1-2 無作為抽出法と有意抽出法 — 186
## 10-2 標本抽出法 — 188
### 10-2-1 無作為抽出の基本的方法 — 188
### 10-2-2 乱数表による標本抽出の方法 — 188
### 10-2-3 単純無作為抽出法の適用限界 — 188
### 10-2-4 系統抽出法 — 188
### 10-2-5 層別任意抽出法 — 189

### 10-3 標本数の決め方 ......190
　10-3-1 推定の精度 ......190
　10-3-2 母平均の推定 ......191
　10-3-3 母比率の推定 ......192
　10-3-4 1標本の場合の標本数の決め方 ......193
　10-3-5 2標本の場合の標本数の決め方 ......193
　10-3-6 比率の差の検定（$\chi^2$分布による場合）......195
　10-3-7 比率の差の検定（正規分布による場合）......195

演習問題解答 ......197
注釈1）実験用具による中心極限定理の証明 ......204
注釈2）標本集団の正規性についての正規分布検定 ......209
付　表 ......213
　付表1　　標準正規分布の上側確率 ......215
　付表2　　$\chi^2$分布の$\alpha$点 ......216
　付表3　　$t$分布の$\alpha$点 ......217
　付表4-1　$F$分布の$\alpha$点（$\alpha=0.050$）......218
　付表4-2　$F$分布の$\alpha$点（$\alpha=0.025$）......220
　付表4-3　$F$分布の$\alpha$点（$\alpha=0.010$）......222
　付表4-4　$F$分布の$\alpha$点（$\alpha=0.005$）......224
　付表5　　相関係数の$\alpha$点（$p=0$）......226
　付表6　　順位相関係数の$\alpha$点（1）— スピアマンの順位相関 ......227
　付表7　　順位相関係数の$\alpha$点（2）— ケンドールの順位相関 ......227
　付表8　　飛び離れたデータのGrubbs-Smirnov棄却検定の$T_n(\alpha)$の値 ......228
　付表9-1　Kolmogorov-Smirnov検定 — 1標本検定 ......228
　付表9-2　Kolmogorov-Smirnov検定 — 2標本検定 ......229
　付表9-3　Kolmogorov-Smirnov検定 — 2標本（両側検定）......228
　付表10　 符号検定表 ......229
　付表11　 1標本連検定法 ......230
　付表12　 Mann-Whitneyの$U$-検定法 ......231
　付表13　 Wilcoxonの符号付順位和検定の$T_\alpha$の値 ......234
索　引 ......235

# 1章 統計資料の整理

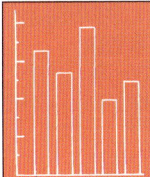

## 1-1 統計集団とデータ

「日本人」という語句の意味は，単に「日本国籍を有する人」を指すに過ぎない．しかし，集団としての日本人を考えれば，そのなかの個人個人は，「日本人」という共通性をもつものの，性別，居住地，職業などの質的違いや，身長，体重，血圧などの量的違いによって分けることができる．これを統計では「集団を形成する個体(individual)は，標識(mark)については同質であるが，属性(attribute)については均一ではなく，不規則に変動している」という．

統計とは，共通の標識をもつ個体からなる集団について，属性を数量としてとらえ，その特徴を記述することである．たとえば，前述の集団における性別(男女別)人口とか，性別年齢別身長などである．

統計の実施に当たり注目する属性が決まると，各個体から計数(count)または計量(measure, weighting)によって数量が集められる．通常，個体が担っている数量は，個体ごとに異なる値をとるので，変量(variate, variable)とよばれる．変量には，1，2，3(人)のように整数の値をとる離散変量(discrete variate)と，135.2……(cm)，46.3……(kg)などのように連続した実数の値をとる連続変量(continuous variate)の2種類がある．前者は計数によって得られる変量であり，後者は計量によって得られる変量である．

以上のように，共通の標識をもつ各個体に対して，調査の対象となる属性が決定したとき，その集団を統計集団(statistical aggregate)とよぶ．対象となる個体の全体を母集団(population)，一部を標本(sample)という．母集団は，集団を形成する個体数が有限個の有限母集団(finite population)，無限個の無限母集団(infinite population)とに分けられる．また，統計集団の各個体から得られる未処理のままの数量を，統計資料(data)という．統計集団は，有形の個体の集りだけではない．たとえば，食品中の成分量を決定するときのように，1個の個体から反復測定を行って得られる実験データの集りも統計集団である．

## 1-2 統計表の作成

データは量が多く，そのままでは雑然としていて，集団の特徴を数量的に把握し，判断することが難しい．そこで，データを標識や属性などにより順序よく整理して，表にまとめることが必要になる．このような表を統計表(statistical table)という．したがって，統計表は集団の特徴が数量的に容易に観察できるものでなければならない．

表1-1 届出医療関係者数と率

| 区　分 | 実　数<br>(2008年) | 率<br>(人口10万対) |
|---|---|---|
| 医　　　　　　師 | 286,699 | 224.5 |
| 歯　科　医　師 | 99,426 | 77.9 |
| 薬　　剤　　師 | 267,751 | 209.7 |
| 保　　健　　師 | 43,446 | 34.0 |
| 助　　産　　師 | 27,789 | 21.8 |
| 看護師, 准看護師 | 1,252,224 | 980.7 |
| 歯　科　衛　生　士 | 96,442 | 75.5 |
| 歯　科　技　工　士 | 35,337 | 27.7 |
| あん摩マッサージ指圧師 | 101,913 | 79.8 |
| はり師・きゅう師 | 170,837 | 133.8 |
| 柔　道　整　復　師 | 43,946 | 34.4 |

注：医師・歯科医師・薬剤師数以外は，就業者数である
資料：厚生労働省「医師歯科医師薬剤師調査」
　　　　　　　　　　「衛生行政報告例」

〈参考〉

| 区　分 | 病院・診療所<br>従事者数<br>(2008年<br>10月1日) |
|---|---|
| 臨床検査技師 | 49,720 |
| 診療放射線技師 | 39,682 |
| 理学療法士 | 70,607 |
| 作業療法士 | 31,139 |
| 視能訓練士 | 4,762 |
| 言語聴覚士 | 10,516 |
| 臨床工学技士 | 20,604 |
| 義肢装具士 | 142 |
| 管理栄養士* | 17,810 |
| 精神保健福祉士 | 11,405 |

注：*は一般診療所を含まない

表1-2 死因順位・死亡率(人口10万対)，年次別

| 年　次 | 第1位 | | 第2位 | | 第3位 | |
|---|---|---|---|---|---|---|
| | 死　因 | 死亡率 | 死　因 | 死亡率 | 死　因 | 死亡率 |
| 1899 明32 | 肺炎および気管支炎 | 206.1 | 脳血管疾患 | 170.5 | 全　結　核 | 155.7 |
| 1950 昭25 | 全　結　核 | 146.4 | 脳血管疾患 | 127.1 | 肺炎および気管支炎 | 93.2 |
| 1955　30 | 脳血管疾患 | 136.1 | 悪性新生物 | 87.1 | 老　衰 | 67.1 |
| 1960　35 | 脳血管疾患 | 160.7 | 悪性新生物 | 100.4 | 心　疾　患 | 73.2 |
| 1970　45 | 脳血管疾患 | 175.8 | 悪性新生物 | 116.3 | 心　疾　患 | 86.7 |
| 1980　55 | 脳血管疾患 | 139.5 | 悪性新生物 | 139.1 | 心　疾　患 | 106.2 |
| 1990 平2 | 悪性新生物 | 177.2 | 心　疾　患 | 134.8 | 脳血管疾患 | 99.4 |
| 1995　7 | 悪性新生物 | 211.6 | 脳血管疾患 | 117.9 | 心　疾　患 | 112.0 |
| 2000　12 | 悪性新生物 | 235.2 | 心　疾　患 | 116.8 | 脳血管疾患 | 105.5 |
| 2009　21 | 悪性新生物 | 273.5 | 心　疾　患 | 143.5 | 脳血管疾患 | 97.2 |

注：1) 昭和15年以前および昭和48年以降はすべて沖縄県を含む
　　2) 昭和24年以前は25年以後と大きく死因分類が変わっている
　　3) 死因名は昭和54年以降は第9回分類による．なお，昭和43年—53年は第8回分類，42年以前は第7回分類によるが，53年以前はほとんど第8回分類による死因名を用いている
資料：厚生労働省「人口動態統計」

　一般に統計表は，表1-1, 2, 3, 4に示したように，項目別または変量別に順序よく分類整理され，各項目または各変量に所属する個体数(度数)が記入される．表1-1および表1-2のように，項目別にまとめられた統計表は，種別統計表または属性統計表などとよばれる．変量が1種類で，かつ，連続変量の場合には，変量を大きさの順にいくつかの階級(class)に分けて，各階級に所属する度数を記入する(表1-3)．離散変量の場合，変量の数が多いときには連続変量と同様，階級に分けて大きさの順に整理するが，少ないときには変量の値をそのまま用いる(表1-4)．表1-3および表1-4のように変量が大きさの順に並べられ，各変量に対する度数が記入された表を度数分布

表 1-3 K社事務系職場の赤血球数測定成績（男）

| 階　　級 | 級中値 | 度数 | 累積度数 | 相対累積度数 |
|---|---|---|---|---|
| 350以上—370未満 | 360 | 1 | 1 | 0.9 |
| 370　—390 | 380 | 1 | 2 | 1.7 |
| 390　—410 | 400 | 3 | 5 | 4.3 |
| 410　—430 | 420 | 6 | 11 | 9.6 |
| 430　—450 | 440 | 9 | 20 | 17.4 |
| 450　—470 | 460 | 17 | 37 | 32.2 |
| 470　—490 | 480 | 21 | 58 | 50.4 |
| 490　—510 | 500 | 23 | 81 | 70.4 |
| 510　—530 | 520 | 18 | 99 | 86.1 |
| 530　—550 | 540 | 10 | 109 | 94.8 |
| 550　—570 | 560 | 3 | 112 | 97.4 |
| 570　—590 | 580 | 1 | 113 | 98.3 |
| 590　—610 | 600 | 2 | 115 | 100.0 |
| 合　　計 |  | 115 |  | (100.0) |

($\times 10^4$個/mm$^3$)

表 1-4 H小学校児童 303 人のう歯（むし歯）調査成績

| う歯本数 / 学年 | 0 | 1 | 2 | 3 | 4 | 5 | 6 | 7 | 8 | 9 | 10 | 11 | 12 | 13 | 14 | 15 | 16 | 計(人) |
|---|---|---|---|---|---|---|---|---|---|---|---|---|---|---|---|---|---|---|
| 1学年 | 15 | 10 | 9 | 7 | 6 | 6 | 5 | 8 | 10 | 6 | 3 | 3 | 3 | 2 | 0 | 1 | 0 | 94 |
| 2学年 | 14 | 6 | 7 | 10 | 12 | 11 | 9 | 13 | 11 | 3 | 6 | 2 | 2 | 1 | 2 | 0 | 1 | 110 |
| 3学年 | 16 | 2 | 5 | 10 | 14 | 10 | 17 | 8 | 11 | 3 | 0 | 2 | 0 | 0 | 0 | 1 | 0 | 99 |
| 計(人) | 45 | 18 | 21 | 27 | 32 | 27 | 31 | 29 | 32 | 12 | 9 | 7 | 5 | 3 | 2 | 2 | 1 | 303 |

注：4学年以上の児童については，う歯本数の調査は行っていない

表（frequency table）という．度数分布表は，検定や推定などの統計解析にとって重要な性質をもっているので，次の章で改めて説明する．

統計表作成上の一般的注意事項として，次のような点があげられる．

① 表題は簡潔にして一見しただけで内容がわかるようにする．
② 表題は表の上方に記入する．
③ 2つ以上の統計表がある場合には，表題の前に表番号を記入する．
④ 調査の日時，場所，数量の単位を必ず記入する．
⑤ 度数分布表では，変量の区分（級）を大きさの順に配置するとともに，5行または10行ごとに間隔を開けるようにする（表1-3）．
⑥ 桁数の多い数字は，たとえば2075483では，2 075 483のように右側から3桁ずつ区切って記入する．
⑦ 表の内容を正確に伝えるために，必要に応じて脚注を入れる．
⑧ 表の内容が，ほかの統計報告や統計表などから引用したときは，表の下にその資料名を入れる．脚注があるときは，その下に入れる．

## 1-3 統計図表

本来，人間には，色や形などの視覚によって判断をくだす傾向がある．確かに統計表は，数量的には集団の特徴を適切に説明しているといえるが，次の点に関する限り，表だけでは不十分である．
① 全体の傾向の把握．
② 法則性の発見．
③ 将来の予測．
④ 誤りや問題の発見．

以上の問題点を解決するための方法として，直観的に判断が可能な統計図表(statistical diagram, statistical graph)の作成が行われる．

統計図表には，おおよそ次のようなものがある．
① 集団の質的構造をみるための図表．
　　ⅰ）棒グラフ
　　ⅱ）帯グラフ
　　ⅲ）層グラフ
　　ⅳ）円グラフ
　　ⅴ）レーダーチャート
　　ⅵ）絵画グラフ
　　ⅶ）統計地図
② 集団の量的構造をみるための図表．
　　ⅰ）度数分布図
　　ⅱ）相関図（散布図）
③ 時系列的傾向をみるための図表．
　　ⅰ）経過グラフ

前述したように，統計図表は各統計集団の大きさを直視的に観察して，各集団の大きさを比較したり，変動をとらえたりすることにある．したがって，図表内容の観察が容易なものでなければならない．そのためには，次の点に十分な考慮をはらう必要がある．
① 表現の内容を十分に検討して，目的に合った最適の図表を選択する．
② 図表の点や線は，はっきりと鮮明に描く．
③ 必要に応じ，色づけやハッチング(hatching)を行う．
④ 統計表と同様に，可能な限り調査の日時，場所，数量の単位などを記入する．
⑤ 自然科学系の論文では，タイトルは表とは逆に図の下側に書くことが多いので注意する．
⑥ 図表に用いた数量が，ほかの統計報告や統計表などから引用したときは，標題の下に資料名を入れる．

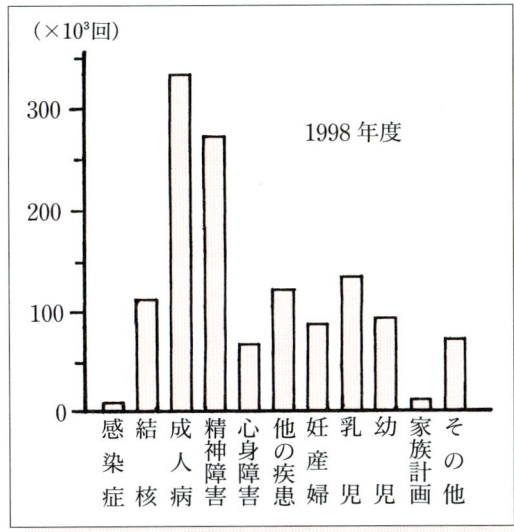

図1-1 保健所保健婦の家庭訪問回数(全国)
資料：厚生省「保健所運営報告」

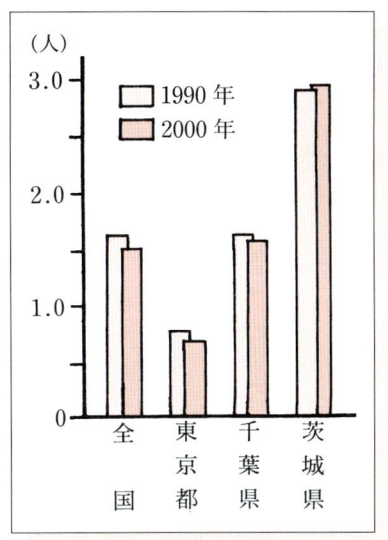

図1-2 運転免許保有者（1万人対）の死者数
資料：警視庁「交通統計」

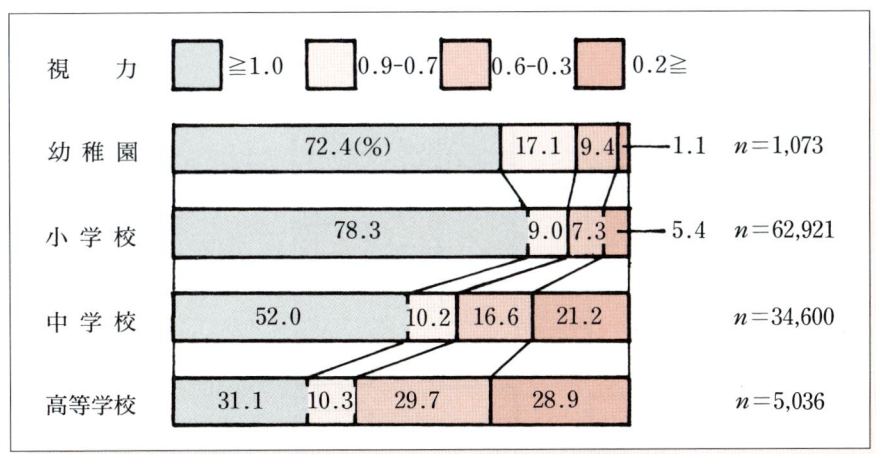

図1-3 2000年度学校種別視力検査成績(S市)

## 1-3-1 集団の質的構造をみるための図表

（1）棒グラフ

棒の長さによって統計集団の大きさを表すもので，数量の比較に最も適した図表である．基軸線は0とし，算術目盛(等間隔数量目盛)を用いる．通常は縦軸を数量，横軸を質的属性とする(**図1-1, 2**)．ただし，場合によっては縦横の関係は逆にしてもよい．**図1-2**に示したように，棒を重ねることを「棒の重合」という．棒と棒との間は，ある程度離したほうが見やすい．

（2）帯グラフ

帯グラフは，ひとつの属性のなかに2つ以上の項目があるときに，よく用いられる．帯の数が1本だけの単一帯グラフと，複数からなる並列帯グラフに分けられる．並列帯グラフは，帯を等

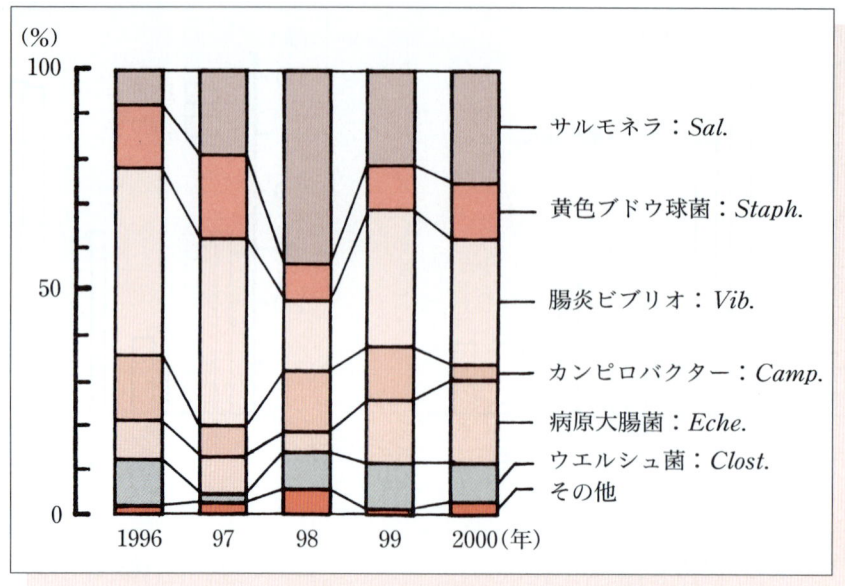

図1-4 細菌性食中毒患者5カ年の推移(%)
資料：厚生省「食中毒統計」

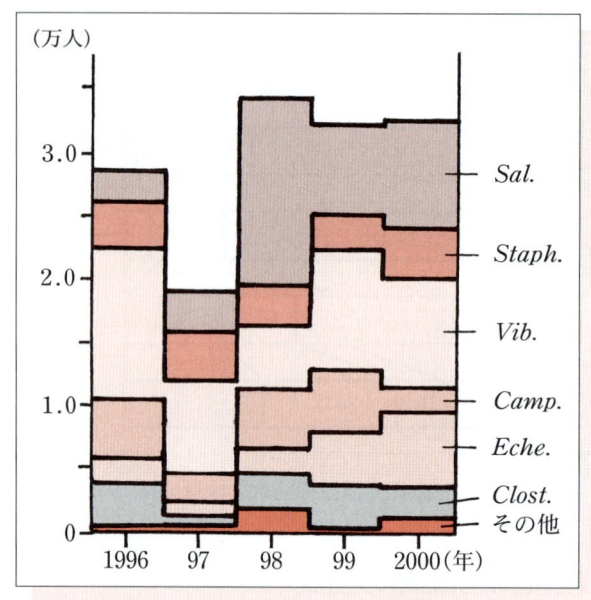

図1-5 細菌性食中毒患者5カ年の推移(人)その1

長にそろえ，等間隔に配列する．配列は，縦でも横でもよい．帯全体の長さを100％として，帯内の各項目の数量を比例配分し，ハッチングまたは色分けを行う．帯の配列に序列または時系列関係があるときは，帯間の項目を細い実線または破線で結ぶと，変化の様子が観察しやすくなる（図1-3, 4）．

(3) 層グラフ

帯間に時系列関係があり，かつ数量間に大きな差があるようなときには，数量を実数で表した

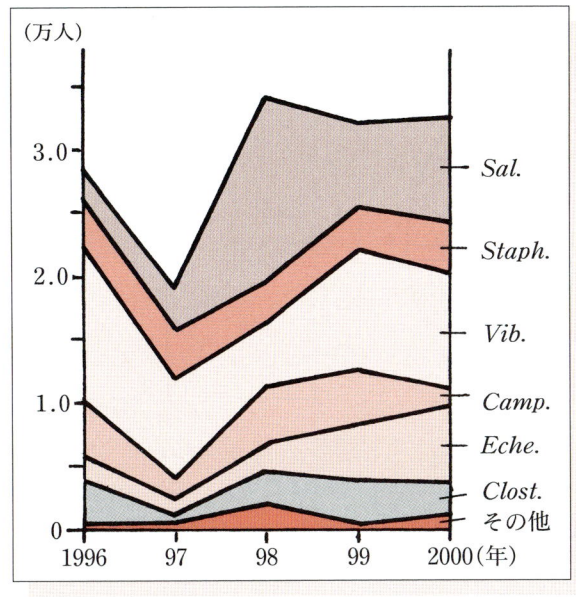

図1-6 細菌性食中毒患者5カ年の推移(人)その2

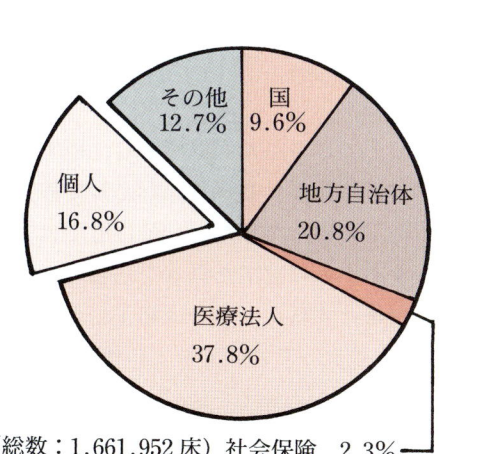

図1-7 開設者別病院病床数(1996年度)
資料：厚生省「医療施設調査」

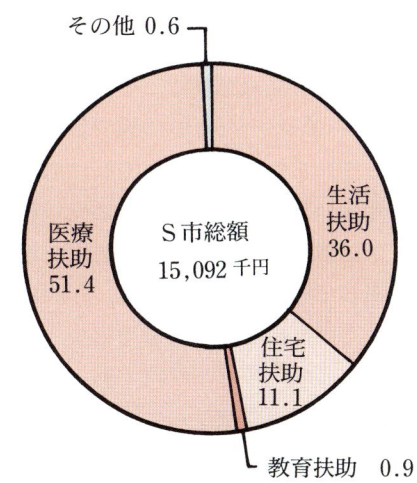

図1-8 S市1990年度生活保護費内訳(%)
資料：S市民生局民生事業概要

層グラフを用いるほうがよい(**図1-5, 6**)．図1-4の帯グラフでは，1996年度と1997年度の腸炎ビブリオによる食中毒発生率は，ほぼ同率である．しかし，層グラフを用いることにより，同食中毒発生件数は，1996年度に比べて1997年度のほうが，明らかに減少している様子が観察できる．項目別の時系列変動を観察するには，時間を横軸に，属性内の各項目の度数を同じ順序で重ねて縦軸にとり，直線で結び，ハッチングまたは色分けを行う(**図1-6**)．

(4) 円グラフ(パイグラフ)

円グラフは，単一帯グラフを輪にしたものとみなすことができる．作図法は，円を描き全数量を360°として，各項目の数量を角度で比例配分すればよい．ただし，円の中心と時計の12時に相当する点を結ぶ線を基軸として，各項目を時計の針の進行方向に配置する．観察を容易にするた

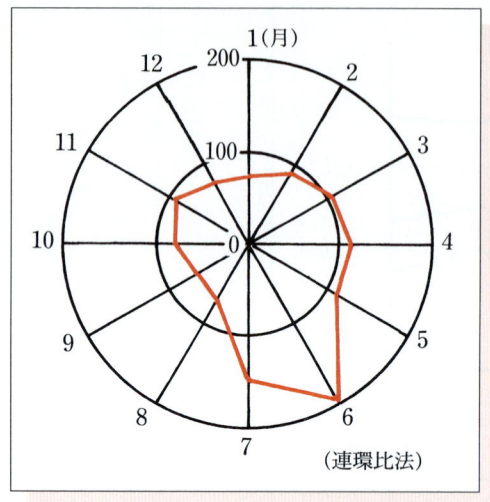

図1-9 麻疹発生の季節指数 (1983-1998)
資料：S市学校保健統計

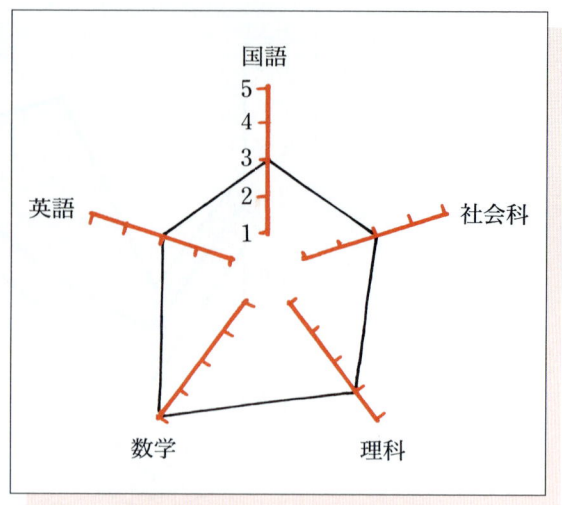

図1-10 中学校5教科の評価図

めに，ハッチングまたは色分けを行う(図1-7, 8)．図1-7に示したように，説明を加えたい項目を円の外側にずらせて注意をひくこともできる．

（5）レーダーチャート（くもの巣グラフ）

図形がレーダーまたはくもの巣の形に似たところから名づけられた図表である．極座標系の折れ線グラフともいえる．ほかの図表に見られない特徴は，数量の分布が多角形として強く認識されるために，個体や集団の属性を類型化することが可能である．たとえば，図1-10では，この生徒が理系に属していることがわかる．作図は円の中心から上方に立てた垂線を基軸線として，放射状に項目数だけ直線を引き目盛を刻む．目盛は算術目盛とするが，中心は必ずしも0でなくてもよい．原則として，各目盛を円で結ぶが(図1-9)，場合によって省いてもよい(図1-10)．

（6）絵画グラフ（絵グラフ）

数量単位をもった絵を配列して全数量を表す方法である(図1-11, 12)．絵を単位に用いるので，誰にでも容易に数量の大きさを理解させることができるが，作図に絵画技術が必要なので，あまり用いられない．

（7）統計地図

各地域から得られたデータを数個の階級に区分し，各階級を表すハッチング（または色分け）の種類を決めておく．次に地域別に階級の大きさに合ったハッチング（または色分け）をほどこす(図1-13)．統計地図の特徴は，全地域を通して地域別の共通性または傾向を一見してとらえることができる点にある．また，図1-14のように特定地域だけ抜き出して提示する使用法もある．したがって，使用範囲は極めて広く，厚生・医療の領域に限らず労働，農林・水産，貿易，財政などあらゆる分野に及ぶ．地図の下絵には，市販の白地図やコンピュータマッピングなどを用いると便利である．

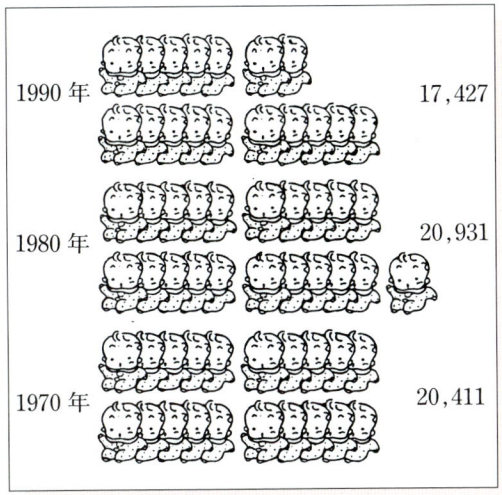

図1-11 年次別出生数(10年間隔)(人)
資料：1991年度S市衛生年報

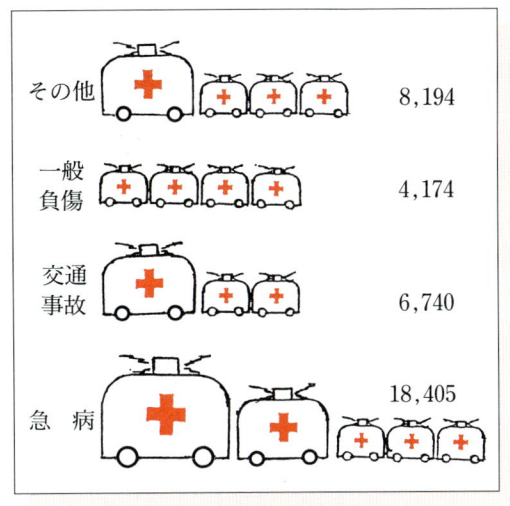

図1-12 事故別救急出動回数(件)
資料：1991年度S市消防年報

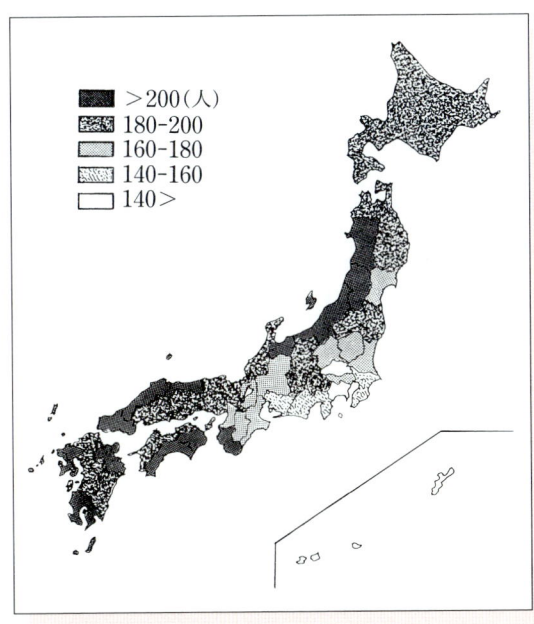

図1-13 悪性新生物による都道府県別死亡率(10万人対)
資料：厚生省「人口動態統計」

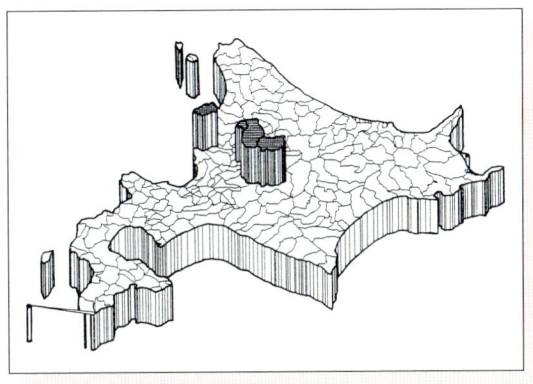

図1-14 北海道における胃癌が10万人当たり120人以上の市町村(computer graphics)

## 1-3-2 集団の量的構造をみるための図表

### (1) 度数分布図

度数分布図は，形や内容の違いにより次の3つに分けられる．① 度数柱状グラフ(ヒストグラム：histogram)，② 度数折線グラフ(frequency polygon)，③ 累積度数曲線(ogive)である．

ヒストグラムは，度数分布図の基本となるものである．変量を横軸に大きさの順に並べ，級中値を中心にして級間を底に，度数を高さとした柱状図である．棒グラフと異なり柱と柱との間は

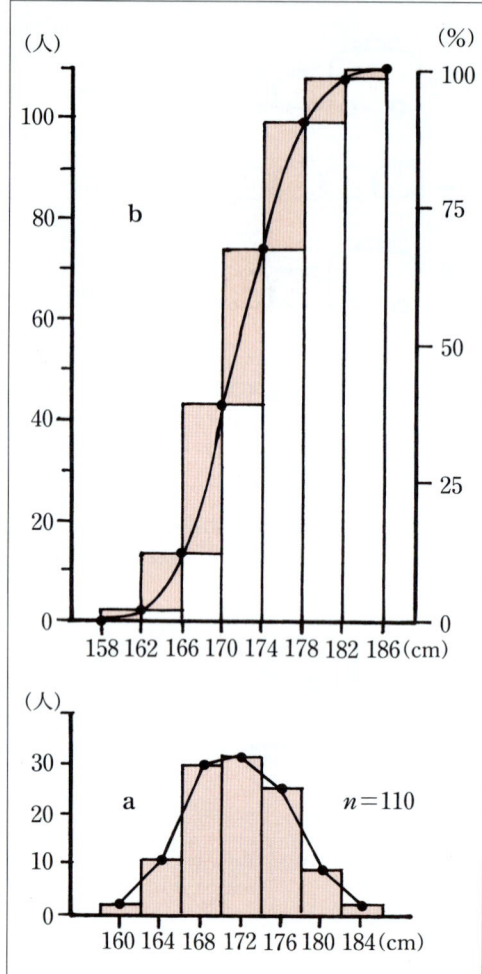

図1-15 M高等学校3年生男子生徒110人の身長分布

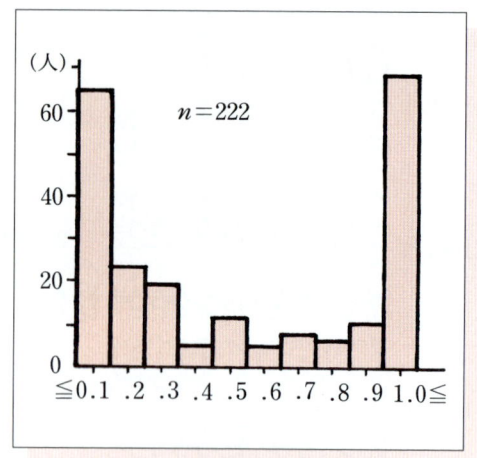

図1-16 H大学女子学生
222人の視力分布図

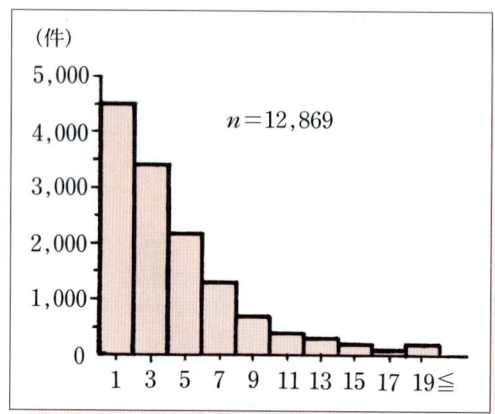

図1-17 夫婦の年齢差別婚姻件数(2年間隔)
資料：1998年度　S市衛生年報

開けてはならない(図1-15 a).

　度数折線グラフは，ヒストグラムの各柱の上辺の中心(級中値)を次つぎに直線で結んだものである．図1-15 aに太い実線で表した．

　累積度数曲線はヒストグラムの各級の値を次つぎ加えてゆき，各級の上限界を次つぎに曲線で結んだものである(図1-15 b)．累積値を百分率で表すと相対累積度数曲線になる．

　度数分布図には，図1-15 aのようなベル型(bell shaped)のほかに，U型(U-shaped)やJ型(J-shaped)などがある(図1-16, 17).

（2）相 関 図（散布図）

　身長と体重，年齢と血圧などのように，2変量間の関係を図示したものが相関図である．2変量間で一方の数量の増減に伴ってもう一方の変量も増減するとき，両者の間に相関関係がみられるといい，普通には図1-18に示したような散布図で表される．散布図には，2変量間の関係を点で表すとともに後述する回帰方程式，相関係数，標本数もあわせて記入することが望ましい．

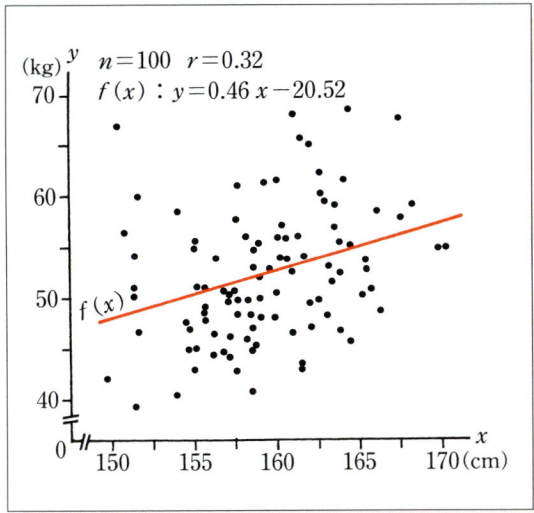

図1-18 H大学女子学生の身長と体重の散布図

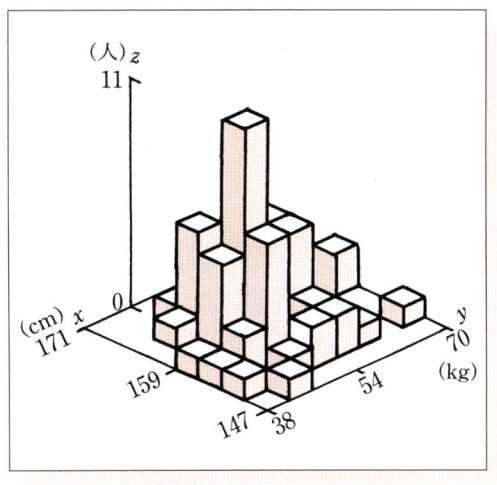

図1-19 H大学女子学生の身長と体重のステレオグラム

　変量 $x, y$ をそれぞれいくつかの階級に分けて相関表(p.75参照)を作成し，各階級に含まれる度数を変量 $z$ と置けば，3次元図表が得られる．この図表をステレオグラム(stereogram)といい，相関関係を表す方法のひとつに入れられる（**図1-19**）．

## 1-3-3 時系列的傾向をみるための図表

### （1）経過グラフ

　統計数値の時間経過に伴う変動を観察するための図表である．折線で度数または相対度数の時間経過を表すので，1種の度数折線とも考えられる．**図1-20**にみられるように季節変動，傾向変動，周期変動の観察が容易であり，将来の変動予測を行ううえで不可欠なグラフである．

　最近は，ワープロ(word　processor)やパソコン(personal　computer：PC)のソフトウエア(software)のなかに，何種類かのグラフが組み込まれているものもあり，簡単な報告文書程度であれば，それらを利用すると便利である．ただし，これらのグラフはソフトウエア作成者の意図

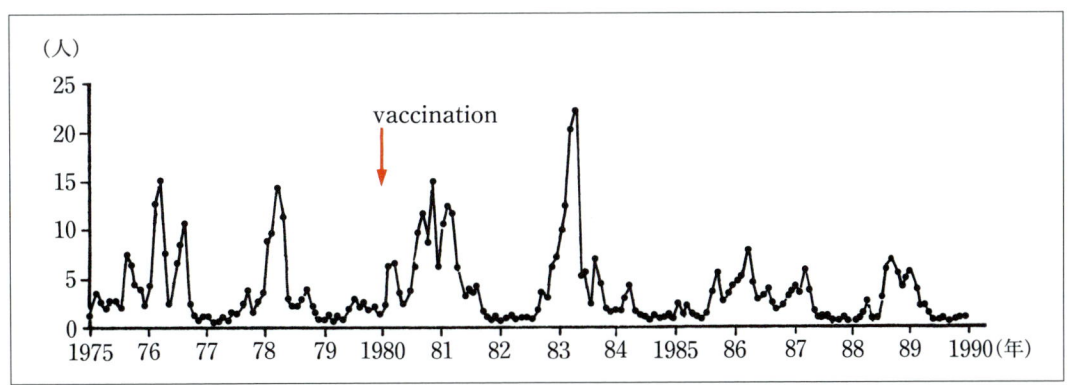

図1-20 S市立小学校にみられた麻疹の時系列変動（1万人対）

資料：S市学校保健統計

で作成されたものであり，細部の点で不備がみられる．したがって論文や学会報告などで報告の内容を相手に正確に伝えるためには，十分に検討を重ねたうえで，最適の図表を作成することが望ましい．

## 演習問題

**問題 1** 次の表は，1995 年に A 市が受け付けた児童相談を内容別にまとめたものである．男女別の違いがわかるように，相談内容を適当なグラフを用いて表せ．

| 性別＼内容 | 家庭環境 | 心・身の発達障害 | 反・非社会的行動 | 教育・しつけ・その他 |
|---|---|---|---|---|
| 男 | 238 | 1,243 | 229 | 145 |
| 女 | 190 | 649 | 278 | 58 |

**問題 2** 表 1-3 を度数折線，累積度数曲線で表せ．

**問題 3** 図 1-3 を層グラフに改めよ．

# 2章 度数分布の特徴

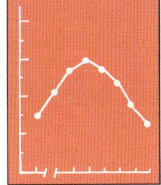

　度数分布表から，推定や検定の際に必要な平均値，分散，標準偏差，歪度，尖度などの重要な統計量の計算が可能である．さらに，これを図表化した度数分布図は，統計集団の平均値，中央値，最頻値などの代表値や分散，標準偏差などの散布度（データのバラツキ具合）の大きさを直観的に提示してくれる．したがって，統計を学ぶに当たっては度数分布表のもつ，これらの特徴を正しく理解することが必要である．

## 2-1 度数分布表

　度数分布表の作成は，あらかじめ変量をいくつかの級（階級：class）に分けて，各級に含まれるデータの個数（度数：frequency）をまとめておけばよい．このようにし，表にまとめられたものが度数分布表である．級の幅を級間隔（class width, class interval），級の中央の値を級中値または級心（class mark），各級の大きいほうの限界値を級上限界（class upper limit），小さいほうの限界値を級下限界（class lower limit）という．作表上，各級に所属する変量は級中値に丸められることが多い．

　度数が十分に大きいときには，級の数は，10～20が適当とされる．この場合，級間隔はデータの最大値 $X_{\max}$ と最小値 $X_{\min}$ との差を $d$ とすれば，

$$\frac{d}{20} \leqq 級間隔 \leqq \frac{d}{10}$$

の範囲に入ることになる．

　表2-1から体重を例にとれば，最大値 $X_{\max}=69.0$ kg，最小値 $X_{\min}=39.5$ kg であるから，

$$d = X_{\max} - X_{\min} = 69.0 - 39.5 = 29.5 \fallingdotseq 30$$

ゆえに，

$$\frac{d}{20} = 1.5 \leqq 級間隔 \leqq \frac{d}{10} = 3.0$$

となる．本例では，級間隔は2.0が適当である．級の数は級間隔に付随して自然に決まる．表2-2に度数分布表作成の実際を示した．

　総度数が小さいときには，分布のばらつきが大きくなって，全体の特徴がわかりにくくなる．このようなときには，次のスタージェス（Sturges）の方法によって級の数を決めればよい．

表 2-1 2000 年度 H 大学新入生女子 100 名の身長 ($x$) と体重 ($y$)

| $x$(cm) | $y$(kg) | $x$(cm) | $y$(kg) | $x$(cm) | $y$(kg) | $x$(cm) | $y$(kg) |
|---|---|---|---|---|---|---|---|
| 157.9 | 51.9 | 156.8 | 50.5 | 151.3 | 54.0 | 161.6 | 43.4 |
| 153.9 | 58.5 | 157.6 | 57.8 | 160.4 | 55.8 | 158.1 | 46.0 |
| 156.1 | 46.5 | 160.9 | 46.3 | 167.4 | 58.0 | 157.3 | 49.8 |
| 158.9 | 47.2 | 151.4 | 60.0 | 161.6 | 54.0 | 163.0 | 59.5 |
| 163.6 | 53.0 | 165.2 | 54.8 | 163.9 | 52.4 | 163.8 | 55.4 |
| 158.8 | 56.5 | 154.7 | 47.1 | 160.0 | 56.0 | 161.3 | 67.7 |
| 157.0 | 49.8 | 160.8 | 68.3 | 154.6 | 47.5 | 150.3 | 67.0 |
| 157.5 | 61.0 | 170.8 | 54.8 | 158.7 | 54.8 | 164.3 | 55.1 |
| 163.3 | 59.0 | 162.0 | 65.0 | 158.2 | 40.5 | 151.2 | 51.1 |
| 163.2 | 57.1 | 166.1 | 58.5 | 153.9 | 40.4 | 154.7 | 45.0 |
| 154.9 | 55.0 | 161.2 | 56.0 | 163.0 | 48.3 | 151.3 | 50.2 |
| 155.0 | 43.0 | 168.1 | 59.1 | 155.1 | 51.5 | 159.2 | 61.5 |
| 163.7 | 46.7 | 158.6 | 45.0 | 151.2 | 39.5 | 156.1 | 44.6 |
| 162.0 | 49.6 | 167.6 | 67.9 | 163.2 | 51.5 | 158.9 | 44.5 |
| 156.6 | 45.0 | 157.2 | 50.4 | 156.9 | 50.8 | 157.5 | 48.5 |
| 155.0 | 56.3 | 156.9 | 50.5 | 165.6 | 52.8 | 159.1 | 49.9 |
| 158.6 | 48.6 | 158.5 | 47.3 | 155.1 | 46.0 | 162.2 | 49.8 |
| 159.6 | 53.0 | 151.7 | 46.8 | 165.1 | 50.2 | 164.2 | 69.0 |
| 158.7 | 53.0 | 156.2 | 54.0 | 158.1 | 56.0 | 150.7 | 56.3 |
| 160.1 | 61.8 | 160.2 | 57.2 | 162.8 | 60.5 | 161.0 | 52.7 |
| 165.8 | 51.2 | 160.7 | 53.9 | 160.1 | 54.0 | 155.6 | 48.1 |
| 164.1 | 61.8 | 162.6 | 62.1 | 169.9 | 55.0 | 157.5 | 43.0 |
| 158.7 | 46.3 | 155.5 | 47.9 | 159.9 | 48.1 | 161.2 | 43.3 |
| 155.6 | 49.1 | 155.1 | 51.1 | 162.0 | 47.2 | 157.1 | 46.2 |
| 149.4 | 42.0 | 166.2 | 48.9 | 158.2 | 49.8 | 164.6 | 45.8 |

$$n = 1 + \frac{\log N}{\log 2}$$

ただし，$n$ は級の数，$N$ は総度数である．この方法は，総度数が小さいときに限らず，すべての場合に利用が可能である．本例では，

$$n = 1 + \frac{\log 100}{\log 2} \fallingdotseq 8$$

となる．
　各級の度数を次つぎに加え合わせたものが累積度数分布 (cumulative frequency distribution) である．さらに各級の度数を総度数に対する百分率に置き換えれば，相対累積度数分布が得られる．相対累積度数分布表からは，全体に占める変量の位置を知ることができる (**表 1-3，表 2-2**)．

表 2-2　2000 年度 H 大学女子 100 名の体重度数分布表(kg)

| 級(kg) | 級中値 | 度数照合 | 度数(人) | 累積度数(人) | 相対累積度数(%) |
|---|---|---|---|---|---|
| 39.0—41.0 | 40.0 | 下 | 3 | 3 | 3 |
| 41.0—43.0 | 42.0 | 正 | 4 | 7 | 7 |
| 43.0—45.0 | 44.0 | 正一 | 6 | 13 | 13 |
| 45.0—47.0 | 46.0 | 正正 | 9 | 22 | 22 |
| 47.0—49.0 | 48.0 | 正正下 | 12 | 34 | 34 |
| 49.0—51.0 | 50.0 | 正正下 | 13 | 47 | 47 |
| 51.0—53.0 | 52.0 | 正正下 | 12 | 59 | 59 |
| 53.0—55.0 | 54.0 | 正正 | 10 | 69 | 69 |
| 55.0—57.0 | 56.0 | 正下 | 9 | 78 | 78 |
| 57.0—59.0 | 58.0 | 正下 | 7 | 85 | 85 |
| 59.0—61.0 | 60.0 | 正 | 5 | 90 | 90 |
| 61.0—63.0 | 62.0 | 下 | 4 | 94 | 94 |
| 63.0—65.0 | 64.0 | 一 | 1 | 95 | 95 |
| 65.0—67.0 | 66.0 | 一 | 1 | 96 | 96 |
| 67.0—69.0 | 68.0 | 下 | 4 | 100 | 100 |

注）測定値の小数以下 1 桁目は丸められた数である．したがって，級中値の小数以下 2 桁目は削除して 40.0, 42.0, …, 68.0 としてよい．なお，表 1-3 のように階級を（以上），（未満）にしておけば，判断に迷うことなく級中値を得ることができる．

## 2-2　分布の特性値

前述したように，統計の主な目的は集団の特徴を数量としてとらえ，記述することである．この特徴を表す数量を特性値とよび，次のように分けられる．

（1）代表値(average)

度数分布の中心を表す特性値である．代表値には，次のようなものがある．

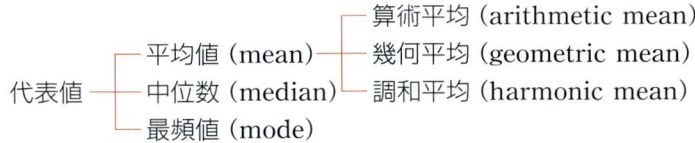

（2）散布度(dispersion)

代表値のまわりに分布する度数のちらばりの程度を表す特性値である．これには，次のようなものがある．

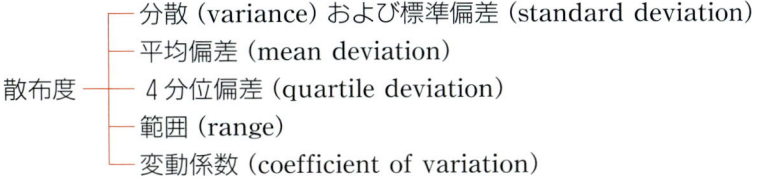

### (3) 分布の形

通常，データから描かれる度数分布図は，左右が対称ではなかったり，尖りすぎまたはその逆であったりすることが多い．したがって平均値や分散が同じ 2 つの分布であっても，形のうえで両者は必ずしも一致するとは限らない．形の数量的表現方法として，次の 2 つがある．

分布の形 ─┬─ 歪度（skewness）
　　　　 └─ 尖度（kurtosis）

## 2-2-1 代 表 値

### (1) 算術平均

統計学では最も重要な代表値である．平均値または平均ともよばれ記号 $\mu$ または $\bar{x}$ で表される[*1]．本書では以後，とくに断わらない限り，算術平均を平均値または平均とよぶことにする．いま観測値を $x_1, x_2, \ldots, x_i, \ldots, x_n$ 合計を $\sum_{i=1}^{n} x_i$ で表せば[*2]，$\bar{x}$ は次の式で与えられる．

$$\bar{x} = \frac{x_1 + x_2 + \cdots + x_i + \cdots + x_n}{n} = \frac{\sum_{i=1}^{n} x_i}{n}$$

なお，以後は特別の場合を除いて，$\sum_{i=1}^{n}$ を記号 $\Sigma$ で表すことにする．

度数分布表では $x_1$ が $f_1$ 個，$x_2$ が $f_2$ 個，……，$x_i$ が $f_i$ 個，……，$x_n$ が $f_n$ 個としてまとめられているので，$\bar{x}$ は次の式から得られる[*3]．

$$\bar{x} = \frac{f_1 x_1 + f_2 x_2 + \cdots + f_i x_i + \cdots + f_n x_n}{f_1 + f_2 + \cdots + f_i + \cdots + f_n} = \frac{\sum f_i x_i}{\sum f_i} = \frac{\sum f_i x_i}{n} \quad (f_1 + f_2 + \cdots + f_n = n)$$

**例題 1**：ある職場の健康診断で，男子 8 名の血色素量はそれぞれ 15.6，15.5，15.5，14.9，14.8，16.5，16.0，15.2 (mg/100 ml) であった．8 名の平均値を求めよ．

**解　答**：

$$\bar{x} = \frac{\sum x_i}{n} = \frac{15.6 + 15.5 + 15.5 + 14.9 + 14.8 + 16.5 + 16.0 + 15.2}{8} = \frac{124}{8} = 15.5 \, (\text{g}/100 \, \text{m}l)$$

**例題 2**：**表 1-3** から K 社事務系職員の赤血球平均値を求めよ．

**解　答**：

$$\bar{x} = \frac{\sum f_i x_i}{\sum f_i} = \frac{1 \times 360 + 1 \times 380 + 3 \times 400 + 6 \times 420 + 9 \times 440 + 17 \times 460 + 21 \times 480}{1 + 1 + 3 + 6 + 9 + 17 + 21}$$

$$\frac{+ 23 \times 500 + 18 \times 520 + 10 \times 540 + 3 \times 560 + 1 \times 580 + 2 \times 600}{+ 23 + 18 + 10 + 3 + 1 + 2} = \frac{56{,}040}{115} = 487.3$$

$$(\times 10^4 \text{ 個/mm}^3)$$

---

[*1] 母平均（母集団の平均値）の記号にはアルファベットの m に相当するギリシャ文字の $\mu$（ミュー）を用いる．また標本平均値 $\bar{x}$ は $x$ の上にバー (bar) を引いた記号で表され，エックスバーと読む．

[*2] 記号 $\Sigma$ は，アルファベットの S に相当するギリシャ文字の大文字でシグマと読む．合計 sum を意味する．

[*3] 変量が階級ごとに整理された資料では，$x_i$ は級中値を用いる．

表 2-3 A市の年齢階層別男性死亡率と全国の年齢階層別男性基準人口

| 年齢階層 | 0—9 | 10—19 | 20—29 | 30—39 | 40—49 | 50—59 | 60—69 | 70— | 全体 |
|---|---|---|---|---|---|---|---|---|---|
| 死亡率[1] ： $x_i$ | 0.89 | 0.40 | 0.67 | 1.01 | 2.39 | 6.00 | 15.56 | 62.83 | 5.73 |
| 基準人口[2] ： $w_i$ | 9,711 | 8,277 | 9,990 | 8,837 | 7,782 | 4,689 | 3,507 | 2,267 | 55,060 |

注） 1） 人口1,000人当たり死亡率
　　 2） 単位：1,000人

　比率の総合的評価や平均値の平均化を行う場合には，階級を構成している集団の質について考慮を払う必要がある．たとえば，死亡率では年齢階級ごとに異なった値を示すので，集団全体では，年齢構成によって値が左右される．そこで，相対的に適切な評価を行うためには，階級ごとに一定の基準をもうけて，評価をしなおす必要がある．この方法として，加重（算術）平均（weighted arithmetic mean）が用いられる．死亡率を例に説明する．A市の男性の死亡率は5.73（1,000人対）であり，各年齢階級別死亡率は**表 2-3**のとおりである．

　これを全国の死亡率と比較するには，基準となる標準集団に，全国の男性年齢階級別人口を用いればよい．全国の男性の各年齢別階級別人口を $w_1, w_2, \cdots\cdots, w_i, \cdots\cdots, w_n$ として，一方A市の年齢階級別死亡率を $x_1, x_2, \cdots\cdots, x_i, \cdots\cdots, x_n$ とすれば，標準集団の死亡率 $\bar{x}_w$ は，

$$\bar{x}_w = \frac{w_1 x_1 + w_2 x_2 + \cdots\cdots + w_i x_i + \cdots\cdots + w_n x_n}{w_1 + w_2 + \cdots\cdots + w_i + \cdots\cdots + w_n} = \frac{\sum w_i x_i}{\sum w_i}$$

$$= \frac{0.89 \times 9,711 + 0.40 \times 8,277 + 0.67 \times 9,990 + 1.01 \times 8,837 + 2.39 \times 7,782}{9,711 + 8,277 + 9,990 + 8,837 + 7,782}$$

$$\frac{+ 6.00 \times 4,689 + 15.56 \times 3,507 + 62.83 \times 2,267}{+ 4,689 + 3,507 + 2,267} = \frac{217,309.77}{55,060} \fallingdotseq 4.93 \text{（1,000人当たり）}$$

となって，もとの死亡率5.73とは異なった値を示す．厚生統計ではこれを年齢調整死亡率とよぶ．正確には，年齢階級の幅を1年としたほうがよい．

### （2）幾何平均

　ある時点を基準としたときの，物価指数や人口増加率などについての代表値として用いられる．いま，観測値 $x_1, x_2, \cdots\cdots, x_n$ が正の数であるとき，これら $n$ 個の観測値の相乗積の $n$ 乗根（正の値）を幾何平均といい記号 $G$ で表す．

$$G = \sqrt[n]{x_1 \cdot x_2 \cdot \cdots\cdots \cdot x_n}$$

ここで両辺の対数をとれば，

$$\log G = \frac{\log x_1 + \log x_2 + \cdots + \log x_n}{n} = \frac{\sum \log x_i}{n}$$

となって，$\log G$ を変換して $G$ が得られる．
　度数分布表では，

$$G = \sqrt[(f_1 + f_2 + \cdots + f_n)]{x_1^{f_1} \cdot x_2^{f_2} \cdot \cdots\cdots \cdot x_n^{f_n}} \qquad (f_1 + f_2 + \cdots\cdots + f_n = n)$$

両辺の対数をとれば，

$$\log G = \frac{f_1 \log x_1 + f_2 \log x_2 + \cdots + f_i \log x_i + \cdots + f_n \log x_n}{\sum f_i} = \frac{\sum f_i \log x_i}{n}$$

となる．すなわち，幾何平均の対数は，観測値の対数の算術平均に等しい．

（3）調和平均

調和平均は，記号 $H$ で表され観測値の逆数の算術平均の逆数である．

$$H = \frac{1}{\frac{1}{n}\left(\frac{1}{x_1} + \frac{1}{x_2} + \cdots\cdots + \frac{1}{x_i} + \cdots + \frac{1}{x_n}\right)} = \frac{n}{\sum\left(\frac{1}{x_i}\right)}$$

度数分布表では，

$$H = \frac{f_1 + f_2 + \cdots\cdots + f_i + \cdots\cdots + f_n}{\frac{f_1}{x_1} + \frac{f_2}{x_2} + \cdots\cdots + \frac{f_i}{x_i} + \cdots\cdots + \frac{f_n}{x_n}} = \frac{\sum f_i}{\sum\left(\frac{f_i}{x_i}\right)}$$

この平均値は，あまり用いられることはないが，次のような場合，調和平均を用いなければ正しい平均値は得られないことがわかる．たとえば，3人の学生A，B，Cがワープロを使って文書1枚を仕上げるためには，それぞれ5分，10分，15分を要するとする．3人の平均時間 $\bar{x}$ は，

$$\bar{x} = \frac{5 + 10 + 15}{3} = 10 (分/枚/人)$$

であるから，1時間(60分)に3人が仕上げることのできる文書の枚数 $S_1$ は，

$$S_1 = \frac{60}{10} \times 3 = 18 (枚)$$

ということになる．しかし，実際にはA，B，C 3人がそれぞれ1時間に仕上げることのできる文書の枚数は，

$$A : \frac{60}{5} = 12 (枚), \quad B : \frac{60}{10} = 6 (枚), \quad C : \frac{60}{15} = 4 (枚)$$

であるから，3人の合計 $S_2$ は，

$$S_2 = 12 + 6 + 4 = 22 (枚)$$

となって，$S_1$ は事実に反することになる．次に3人の平均を調和平均で求めれば，

$$H = \frac{n}{\sum\left(\frac{1}{x_i}\right)} = \frac{3}{\frac{1}{5} + \frac{1}{10} + \frac{1}{15}} = \frac{90}{11} \qquad (\fallingdotseq 8.2 分/枚/人)$$

3人の1時間当たり合計枚数 $S_3$ は，

$$S_3 = \frac{60}{\frac{90}{11}} \times 3 = \frac{60 \times 3 \times 11}{90} = 22 (枚)$$

であるから，これは事実と一致する[*4]．

なお算術平均$\bar{x}$，幾何平均 $G$，調和平均 $H$ の大小関係は，次のとおりである．

$$H \leqq G \leqq \bar{x}$$

（4）中位数

記号 $M_e$ で表され，中央値ともよばれ後述する4分位偏差の第2・4分位数に相当する．$n$ 個の観測値を大きさの順に並べて，中央にくる観測値が中位数である．$n$ が奇数のときは $\frac{n+1}{2}$ 番目，偶数のときは $\frac{n}{2}$ 番目と $\frac{n}{2} + 1$ 番目の観測値の平均値が中位数である．中位数は分布の端に著しくかけ離れた値があっても，その値に左右されないから，このような場合には，平均値よりもむしろ代表値として適しているといえる．

（5）最頻値

記号 $M_o$ で表され並数，流行値などともよばれる．観測値の度数分布で最も度数の多いものをいう．集団の年齢構成中最多の年齢階層や，商品で最もよく売れるサイズなどを表す代表値として用いる．ただし観測個数が少ないときには，分布が多峰性になるので用いられない欠点がある．

単峰型の分布をするときで$\bar{x}$, $M_e$ および $M_o$ の大きさの順序は，左右対称型分布（**図2-1 a**）では，

$$\bar{x} = M_e = M_o$$

右傾斜型分布（**図2-1 b**）では，

$$\bar{x} > M_e > M_o$$

左傾斜型分布（**図2-1 c**）では，

$$\bar{x} < M_e < M_o$$

の関係がある．

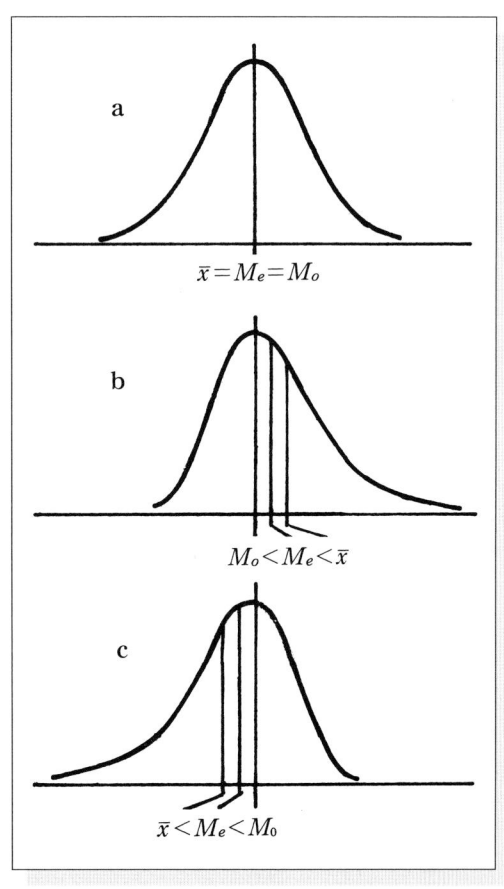

図2-1 分布の形と平均値，中位数，最頻値との関係

---

[*4] 調和平均は，平均値の平均を求めるようなときに用いられる．本例の場合，それぞれの仕上げ時間を各自の平均時間と考えればよい．

## 2-2-2 散布度

### (1) 分散および標準偏差

表 2-2 にみられるように,女子学生 100 名の体重分布は,平均値 52 kg のまわりに散らばっていることがわかる.この散らばり具合を数量としてとらえる方法のひとつに分散がある.分散は測定値 $x_i$ と $x_i$ の平均値 $\bar{x}$ との差の平方和を,データ数 $n$ で割った値である.分散を $Var$ で表せば,

$$Var = \frac{\sum(x_i - \bar{x})^2}{n}$$

である.

$x_i - \bar{x}$ を偏差(deviation),$(x_i - \bar{x})^2$ を偏差平方(square of deviation),$\sum(x_i - \bar{x})^2$ を偏差平方和(sum of squares)という.

分散には次のようなものがある.

① **母分散**(population variance) 集団全体(母集団)の分散のことをいい,通常記号 $\sigma^2$ を用いる[*5].

$$\sigma^2 = \frac{\sum(x_i - \mu)^2}{N} \qquad (\mu \text{ は母平均},\ N \text{ は総度数})$$

度数分布表では,

$$\sigma^2 = \frac{\sum f_i(x_i - \mu)^2}{\sum f_i} \qquad (\sum f_i = N)$$

② **標本分散**(sample variance) 母集団の一部を無作為に抽出(random sampling)して得られるデータの分散をいう.記号 $s^2$ を用いることが多い[*6].

$$s^2 = \frac{\sum(x_i - \bar{x})^2}{n}$$

度数分布表では,

$$s^2 = \frac{\sum f_i(x_i - \bar{x})^2}{\sum f_i}$$

③ **不偏分散**(unbiased variance) 母分散推定値として,標本分散 $s^2$ から導かれることが多い.記号 $u^2$ で表される.

$$u^2 = \frac{ns^2}{(n-1)} = n\left\{\frac{\sum(x_i - \bar{x})^2}{n}\right\}\frac{1}{n-1} = \frac{\sum(x_i - \bar{x})^2}{n-1}$$

度数分布表では,次の式により求めればよい.

$$u^2 = \frac{\sum f_i(x_i - \bar{x})^2}{\sum f_i - 1} = \frac{\sum f_i(x_i - \bar{x})^2}{n-1}$$

---

[*5] $\sigma$ は,アルファベットの小文字の s に相当するギリシャ文字でシグマと読む.
[*6] 標本分散 $s^2$ の分母に不偏分散同様,$n-1$ が用いられている統計書があるので注意を要する.

実際に分散の計算を行うときは，次の展開式が用いられる．母分散では，

$$\sigma^2 = \frac{\sum(x_i - \mu)^2}{N} = \frac{\sum(x_i^2 - 2\mu x_i + \mu^2)}{N} = \frac{\sum x_i^2 - 2\mu\sum x_i + N\mu^2}{N}$$

$$= \frac{1}{N}\left\{\sum x_i^2 - 2\left(\frac{\sum x_i}{N}\right)\sum x_i + N\left(\frac{\sum x_i}{N}\right)^2\right\} = \frac{1}{N}\left\{\sum x_i^2 - 2\frac{(\sum x_i)^2}{N} + \frac{(\sum x_i)^2}{N}\right\}$$

$$= \frac{1}{N}\left\{\sum x_i^2 - \frac{(\sum x_i)^2}{N}\right\} = \frac{N\sum x_i^2 - (\sum x_i)^2}{N^2} \qquad \left(\mu = \frac{\sum x_i}{N}\right)$$

標本分散 $s^2$ の展開式では $\mu$ を $\bar{x}$，$N$ を $n$ に替えればよい．また不偏分散では，

$$u^2 = \frac{n\sum x_i^2 - (\sum x_i)^2}{n(n-1)}$$

である．

分散の平方根(正の値)を標準偏差といい，それぞれ次の記号および式で表される．

①′ 母標準偏差

$$\sigma = \sqrt{\frac{N\sum x_i^2 - (\sum x_i)^2}{N^2}} = \frac{\sqrt{N\sum x_i^2 - (\sum x_i)^2}}{N}$$

②′ 標本標準偏差

$$s = \frac{\sqrt{n\sum x_i^2 - (\sum x_i)^2}}{n}$$

③′ 不偏分散平方根[*7]

$$u = \sqrt{\frac{n\sum x_i^2 - (\sum x_i)^2}{n(n-1)}}$$

関数の型に関係なく，平均値 $\mu$(または $\bar{x}$)と分散 $\sigma^2$(または $s^2$)との間に，次のチェビシェフ(Tchebycheff)の不等式が成立する．

変数 $x_i$ とその平均値 $\mu$ との差が標準偏差 $\sigma$ の $k$ 倍($k>1$)以上になる確率は，

$$\Pr\{|x_i - \mu| \geqq k\sigma\} \leqq \frac{1}{k^2}$$

で与えられる．これをチェビシェフの不等式という．これは次のような方法によって証明される．

変数 $x_i$ が $N$ 個からなる数の集り $(\mu, \sigma^2)$ があって，$x_i$ を大きさの順に並べる．このとき $x_1 \leqq x_2 \leqq \cdots\cdots \leqq x_l \leqq x_{l+1} \leqq \cdots\cdots \leqq x_m \leqq x_{m+1} \leqq \cdots\cdots \leqq x_N$ であるとする．そこで，この数値集団の偏差平方和，

---

[*7] 不偏分散平方根は不偏標準偏差ともよばれる．統計書のなかには，不偏標準偏差を記号 s で表しているものもあるので注意すること．

$$S = \sum_{i=1}^{N}(x_i-\mu)^2$$

を任意の正の数 $k$ に対して，次の3つの部分和に分ける．すなわち，

① $x_i \leq \mu - k\sigma$ の条件を満たす $i$ の最大値を $l$ としたときの部分和，

$$S_1 = \sum_{i=1}^{l}(x_i-\mu)^2$$

② $x_i < \mu + k\sigma$ の条件を満たす $i$ の最大値を $m$ としたときの部分和，

$$S_2 = \sum_{i=l+1}^{m}(x_i-\mu)^2$$

③ $x_i \geq \mu + k\sigma$ の条件を満たす最小の $i$，すなわち $i = m+1$ 以上の $x_i$ の部分和，

$$S_3 = \sum_{i=m+1}^{N}(x_i-\mu)^2$$

したがって，

$$S = \sum_{i=1}^{N}(x_i-\mu)^2 = S_1 + S_2 + S_3 = \sum_{i=1}^{l}(x_i-\mu)^2 + \sum_{i=l+1}^{m}(x_i-\mu)^2 + \sum_{i=m+1}^{N}(x_i-\mu)^2$$

である．そして右辺の2項目 $S_2$ は，

$$S_2 = \sum_{i=l+1}^{m}(x_i-\mu)^2 \geq 0$$

であるから，これを削除することによって次の関係式，

$$\sum_{i=1}^{N}(x_i-\mu)^2 \geq \sum_{i=1}^{l}(x_i-\mu)^2 + \sum_{i=m+1}^{N}(x_i-\mu)^2$$

が成立する．そこで最初の条件が，

$$|x_i - \mu| \geq k\sigma$$

であるから，右辺のカッコ内に $k\sigma$ を代入して，

$$\sum_{i=1}^{N}(x_i-\mu)^2 \geq \sum_{i=1}^{l}(k\sigma)^2 + \sum_{i=m+1}^{N}(k\sigma)^2 = l\,(k\sigma)^2 + (N-m)(k\sigma)^2 = \{N - (m-l)\}(k\sigma)^2$$

$m - l = n$ とおき，左辺を，

$$\sum_{i=1}^{N}(x_i-\mu)^2 = N\sigma^2 \quad \left(\frac{\sum_{i=1}^{N}(x_i-\mu)^2}{N} = \sigma^2\right)$$

と変換してから，両辺を $N(k\sigma)^2$ で割れば，

$$\frac{1}{k^2} \geq \frac{N-n}{N} = 1 - \frac{n}{N}$$

が得られる．これは偏差の絶対値 $|x_i - \mu|$ が $k\sigma$ 以上になるような $x_i$，すなわち $|x_i - \mu| \geq k\sigma$ を満足させる $x_i$ の個数の，総個数 $N$ に対する割合であるから，

$$\frac{1}{k^2} \geqq \Pr\{|x_i - \mu| \geqq k\sigma\}$$

が成立する．ここで正規分布と比較すれば，

$k=1$ のとき $\Pr\{|x_i - \mu| \geqq 1\sigma\} \leqq \frac{1}{1^2} = 1$

$k=2$ のとき $\Pr\{|x_i - \mu| \geqq 2\sigma\} \leqq \frac{1}{2^2} = 0.25$

$k=3$ のとき $\Pr\{|x_i - \mu| \geqq 3\sigma\} \leqq \frac{1}{3^2} = 0.11$

であるから，次の表のようになる．

| $k$ | チェビシェフ | 正規分布 |
|---|---|---|
| 1 | $\Pr \leqq 1.0$ | $\Pr = 0.32$ |
| 2 | $\Pr \leqq 0.25$ | $\Pr = 0.05$ |
| 3 | $\Pr \leqq 0.11$ | $\Pr = 0.003$ |

なお，チェビシェフの不等式は，関数の型にかかわらず成立する．

(2) 平均偏差

偏差の絶対値 $|x_i - \bar{x}|$ の総和をデータ個数で割って得られるので，平均絶対偏差とよばれることもある．コンピュータや統計電卓などがなかった時代には計算が面倒なので，あまり用いられることはなかった．記号 $D$ または $MD$ で表される．

$$D = \frac{\sum |x_i - \bar{x}|}{n}$$

(3) 4分位偏差

中位数と同様に，$n$ 個のデータを小さいほうから順番に並べて $\frac{1}{4}n$ 番目に当たる数を第1・4分位数 $Q_1$，$\frac{3}{4}n$ 番目に当たる数を第3・4分位数 $Q_3$ としたとき，$Q_3$ と $Q_1$ との差の $\frac{1}{2}$ をいう．代表値に中位数を用いる際に散布度として用いられることが多い．記号は $Q$ で表される．

$$Q = \frac{Q_3 - Q_1}{2}$$

(4) 範　囲

データの最大値 $X_{\max}$ と最小値 $X_{\min}$ との差をいう．記号 $R$ で表される．度数分布の幅を表す絶対的散布度である．データに極端に大きな値や小さな値があれば $R$ が大きく変化する．

$$R = X_{\max} - X_{\min}$$

(5) 変動係数

標本標準偏差 $s$ を平均値 $\bar{x}$ で除して，100分率(%)で表した相対的散布度である．実験成績の再

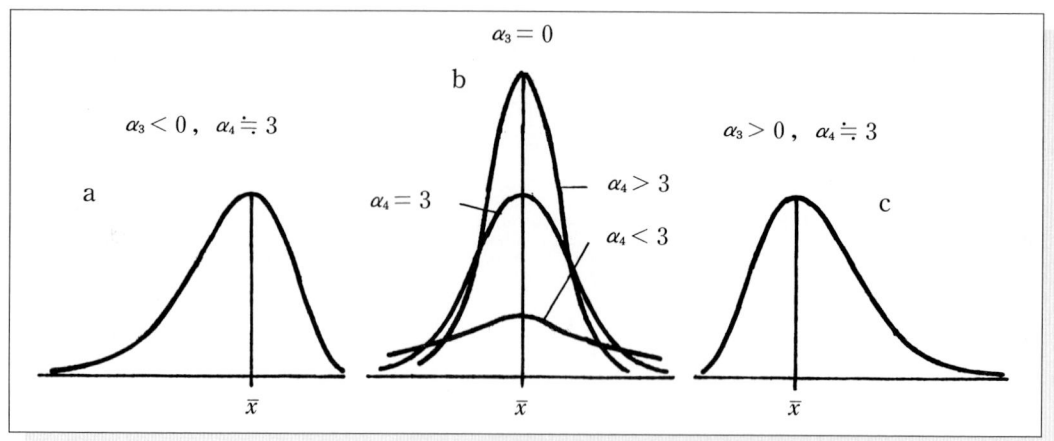

図 2-2 歪度および尖度の大きさと分布の形

現性評価にしばしば用いられ，精度の指標とされる．記号 $C.V.$ で表される．

$$C.V. = \left(\frac{s}{\bar{x}}\right) \times 100(\%) \qquad (C.V. : \text{coefficient of variance})$$

### 2-2-3 分布の形
#### (1) 歪 度

分布の非対称度を表す特性値である．ひずみ度，ゆがみ度などともいう．最頻値 $M_o$ を中心にして，左傾型分布を負の非対称分布(**図 2-2 a**)，右傾型分布を正の非対称分布(**図 2-2 c**)という．

歪度は分散と同様に偏差で表すことができる．分散では偏差の平方和を用いたのに対して，歪度では偏差の 3 乗和が用いられる[*8]．3 乗和を用いることによって，非対称性が強いほど数値が大きくなるとともに，符号が残るので正負の方向性もあわせて知ることができる．

歪度には記号 $\alpha_3$ が用いられ，次の式によって表される．

$$\alpha_3 = \frac{\sum(x_i - \bar{x})^3}{ns^3} \qquad \left(s = \sqrt{\frac{S^2}{n}} = \sqrt{\frac{\sum(x_i - \bar{x})^2}{n}}\right)$$

または単位をもとに戻して，

$$sk = \sqrt[3]{\alpha_3} = \frac{1}{s}\sqrt[3]{\frac{\sum(x_i - \bar{x})^3}{n}} \qquad (sk : \text{skewness})$$

を用いることがある．

---

[*8] 2次，3次，4次の偏差累乗和をそれぞれ $S_2$, $S_3$, $S_4$ とすれば
$S_2 = \Sigma(x_i - \bar{x})^2 = \Sigma x_i^2 - (\Sigma x_i)^2/n$
$S_3 = \Sigma(x_i - \bar{x})^3 = \Sigma x_i^3 - 3\Sigma x_i \Sigma x_i^2/n + 2(\Sigma x_i)^3/n^2$
$S_4 = \Sigma(x_i - \bar{x})^4 = \Sigma x_i^4 - 4\Sigma x_i \Sigma x_i^3/n + 6(\Sigma x_i)^2 \Sigma x_i^2/n^2 - 3(\Sigma x_i)^4/n^3$
となるので，$x_i$ の和，平方和，3乗和，および 4 乗和を計算しておけば分散，歪度ならびに尖度を簡単に求めることができる．

## (2) 尖　　度

度数分布の高峰度を表す特性値である．尖度には記号 $\alpha_4$ が用いられ，次の式によって求められる．

$$\alpha_4 = \frac{\sum (x_i - \bar{x})^4}{ns^4}$$

$\alpha_4$ の値と分布との間には，おおよそ次のような関係がある．

$\alpha_4 > 3$ 　のとき　　鋭峰
$\alpha_4 = 3$ 　のとき　　正規(分布)
$\alpha_4 < 3$ 　のとき　　鈍峰

図 2-2 に $\alpha_3$，$\alpha_4$ と分布の形との関係を示した．

### 演習問題

**問題 1**　表 2-1 から身長の度数分布表を作成して，身長平均および分散を求めよ．ただし，級間隔は 2.5 cm とする．また，表 2-1 から直接身長平均と分散を求め，度数分布表による値との比較をせよ．

**問題 2**　前問で作成した度数分布表から幾何平均および調和平均を求め，算術平均を含めて大きさの比較をせよ．

**問題 3**　表 2-1 から身長の中位数と 4 分位偏差を求めよ．次に，中位数と問題 1 で求めた算術平均との大きさの比較をせよ．

**問題 4**　表 2-1 の第 1 列目 25 名について，身長および体重の変動係数を求めよ．

**問題 5**　表 2-1 から身長の歪度および尖度を求めよ．

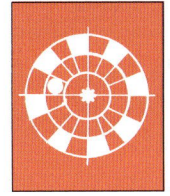

# 3章 確率と確率分布

## 3-1 確率と事象

### 3-1-1 確率の概念

1枚の正常な硬貨(コイン)を投げて，それが床に落ちたとき，表か裏のいずれか一方が出る．このことを，表が出ることも裏が出ることも「同様に確からしい(equally probable or likely)」という．同じ意味で，サイコロ投げでは1，2，3，4，5，6のいずれかの目の出ることは「同様に確からしい」といえる．この「確からしさ」を数量的に表現したのが確率(probability)である．ある条件Cのもとで起こり得るすべての場合が$n$通りあって，これら$n$通りのうちある事柄Aの起こる場合が$a$通りあったとする．このとき「事象Aの起こる確率は$\frac{a}{n}$である」といい，

$$\Pr\{A\} = \frac{a}{n} \quad \text{または} \quad \Pr\{A \mid C\} = \frac{a}{n}$$

と書き表す．たとえばサイコロ投げでは，サイコロが正常であるという条件Cのもとで，おのおのの目が出る場合は6通り($n=6$)あって，これらのうち，偶数の目は2，4，6の3通り($a=3$)である．ここで偶数の目が出ることを事象Aとすれば，事象Aの起こる確率は，

$$\Pr\{A\} = \frac{a}{n} = \frac{3}{6} = \frac{1}{2} \quad \text{または} \quad \Pr\{A \mid C\} = \frac{1}{2}$$

で表される．

$a$については$0 \leq a \leq n$であるから，

$$0 \leq \Pr\{A\} \leq 1$$

が成り立つ．

### 3-1-2 事象と事象の計算

Aの起こる事象に対して，Aの起こらないこともひとつの事象である．サイコロ投げでは1の目が出る事象に対して，1の目がでない事象とは2，3，4，5，6のいずれかの目の出ることであり，これもひとつの事象である．

すべての「同様に確からしい場合」が$n$通りあって，これらのうち$a$通りが事象Aで起こるも

のとすれば，事象 A が起こらない場合は $n-a$ 通りある．これを事象 A の余事象(complementary event)といい，記号 $\overline{A}$ で表す．

余事象 $\overline{A}$ の起こる確率は，

$$\Pr\{\overline{A}\}=\frac{n-a}{n}=1-\frac{a}{n}=1-\Pr\{A\}$$

であり，関係式，

$$\Pr\{\overline{A}\}=1-\Pr\{A\} \quad \text{または} \quad \Pr\{A\}+\Pr\{\overline{A}\}=1$$

が成立する．

コイン投げでは，表が出る事象が起これば，けっして同時に裏が出る事象は起こらない．また，サイコロ投げでは，1から6までの目の出る6つの事象のうち，どれかひとつが起こればほかは絶対に起こらない．このように $n$ 通りの事象のうち，ある事象が起こればほかの事象がけっして起こらないことを，互いに排反(exclusive)であるという．事象 A とその余事象 $\overline{A}$ とは互いに排反である．

次に1枚の正常なコインを，2回続けて投げた場合について考えてみよう．このとき，1回目に表か裏が出る事象と2回目に表か裏の出る事象とはまったく無関係である．このように2つ以上の事象があって，あるひとつ以上の事象が起こることが，ほかの事象の起こることに関係しないときに，これらの事象は互いに独立(independent)であるという．

言葉によるあいまいさを避けるために，事象間の関係を記号によって表せば次のとおりである．

(1) 和 事 象

事象 $A_1$, $A_2$, $A_3$, ……, $A_n$ のうち，少なくともどれかひとつが実現するという事象をいい，

$$A_1 \cup A_2 \cup A_3 \cup \cdots\cdots \cup A_n \text{[*1]}$$

で表す．たとえば，コイン投げで表の出る事象を $A_1$，裏の出る事象を $A_2$ とすれば，表か裏のいずれかが出る事象は $A_1 \cup A_2$ である．またサイコロ投げで1の目の出る事象を $A_1$，5の目の出る事象を $A_2$，偶数の目(2，4，6)の出る事象を $A_3$ とすれば $A_1 \cup A_2 \cup A_3$ は1，2，4，5，6のいずれかが出る事象を表す．

(2) 積 事 象

事象 $A_1$, $A_2$, $A_3$, ……, $A_n$ が同時に成立するという事象をいい，

$$A_1 \cap A_2 \cap A_3 \cap \cdots\cdots \cap A_n \text{[*2]}$$

で表す．たとえば，コイン投げで1回目に表の出る事象を $A_1$，2回目で表の出る事象を $A_2$ とすれば，コインを2回続けて投げて，最初に表が出て，2回目に再び表が出る事象は $A_1 \cap A_2$ で表される．

---

[*1] $A_1 \cup A_2$ は $A_1$ 結び $A_2$, $A_1$ join $A_2$, $A_1$ union $A_2$ または $A_1$ cup $A_2$ などと読む．
[*2] $A_1 \cap A_2$ は $A_1$ 交り $A_2$, $A_1$ meet $A_2$, $A_1$ intersection $A_2$ または $A_1$ cap $A_2$ などと読む．

### (3) 排反事象

事象 $A_1, A_2, A_3, \ldots, A_n$ があって互いに排反であるとき，

$$A_i \cap A_j = O \quad ^{*3} \quad i \neq j, \ i, j = 1, 2, 3, \ldots, n$$

で表す．たとえばコイン投げで表の出る事象を $A_1$，裏の出る事象を $A_2 = \bar{A}_1$ とすれば事象 $A_1, A_2$ は同時に起こることはないから $A_1 \cap A_2 = O$ である．

事象間の関係のうち主なものを要約すれば，次のとおりである．

① $A_1 \cup A_2 = A_2 \cup A_1 \quad A_1 \cap A_2 = A_2 \cap A_1$
② $A_1 \cup (A_2 \cup A_3) = (A_1 \cup A_2) \cup A_3 = A_1 \cup A_2 \cup A_3$
　$A_1 \cap (A_2 \cap A_3) = (A_1 \cap A_2) \cap A_3 = A_1 \cap A_2 \cap A_3$
③ $A_1 \cap (A_2 \cup A_3) = (A_1 \cap A_2) \cup (A_1 \cap A_3)$
　$A_1 \cup (A_2 \cap A_3) = (A_1 \cup A_2) \cap (A_1 \cup A_3)$

事象 $A_1$ に対して事象 $A_2$ が排反，すなわち $A_2 = \bar{A}_1$ のとき，

④ $A_1 \cup A_2 = A_1 \cup \bar{A}_1 = I \quad$ ($I$ は全事象を表す)
　$A_1 \cap A_2 = A_1 \cap \bar{A}_1 = O$
⑤ $(\bar{\bar{A}}_1) = A_1$

ドゥ・モルガン (de Morgan) の法則

⑥ $\overline{(A_1 \cup A_2)} = \bar{A}_1 \cap \bar{A}_2 \quad$ (ただしカッコ上の bar は排反を表す)
　$\overline{(A_1 \cap A_2)} = \bar{A}_1 \cup \bar{A}_2$

## 3-1-3 確率の基礎定理

### (1) 加法定理

2つの事象 $A_1, A_2$ が互いに排反であるとき，ある試行を $n$ 回行って，事象 $A_1$ が $a_1$ 回，事象 $A_2$ が $a_2$ 回起こったとすれば，それぞれの確率は，

$$\Pr\{A_1\} = \frac{a_1}{n}, \ \Pr\{A_2\} = \frac{a_2}{n}$$

である．したがって事象 $A_1$ または $A_2$ のいずれかが起こる回数は，$(a_1 + a_2)$ 回であるから，その確率は，

$$\Pr\{A_1 \cup A_2\} = \frac{a_1 + a_2}{n} = \frac{a_1}{n} + \frac{a_2}{n} = \Pr\{A_1\} + \Pr\{A_2\}$$

である．このことを一般化すれば事象 $A_1, A_2, A_3, \ldots, A_n$ が互いに排反であるとき，これらの事象のいずれかが起こる確率は，

---

[*3] すべての事象がけっして起こらないこともひとつの事象とみなして $O$ で表す．

$$\Pr\{A_1 \cup A_2 \cup A_3 \cup \cdots \cup A_n\} = \Pr\{A_1\} + \Pr\{A_2\} + \Pr\{A_3\} + \cdots + \Pr\{A_n\}$$

である．これを確率の加法定理(addition theorem)という．

**（2）乗法定理**

2つの事象 $A_1$, $A_2$ が互いに独立で事象 $A_1$ の起こる確率が $\Pr\{A_1\} = \dfrac{a_1}{n}$, 事象 $A_2$ の起こる確率が $\Pr\{A_2\} = \dfrac{a_2}{n}$ であれば，事象 $A_1$ が起こる条件下で事象 $A_2$ が起こる確率は，

$$\Pr\{A_1 \cap A_2\} = \Pr\{A_1\} \cdot \Pr\{A_2 \mid A_1\}$$

である．これを一般化して，事象 $A_1$, $A_2$, ……, $A_n$ が互いに独立であれば，

$$\Pr\{A_1 \cap A_2 \cap A_3 \cap \cdots\} = \Pr\{A_1\} \cdot \Pr\{A_2 \mid A_1\} \cdot \Pr\{A_3 \mid A_1 \cap A_2\} \cdots$$

が成立する．これを確率の乗法定理(multiplication theorem)という．

**例題 1**：出生する子供の性比が 1：1 であるとき男児，女児，女児の順で生まれる確率を求めよ．

**解　答**：はじめに男児が生まれることを $A_1$, 2番目，3番目に女児が生まれることをそれぞれ $A_2$, $A_3$ とする．性比が 1：1 であるから $A_1$, $A_2$, $A_3$ の起こる確率は，

$$\Pr\{A_1\} = \frac{1}{2}, \quad \Pr\{A_2\} = \frac{1}{2}, \quad \Pr\{A_3\} = \frac{1}{2}$$

であり，かつ独立である．したがって乗法定理から，

$$\Pr\{A_1 \cap A_2 \cap A_3\} = \Pr\{A_1\} \cdot \Pr\{A_2\} \cdot \Pr\{A_3\} = \frac{1}{2} \times \frac{1}{2} \times \frac{1}{2} = \frac{1}{8}$$

が得られる．

**例題 2**：歯みがきとむし歯との関係を調査をしたところ，表に示した成績が得られた．この結果から，

$$\Pr\{A_1 \cap B_1\} = \Pr\{A_1\} \cdot \Pr\{B_1 \mid A_1\}$$

が成立することを確かめよ．

歯みがきとむし歯の調査結果（単位：人）

| 属性A | 属性B | むし歯 ある：$B_1$ | むし歯 ない：$B_2$ | 計 |
|---|---|---|---|---|
| 歯みがき | している：$A_1$ | 10 | 70 | 80 |
| 歯みがき | していない：$A_2$ | 60 | 40 | 100 |
| | 計 | 70 | 110 | 180 |

**解　答**：全体（$n=180$）のなかで歯をみがいていて，かつむし歯がある者の比率は，表から$\frac{10}{180}$である．これは，全体のなかから1名を抽出して歯をみがいていて，かつむし歯のある者の確率，

$$\Pr\{A_1 \cap B_1\} = \frac{10}{180}$$

に等しい．

次に，全体のなかから1名を抽出して，歯をみがいている者の確率は，

$$\Pr\{A_1\} = \frac{80}{180}$$

歯をみがいているグループのなかから1名を抽出したとき，むし歯のある者の確率は，

$$\Pr\{B_1 \mid A_1\} = \frac{10}{80}$$

であるから，両方の確率の積は，

$$\Pr\{A_1\} \cdot \Pr\{B_1 \mid A_1\} = \frac{80}{180} \times \frac{10}{80} = \frac{10}{180}$$

となって，これは全体のなかの1名を抽出したとき，歯をみがいていて，かつむし歯のある者の確率，

$$\Pr\{A_1 \cap B_1\} = \frac{10}{180}$$

に等しい．ゆえに，

$$\Pr\{A_1 \cap B_1\} = \Pr\{A_1\} \cdot \Pr\{B_1 \mid A_1\}$$

が成立する．

**例題3**：サイコロを3回振って最初に1の目，2回目に2か3の目，3回目に4か5か6の目の出る確率を求めよ．

**解　答**：1の目が出ることを$A_1$として，以下2，3，4，5，6の各目の出ることを$A_2$，$A_3$，$A_4$，$A_5$，$A_6$とすれば最初に1の目の出る確率は，

$$\Pr\{A_1\} = \frac{1}{6}$$

2回目に2か3の目の出る確率と3回目に4か5か6の出る確率はそれぞれ，

$$\Pr\{A_2 \cup A_3\} = \Pr\{A_2\} + \Pr\{A_3\} = \frac{1}{6} + \frac{1}{6} = \frac{2}{6} = \frac{1}{3}$$

$$\Pr\{A_4 \cup A_5 \cup A_6\} = \Pr\{A_4\} + \Pr\{A_5\} + \Pr\{A_6\} = \frac{1}{6} + \frac{1}{6} + \frac{1}{6} = \frac{3}{6} = \frac{1}{2}$$

したがって,

$$\Pr\{A_1 \cap (A_2 \cup A_3) \cap (A_4 \cup A_5 \cup A_6)\} = \frac{1}{6} \times \frac{1}{3} \times \frac{1}{2} = \frac{1}{36}$$

である. ◆

## 3-2 確率分布

### 3-2-1 2項定理

2つの項 $a+b$ からなる式の2乗,3乗を展開すれば,

$$(a+b)^2 = a^2 + 2ab + b^2$$
$$(a+b)^3 = a^3 + 3a^2b + 3ab^2 + b^3$$

である. これを一般化して, $n$ が0および正の整数のとき $(a+b)^n$ を展開すれば,

$$(a+b)^n = {}_nC_0 a^n + {}_nC_1 a^{n-1} b + \cdots + {}_nC_r a^{n-r} b^r + \cdots + {}_nC_{n-1} ab^{n-1} + {}_nC_n b^n$$

となる. この関係式を2項定理(binomial theorem), 係数 ${}_nC_r$ を2項係数(binomial coefficient)という.

2項係数 ${}_nC_r$ は次のように表すことができる.

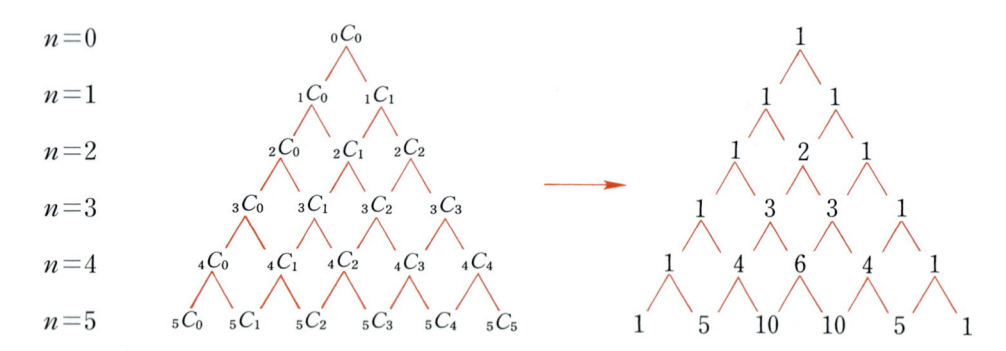

```
n=0                      ₀C₀                                       1
n=1                  ₁C₀     ₁C₁                               1       1
n=2              ₂C₀     ₂C₁     ₂C₂              →        1       2       1
n=3          ₃C₀     ₃C₁     ₃C₂     ₃C₃                1       3       3       1
n=4      ₄C₀     ₄C₁     ₄C₂     ₄C₃     ₄C₄         1       4       6       4       1
n=5  ₅C₀     ₅C₁     ₅C₂     ₅C₃     ₅C₄     ₅C₅  1       5      10      10       5       1
```

これがパスカルの三角形である.

### 3-2-2 2項分布

1回の試行(trial)で事象Aの起こる確率を $\Pr\{A\} = p$, 起こらない確率を $\Pr\{\overline{A}\} = q = 1-p$ とする. 独立試行を $n$ 回行ったとき, Aが $x$ 回起こる確率は,

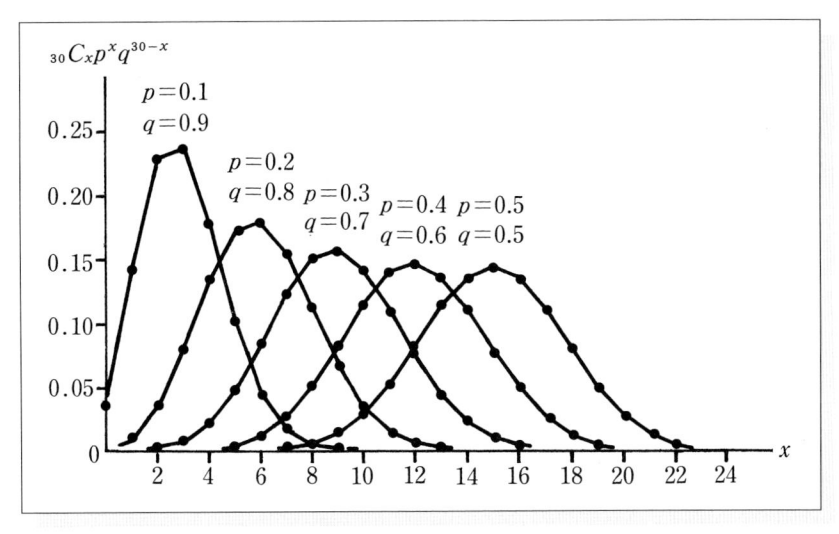

図 3-1 2 項分布 $_{30}C_x p^x q^{30-x}$

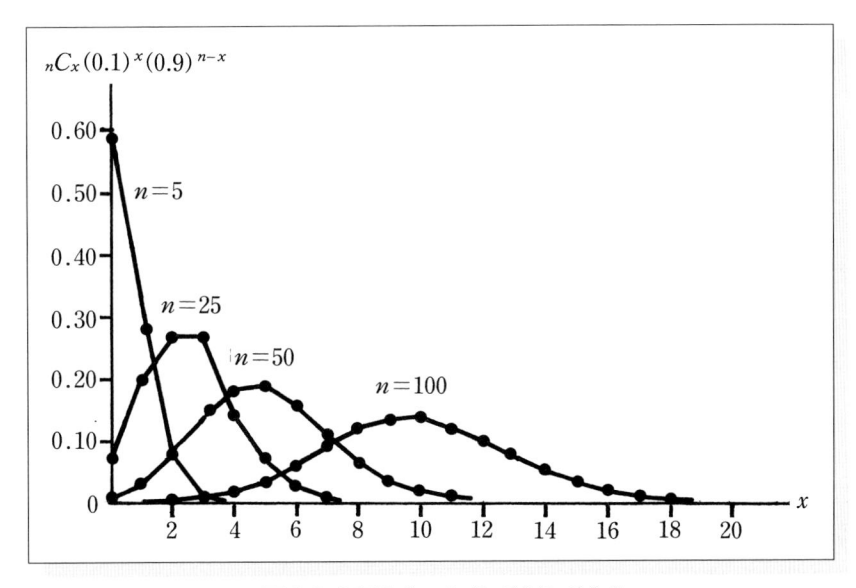

図 3-2 2 項分布 $_nC_x(0.1)^x(0.9)^{n-x}$

$$\Pr\{X=x\}={}_nC_x p^x q^{n-x} \quad (x=0,\ 1,\ 2,\ \cdots,\ n)$$

で与えられる．この確率分布を2項分布(binomial distribution)という．

2項分布には，次のような特徴がある．

① $n$を固定しておいて$p$, $q$を変化させると分布は**図3-1**のように変化する．

図に見られるように$p=q=0.5$のとき対称型を示し$p$, $q$が0.5から離れるほど片寄った分布になる．

② $p \neq q$であっても，$n$を十分大きくすることによって，対称型に近づけることができる(**図 3-2**).

### (1) 平均値

確率変数 $X$ がとりうる値を $x_1$, $x_2$, ……, $x_i$, …… として，それぞれの確率を $p_1$, $p_2$, ……, $p_i$, …… とする．1回の試行で $X$ のとる値の平均値 $E(X)$ は，$\Sigma x_i p_i$ に等しい．すなわち，

$$E(X) = \sum x_i p_i = \sum x_i \Pr\{X=x_i\}$$

である．$E$ は expectation の略であって $E(X)$ は期待値ともよばれる．

たとえば，1回の試行でサイコロを6回投げたとき，変量 $X$ のとりうる値 $x_i$ は 1，2，……，6 であり，確率はすべて $\frac{1}{6}$ である．したがって，$X$ の平均値 $E(X)$ は，

$$E(X) = \sum x_i p_i = \left(1 \times \frac{1}{6}\right) + \left(2 \times \frac{1}{6}\right) + \left(3 \times \frac{1}{6}\right) + \left(4 \times \frac{1}{6}\right) + \left(5 \times \frac{1}{6}\right) + \left(6 \times \frac{1}{6}\right)$$

$$= (1+2+\cdots+6) \times \frac{1}{6} = 3.5$$

である．

確率変数 $X$ の分布が2項分布であるときは，

$$\Pr\{X=x\} = {}_nC_x p^x \cdot q^{n-x} \qquad (p+q=1)$$

であるから，

$$E(X) = \sum x \cdot \Pr\{X=x\} = \sum x \cdot {}_nC_x p^x \cdot q^{n-x} = \sum x \frac{n!}{x!(n-x)!} p^x \cdot q^{n-x}$$

$$= \sum \frac{n!}{(x-1)!(n-x)!} p^x \cdot (1-p)^{n-x} = np \sum \frac{(n-1)!}{(x-1)!(n-x)!} p^{x-1} \cdot (1-p)^{n-x}$$

ここで $n-1=N$，$x-1=X$ とおけば，

$$E(X) = np \left\{ \sum \frac{N!}{X!(N-X)!} p^X \cdot (1-p)^{N-X} \right\}$$

となって，$\{\ \}$ 内は2項分布の確率の和で1であるから，

$$E(X) = np$$

である．これは事象 A の起こる確率が $p$ であるとき，$n$ 回の試行で事象 A が起こる回数の平均を表す．

### (2) 分　散

確率変数 $X$ と，$X$ の平均値 $E(X)$ との偏差平方和の平均値 $E\{(X-E(X))^2\}$ を確率変数 $X$ の分散とよび，記号 $\sigma^2(X)$ で表す．分散 $\sigma^2(X)$ の平方根の正の値 $\sigma(X)$ を確率変数 $X$ の標準偏差という．

$X$ の分布が二項分布であるとき，分散 $\sigma^2(X)$ は，

$$\sigma^2(X) = E\{(X-E(X))^2\} = E(X^2) - 2E(X)\cdot E(X) + \{E(X)\}^2 = E(X^2) - \{E(X)\}^2$$
$$= \sum x^2 {}_nC_x p^x (1-p)^{n-x} - (np)^2$$
$$= \sum x(x-1){}_nC_x p^x (1-p)^{n-x} + \sum x\cdot {}_nC_x p^x (1-p)^{n-x} - (np)^2$$
$$= \sum x(x-1)\frac{n!}{x!(n-x)!}p^x(1-p)^{n-x} + np - (np)^2$$
$$= n(n-1)p^2\left\{\sum \frac{(n-2)!}{(x-2)!(n-x)!}p^{x-2}(1-p)^{n-x}\right\} + np - (np)^2$$

ここで，{ }内を $n-2=N$，$x-2=X$ と変換して，

$$\sigma^2(X) = n(n-1)p^2\left\{\sum \frac{N!}{X!(N-X)!}p^N(1-p)^{N-X}\right\} + np - (np)^2$$
$$= n^2p^2 - np^2 + np - (np)^2 = np(1-p) = npq$$

となる．したがって標準偏差 $\sigma(X)$ は分散 $npq$ の正の平方根，

$$\sigma(X) = \sqrt{npq}$$

である．

たとえば，サイコロを続けて6回投げたとき，1の目が出る回数 $E(X)$ および分散 $\sigma^2(X)$ は次のようになる．$n=6$，$p=\frac{1}{6}$ だから $E(X)$，$\sigma^2(X)$ は，

$$E(X) = \sum x\cdot {}_nC_x p^x \cdot (1-p)^{n-x}$$
$$\sigma^2(X) = \sum x^2 \cdot {}_nC_x p^x \cdot (1-p)^{n-x} - \{\sum x\cdot {}_nC_x p^x \cdot (1-p)^{n-x}\}^2$$

の各式に $n=6$，$p=\frac{1}{6}$ を入れて計算する．結果は次の表のとおりである．

| 1の目の出る回数 $x=0,1,2,3,4,5,6$ | 0 | 1 | 2 | 3 | 4 | 5 | 6 | 合計 |
|---|---|---|---|---|---|---|---|---|
| $x^2$ | 0 | 1 | 4 | 9 | 16 | 25 | 36 | |
| $x$ が起こる確率 ${}_6C_x p^x(1-p)^{6-x}$ | 0.335 | 0.402 | 0.201 | 0.054 | 0.008 | 0.001 | 0* | 1 |
| $x\cdot {}_6C_x p^x(1-p)^{6-x}$ | 0 | 0.402 | 0.402 | 0.161 | 0.032 | 0.003 | 0 | 1 |
| $x^2\cdot {}_6C_x p^x(1-p)^{6-x}$ | 0 | 0.402 | 0.804 | 0.482 | 0.129 | 0.016 | 0.001 | 1.833 |

\* 実際には，0.0000214……である．

したがって，

$$E(X) = \sum x\cdot {}_6C_x p^x \cdot (1-p)^{6-x} = 1$$
$$\sigma^2(X) = \sum x^2 \cdot {}_6C_x p^x \cdot (1-p)^{6-x} - \{E(X)\}^2 = 1.833 - 1 = 0.833$$

この結果は，

$$E(X) = np = 6 \times \frac{1}{6} = 1$$

$$\sigma^2(X) = np(1-p) = 6 \times \frac{1}{6} \times \frac{5}{6} = \frac{5}{6} = 0.833$$

と一致する．

### 3-2-3 負の2項分布

成功の確率が $p$ である実験を，成功の回数が $k$ 回になるまで続けるものとする．そこで，それまでに失敗した回数を $x$ 回とすれば，$x$ は成功が $k$ 回になる直前，つまり $(k-1)$ 回目までの失敗回数ということになる．したがって，$n = (k+x)$ 回目に成功する確率は，

$$\Pr\{X=x\} = {}_{(k-1)+x}C_x \, p^{k-1} \cdot (1-p)^x \cdot p \quad (p+q=1,\; 1-p=q)$$
$$= {}_{n-1}C_x \, p^k \cdot q^x \quad \cdots\cdots\cdots\cdots\cdots\cdots\cdots\cdots\cdots\cdots\text{3-(1)}$$
$$= {}_{x+k-1}C_{k-1} \, p^k \cdot q^x \quad \cdots\cdots\cdots\cdots\cdots\cdots\cdots\cdots\cdots\text{3-(2)}$$

である．この分布を負の2項分布という．理由は，余事象の確率 $q$ を，

$$q = \{-(-q)\} = \{(-1)(-q)\}$$

とおいて，これを3-(1)式に入れると，

$$\Pr\{X=x\} = {}_{n-1}C_x \, p^k q^x = {}_{n-1}C_x \, p^k \{(-1)(-q)\}^x = (-1)^x {}_{n-1}C_x \, p^k (-q)^x = {}_{-k}C_x \, p^k (-q)^x$$

となる[*4]．これにより，余事象が起こる回数 $x$ に負の項が対応することから，負の2項分布とよばれる．

平均値 $E(X)$ および分散 $\sigma^2(X)$ は，

$$E(X) = \frac{k(1-p)}{p}$$

$$\sigma^2(X) = \frac{k(1-p)}{p^2}$$

で与えられる．

> 例題4：F選手は3打席中1回の割合でヒットを打つことが知られている．F選手にヒットが10本出るまでに，凡打がそれぞれ10本，20本，30本である確率を求めよ．また期待値 $E(X)$ はどうか．

---

[*4] $-k = K$ とおいて

$${}_{-k}C_x = {}_K C_x = \frac{K!}{(K-x)!x!} = \frac{\overbrace{K(K-1)(K-2)\cdots\{(K-(x-1)\}}^{x \text{個}}(K-x)\cdots}{(K-x)!x!}$$

$$= \frac{K(K-1)(K-2)\cdots\{K-(x-1)\}}{x!} = \frac{-k(-k-1)(-k-2)\cdots\{-k-(x-1)\}}{x!}$$

$$= (-1)^x \frac{k(k+1)(k+2)\cdots\{k+(x-1)\}}{x!} = (-1)^x {}_{n-1}C_x$$

**解　答**：問題から，F 選手の打率 $p$ およびヒット数 $k$ は，

$$p = \frac{1}{3} = 0.333, \ k = 10$$

である．

凡打の回数を $x$ とすれば，その確率 $\Pr\{X=x\}$ は式 3-(2)から，

$$\Pr\{X=x\} = {}_{x+k-1}C_{k-1} \cdot p^k \cdot (1-p)^x = {}_{x+9}C_9 (0.333)^{10} (0.667)^x$$

である．したがって $x=10, \ 20, \ 30$ に対する確率は，

$$\Pr\{X=10\} = {}_{19}C_9 (0.333)^{10} (0.667)^{10} = 0.027$$
$$\Pr\{X=20\} = {}_{29}C_9 (0.333)^{10} (0.667)^{20} = 0.051$$
$$\Pr\{X=30\} = {}_{39}C_9 (0.333)^{10} (0.667)^{30} = 0.019$$

期待値 $E(X)$ は，

$$E(X) = \frac{k(1-p)}{p} = \frac{10(1-0.333)}{0.333} = 20$$

となって，ヒットが 10 本になるまで，凡打を 20 本打つことが期待される．

### 3-2-4 ポアソン分布

2項分布で $np = \lambda$ とおき，$\lambda$ を一定にしておいて $n$ を限りなく大きくしたとき，したがって $p$ を限りなく小さくすると，

$$\lim_{n \to \infty} {}_nC_x \, p^x (1-p)^{n-x} = \frac{\lambda^x}{x!} e^{-\lambda} \quad {}^{*5}$$

となる．証明は，

$$\lim_{n \to \infty} {}_nC_x \, p^x (1-p)^{n-x} = \lim_{n \to \infty} \frac{n!}{x!(n-x)!} p^x (1-p)^{n-x}$$

ここで右辺に，$p = \dfrac{\lambda}{n}$ を代入して，

$$\lim_{n \to \infty} \frac{n!}{x!(n-x)!} \left(\frac{\lambda}{n}\right)^x \left(1-\frac{\lambda}{n}\right)^{n-x} = \frac{\lambda^x}{x!} \lim_{n \to \infty} \frac{n!}{(n-x)!} \cdot \frac{1}{n^x} \left(1-\frac{\lambda}{n}\right)^n \cdot \left(1-\frac{\lambda}{n}\right)^{-x} \quad \cdots\cdots 3\text{-}(3)$$

ところで，

---

[*5] $e$ はオイラー(Euler)の数ともよばれ，$e = 1 + \dfrac{1}{1!} + \dfrac{1}{2!} + \dfrac{1}{3!} + \cdots\cdots + \dfrac{1}{n!} + \cdots\cdots = 2.718\cdots\cdots$．また $e^x = 1 + \dfrac{x}{1!} + \dfrac{x^2}{2!} + \cdots\cdots + \dfrac{x^n}{n!} + \cdots\cdots$ である．

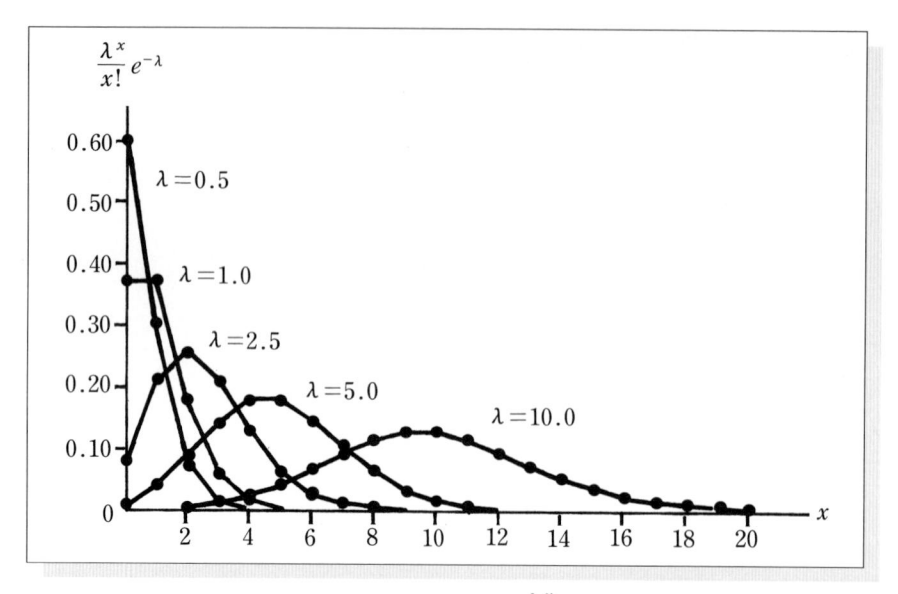

図3-3 ポアソン分布 $\dfrac{\lambda^x}{x!}e^{-\lambda}$

$$\lim_{n\to\infty}\dfrac{n!}{(n-x)!}\cdot\dfrac{1}{n^x}\left(1-\dfrac{\lambda}{n}\right)^{-x}=\lim_{n\to\infty}\overbrace{\dfrac{n(n-1)(n-2)\cdots(n-x+1)}{n^x}}^{\text{項数は } x \text{ 個}}\left(1-\dfrac{\lambda}{n}\right)^{-x}$$

$$=\lim_{n\to\infty}1\cdot\left(1-\dfrac{1}{n}\right)\left(1-\dfrac{2}{n}\right)\cdots\cdots\left(1-\dfrac{x-1}{n}\right)\left(1-\dfrac{\lambda}{n}\right)^{-x}=1$$

また,3-(3)式の $\left(1-\dfrac{\lambda}{n}\right)^n$ は $y=\left(1-\dfrac{\lambda}{n}\right)^n$ とおいて両辺の自然対数をとれば,

$$\log_e y = n\log_e\left(1-\dfrac{\lambda}{n}\right)=-\lambda-\dfrac{\lambda^2}{2n}-\dfrac{\lambda^3}{3n^2}-\cdots\cdots$$

となる.右辺は $n\to\infty$ で $-\lambda$ となるから,$\log_e y=-\lambda$ をもとにもどせば,

$$y=e^{-\lambda}$$

となって,

$$\Pr\{X=x\}=\lim_{n\to\infty}{}_nC_x\,p^x(1-p)^{n-x}=\dfrac{\lambda^x}{x!}e^{-\lambda} \qquad (x=0,1,2,\cdots\cdots,n)$$

が得られる.この分布をポアソン分布(Poisson distribution)といい,交通事故死亡者や特定疾患など発生確率が極めて小さい事象の確率分布に利用される.

ポアソン分布の平均値 $E(X)$ は,

$$E(X)=\sum x\dfrac{\lambda^x}{x!}e^{-\lambda}=\lambda\sum\dfrac{\lambda^{x-1}}{(x-1)!}e^{-\lambda}=\lambda e^{-\lambda}\sum\dfrac{\lambda^X}{X!}=\lambda e^{-\lambda}e^{\lambda}=\lambda \qquad (x-1=X)$$

分散 $\sigma^2(X)$ は,

$$\sigma^2(X) = \sum x^2 \frac{\lambda^x}{x!} e^{-\lambda} - (\lambda)^2 = \sum x(x-1) \frac{\lambda^x}{x!} e^{-\lambda} + \sum x \frac{\lambda^x}{x!} e^{-\lambda} - \lambda^2$$

$$= \lambda^2 \sum \frac{\lambda^{x-2}}{(x-2)!} e^{-\lambda} + \lambda - \lambda^2$$

$$= \lambda^2 e^{-\lambda} \sum \frac{\lambda^X}{X!} + \lambda - \lambda^2 = \lambda^2 + \lambda - \lambda^2 = \lambda \qquad (x-2=X)$$

である．したがって，ポアソン分布では平均値 $E(X)$ および分散 $\sigma^2(X)$ が等しく，ただひとつの母数 $\lambda$ によって分布の形が決定する（**図 3-3**）．また，**図 3-3** および $\lambda = np$ の関係式からポアソン分布は，標本数 $n$ を増加させることによって $\lambda$ も増加し，$\lambda \geq 5$ では正規分布に近似することがわかる．

ポアソン分布の確率計算は，かつては階乗の桁数が大きくなるために難しかったが，現在では関数電卓に階乗キーのあるものが市販されており，99 桁までの計算が可能である．

**例題 5**：わが国の悪性新生物による年間の死亡率は，年間に人口 1 万に当たり 15 人である．人口 25,000 人の都市で 1 年間に悪性新生物が原因で死亡するものが 10 人以下である確率を求めよ．また，40 人以下である確率はいくらか．

**解　答**：死亡率を $p$ とすれば，$p = \frac{15}{10,000} = 0.0015$ であるから，ポアソン分布が応用できる．この都市の人口 25,000 人に対する期待値は，

$$\lambda = np = 25,000 \times 0.0015 = 37.5$$

である．この条件のもとで，この疾患により死亡者が 0 名，1 名，2 名，……，10 名である確率はそれぞれ，

死亡者 0 名では，$\Pr\{X=0\} = \frac{37.5^0}{0!} e^{-37.5} = 5.18 \times 10^{-17}$

死亡者 1 名では，$\Pr\{X=1\} = \frac{37.5^1}{1!} e^{-37.5} = 1.94 \times 10^{-15}$

死亡者 2 名では，$\Pr\{X=2\} = \frac{37.5^2}{2!} e^{-37.5} = 3.64 \times 10^{-14}$

$\qquad\vdots\qquad\qquad\qquad\vdots$

死亡者 10 名では，$\Pr\{X=10\} = \frac{37.5^{10}}{10!} e^{-37.5} = 7.80 \times 10^{-8}$

ゆえに，10 人以下である確率は，これらの各確率の和で表されるから，

$$\sum_{x=0}^{10} \frac{\lambda^x}{x!} e^{-\lambda} = 1.05 \times 10^{-7}$$

また，40 人以下である確率は，

$$\sum_{x=0}^{40} \frac{\lambda^{-x}}{x!} e^{-\lambda} = 0.695 \qquad (69.5\%)$$

である.

### 3-2-5 多項分布

二項分布の拡張として多項分布がある．たとえば赤，白，黒の球がそれぞれ $a$ 個，$b$ 個，$c$ 個入っている袋があるとする．このなかから復元抽出[*6]によって $n$ 個の球を取り出したとき赤，白，黒の球の個数をそれぞれ $X$, $Y$, $Z$ とすれば，$X=x$, $Y=y$, $Z=z$ のときの確率は，

$$\Pr\{X=x,\ Y=y,\ Z=z\} = \frac{n!}{x!y!z!} p^x \cdot q^y \cdot r^z$$

で与えられる．ただし，$p+q+r=1$, $x+y+z=n$, $a+b+c=N$, $p=\dfrac{a}{N}$, $q=\dfrac{b}{N}$, $r=\dfrac{c}{N}$ である．このような分布を3項分布という．

3項分布をさらに拡張したのが多項分布である．ある試行を行うとき，互いに排反な $k$ 個の事象 $A_1$, $A_2$, $A_3$, ……, $A_k$ のいずれかが必ず起こるものとして，それぞれの確率が $p_1$, $p_2$, $p_3$, ……, $p_k$（ただし，$p_1+p_2+……+p_k=1$）であるとする．このとき，$n$ 回の試行を行って事象 $A_1$, $A_2$, ……, $A_k$ がそれぞれ $x_1$ 回，$x_2$ 回，$x_3$ 回，……, $x_k$ 回 $(x_1+x_2+……+x_k=n)$ 起こる確率は，

$$\Pr\{A_1=x_1,\ A_2=x_2,\ ……,\ A_k=x_k\} = \frac{n!}{x_1!x_2!……x_k!} p_1^{x_1} \cdot p_2^{x_2} \cdot …… \cdot p_k^{x_k}$$

で与えられる．これを多項分布(multinomial distribution)という．

> **例題6**：日本人の場合，ABO式血液型の割合は A：B：O：AB=38：22：31：9 である．患者から20名を抽出して各血液型がすべて5名ずつになる確率を求めよ．
>
> **解　答**：A, B, O, AB 型が各5名ずつであるから，$x_1=x_2=x_3=x_4=5$ ($\Sigma x_i=20$) であり，問題から $p_1=\dfrac{38}{100}=0.38$, $p_2=\dfrac{22}{100}=0.22$, $p_3=\dfrac{31}{100}=0.31$, $p_4=\dfrac{9}{100}=0.09$ である．したがって，
>
> $$\Pr\{5, 5, 5, 5\} = \frac{20!}{5!5!5!5!}(0.38)^5(0.22)^5(0.31)^5(0.09)^5 \fallingdotseq 0.0008$$

である.

### 3-2-6 一様分布

**（1）離散型一様分布**

サイコロを振ったとき，各目の出る確率は目の数に関係なく $\dfrac{1}{6}$ であって，変数 $X$ は1から6までの整数値しかとらない（図3-4）．このような確率分布を離散型一様分布(discrete uniform distribution)という．

---

[*6] 無作為抽出したサンプルをもとに戻した後，改めて無作為抽出を行うことをいう．無作為抽出したサンプルをもとに戻さず，次々に無作為抽出することを非復元抽出という．

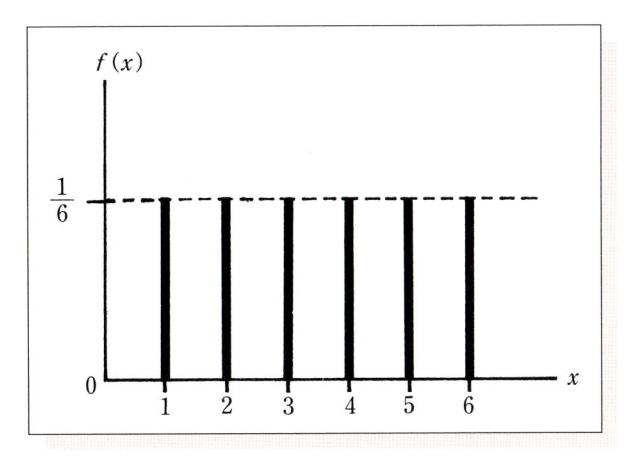

図 3-4 サイコロの目の確率密度

確率分布関数を $f(x)$ とすれば, $x=1, 2, \cdots\cdots, n$ のときに,

$$f(x)=\frac{1}{n}$$

$x<1$, または $x>n$ のときに,

$$f(x)=0$$

である. 平均値 $E(X)$ および分散 $V(X)$ は,

$$E(X)=\sum x\cdot f(x)=\frac{1}{n}\cdot\frac{n(n+1)}{2}=\frac{n+1}{2}$$

$$V(X)=E(X^2)-\{E(X)\}^2=\sum x^2\cdot f(x)-\left(\frac{n+1}{2}\right)^2=\frac{1}{n}\cdot\frac{n(n+1)(2n+1)}{6}-\frac{(n+1)^2}{4}=\frac{n^2-1}{12}$$

で与えられる.

例題 7：サイコロの目の平均値 $E(X)$ と分散 $V(X)$ を求めよ. ❖

解　答：

$$E(X)=\frac{n+1}{2}=\frac{6+1}{2}=\frac{7}{2}=3.5$$

$$V(X)=\frac{n^2-1}{12}=\frac{6^2-1}{12}=\frac{35}{12}=2.917 \qquad ❖$$

### （2）連続型一様分布

変数 $X$ が区間 $[a, b]$ の範囲の値しかとらず, しかも確率密度が一定であるとき, このような分布を連続型一様分布(continuous uniform distribution), または矩形分布(rectangular distribution)という. 確率密度 $f(x)$ は,

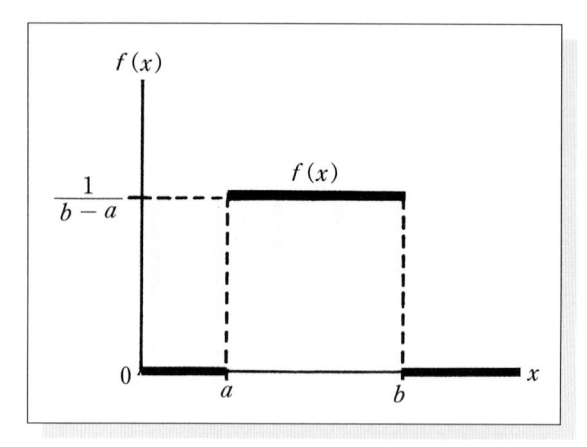

図 3-5 連続型一様分布の確率密度関数

$$f(x) = 0 \quad (x < a,\ x > b)$$
$$f(x) = \frac{1}{b-a} \quad (a \leqq x \leqq b)$$

である(図 3-5).

連続型一様分布の平均値 $E(X)$ および分散 $V(X)$ は,

$$E(X) = \int_a^b xf(x)\,dx = \frac{1}{b-a}\int_a^b x\,dx = \frac{1}{b-a}\left[\frac{x^2}{2}\right]_a^b = \frac{1}{b-a} \cdot \frac{b^2 - a^2}{2} = \frac{b+a}{2}$$

$$V(X) = E(X^2) - \{E(X)\}^2 = \frac{1}{b-a}\int_a^b x^2\,dx - \left(\frac{a+b}{2}\right)^2$$
$$= \frac{1}{b-a}\left[\frac{x^3}{3}\right]_a^b - \left(\frac{a+b}{2}\right)^2 = \frac{(b-a)^2}{12}$$

である.

一様分布のもうひとつの性質は, $x$ を任意の数とするとき, 変数 $X$ が $x$ 以下の値をとる確率 $\Pr\{X \leqq x\}$ を $F(x)$ で表せば,

$$F(x) = 0 \quad (x < a)$$
$$F(x) = \frac{x-a}{b-a} \quad (a \leqq x \leqq b)$$
$$F(x) = 1 \quad (x > b)$$

である(図 3-6). $F(x)$ を確率変数 $X$ の分布関数といい, $F(x)$ がわかっていればこれから確率密度関数 $f(x)$ を求めることができる.

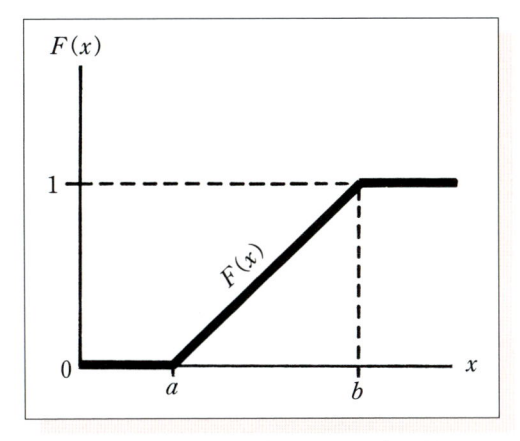

図 3-6 連続型一様分布の分布関数

**例題 8**：朝の通勤時間帯に電車が 5 分間隔で運転しているとする．この時間帯に駅に行ったとき，
① 待ち時間 $f(x)$ を求めよ．
② 平均値 $E(X)$ および分散 $V(X)$ を求めよ．

**解　答**：
① この項のはじめに述べたように $a \leq x \leq b$ のとき，

$$f(x) = \frac{1}{b-a}$$

であるから，$0 \leq x \leq 5$ のときは，

$$f(x) = \frac{1}{5-0} = \frac{1}{5}$$

それ以外の条件では，$f(x) = 0$ である．

② 平均値 $E(X)$ および分散 $V(X)$ は，

$$E(X) = \frac{b+a}{2} = \frac{5+0}{2} = 2.5 (分)$$
$$V(X) = \frac{(b-a)^2}{12} = \frac{(5-0)^2}{12} \fallingdotseq 2.1 (分^2)$$

## 3-2-7 正規分布

連続型確率分布のなかで，正規分布は理論的にも，実用的にも最も重要な分布である．

身長や体重などのような連続量は，計量の対象となる集団の個体数が大量なので，計量値の分

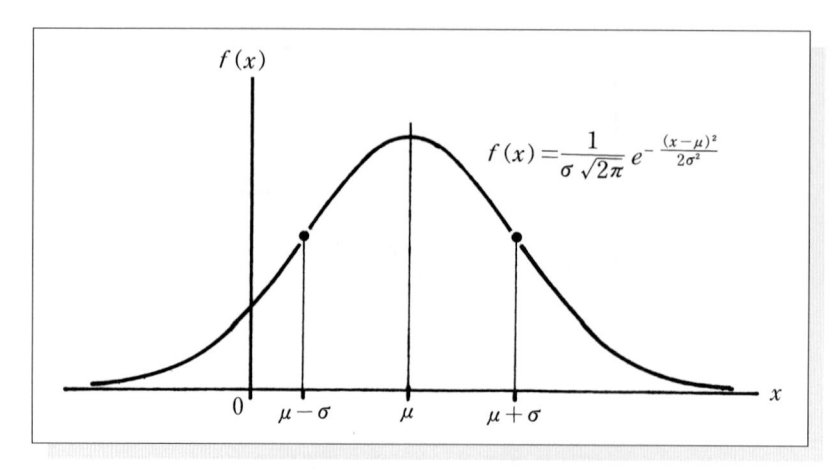

図 3-7 正規分布 $N(\mu, \sigma^2)$ の確率密度関数

布は左右対称のベル型になることが多い．このような分布は身長や体重などのほかに電池や電球の寿命，血液成分中の各種の分析値，通勤時間，試験の成績など，われわれの周辺に日常的に存在する分布である．

これらの理論的分布は正規分布（normal distribution）とよばれ，確率密度関数 $f(x)$ は，

$$f(x) = \frac{1}{\sigma\sqrt{2\pi}} e^{-\frac{(x-\mu)^2}{2\sigma^2}} \quad \cdots\cdots 3\text{-}(4)$$

で表される[*7]．この分布の確率密度曲線を正規曲線（normal curve）といい，直線 $x=\mu$ に関して最大値を示し，かつ対称形であり，$\mu-\sigma<x<\mu+\sigma$ の区間では凸型，$x<\mu-\sigma$ および $x>\mu+\sigma$ の範囲では凹型を示す．したがって，点 $x=\mu\pm\sigma$ はこの曲線の変曲点である（**図3-7**）．$\mu$ および $\sigma$ は母数（パラメータ：parameter）とよばれ，式 3-(4) から明らかなように，この2つのパラメータが決まれば分布形は完全に決定する．

正規分布の平均値 $\mu$ と分散 $\sigma^2$ の計算法については2章以下でたびたび触れているので，ここでは主に正規分布の基本性質とその応用を中心に述べる．

（1）正規分布の基本的性質

① 正規分布密度関数 $f(x)$ は $x=\mu$ で最大値 $\dfrac{1}{\sigma\sqrt{2\pi}}$ を示す．
② $f(x)$ は $x=\mu$ を通る垂線に対して左右対称である．
③ $f(x)$ は $x\to\pm\infty$ で限りなく0に近づく．
④ $f(x)$ の2次微分 $f''(x)=0$ から $x=\mu\pm\sigma$ が得られる．これは変曲点の値である．
⑤ $f(x)$ の $\sigma$ を変えないで平均値 $\mu$ を変えると，形は変わらずに分布は左右に平行移動する．

---

[*7] 関数を $f(x) = \dfrac{1}{\sigma\sqrt{2\pi}} \exp\left\{\dfrac{-(x-\mu)^2}{2\sigma^2}\right\}$

と表すこともあるが，両者は同じものである．$e$ はオイラーの数，$\pi$ は円周率である．確率密度変数 $f(x)$ を曲線グラフとして表現するときには，$f(x)$ のかわりに記号 $y$ を用いる．また，通常，正規分布は2つの母数 $\mu$ と $\sigma^2$ とを並べて，$N(\mu, \sigma^2)$ のように書き表す．たとえば，$N(2.5, 3.0^2)$ であれば，母平均 $\mu=2.5$，母分散 $\sigma^2=3.0^2$ の正規分布である．$\mu=0$，$\sigma^2=1^2$ の標準正規分布は $N(0, 1^2)$ と書き表す．

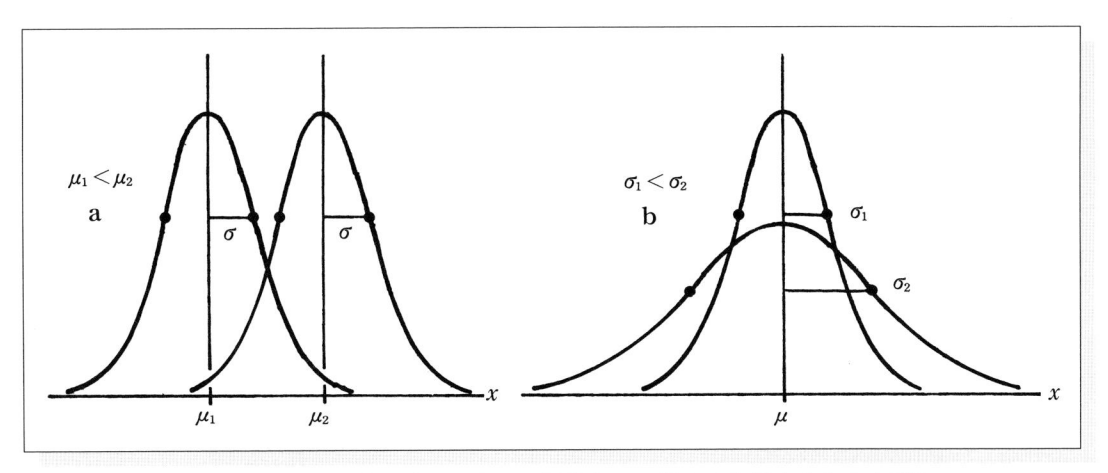

図 3-8 パラメータの違いによる正規分布の $x$ 軸上の位置と分布の広がり

このことから $\mu$ は，それぞれの正規分布の中心の位置を決める定数，いわゆるパラメータの1つである（図 3-8 a）．

⑥ $f(x)$ の $\mu$ をそのままにして，標準偏差 $\sigma$ を変えると分布の中心位置は変わらずに，左右の広がりが変化する．したがって $\sigma$ は⑤と同様にそれぞれの正規分布の形を決めるもう1つのパラメータである（図 3-8 b）．

⑦ 正規分布 $N(\mu,\ \sigma^2)$ の確率密度関数 $f(x)$ の全積分，

$$\int_{-\infty}^{\infty} f(x)\,dx = \frac{1}{\sigma\sqrt{2\pi}} \int_{-\infty}^{\infty} e^{-\frac{(x-\mu)^2}{2\sigma^2}} \cdot dx = 1$$

に対する次の各部分積分の割合は，それぞれ，

$$\int_{\mu-\sigma}^{\mu+\sigma} f(x)\,dx = 0.683 \cdots\cdots\cdots (\mathrm{a})$$

$$\int_{\mu-\infty}^{\mu+1.64\sigma} f(x)\,dx = 0.950 \cdots\cdots\cdots (\mathrm{b})$$

$$\int_{\mu-\infty}^{\mu+2.33\sigma} f(x)\,dx = 0.990 \cdots\cdots\cdots (\mathrm{c})$$

$$\int_{\mu-2\sigma}^{\mu+2\sigma} f(x)\,dx = 0.954 \cdots\cdots\cdots (\mathrm{d})$$

$$\int_{\mu-1.96\sigma}^{\mu+1.96\sigma} f(x)\,dx = 0.950 \cdots\cdots\cdots (\mathrm{e})$$

$$\int_{\mu-2.58\sigma}^{\mu+2.58\sigma} f(x)\,dx = 0.990 \cdots\cdots\cdots (\mathrm{f})$$

である．これを，図 3-9 に全面積（確率）$S=1$ に対する斜線部分の面積として表した．

（2）正規分布の標準化

正規分布関数の原関数

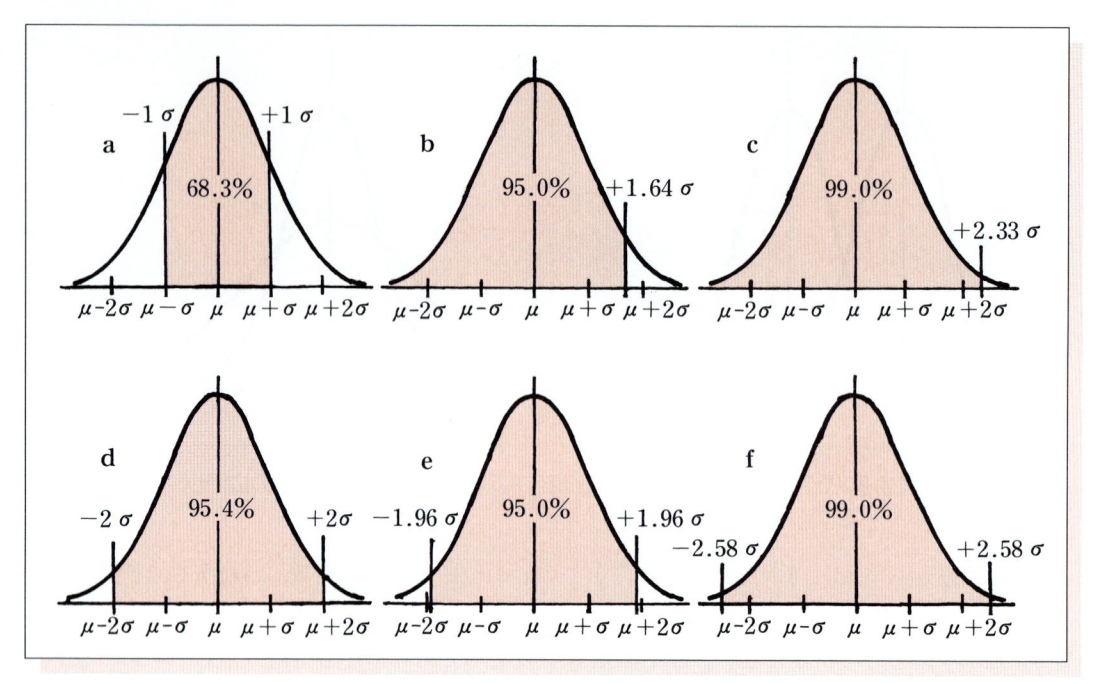

図 3-9 正規分布の標準偏差 σ と確率分布

$$F(x) = \frac{1}{\sigma\sqrt{2\pi}} \int e^{-\frac{(x-\mu)^2}{2\sigma^2}} \cdot dx$$

は超越関数のために任意の区間 $a \sim b (a \neq b)$ の定積分を直接行うことはできない．そこで平均値 $\mu = 0$, 分散 $\sigma^2 = 1^2$ の正規分布 $N(0, 1^2)$ の数値表(statistical table)を使用することになる．そのためには，原関数 $f(x)$ の変数 $X$ の平均値を 0, 分散を $1^2$ にするための変換を行わなければならない．この手続きを標準化(standardization)または規準化するという．標準化の手続きは変数 $X$ とその平均値 $\mu$ との差を標準偏差で割って新変数に変換すればよい．新変数を $z$ と置けば，

$$z = \frac{x - \mu}{\sigma}$$

である．ここで上式から，

$$\frac{dz}{dx} = \frac{1}{\sigma}, \quad dx = \sigma \cdot dz$$

となるから，変換後の分布関数を $\Phi(z)$ とおけば，

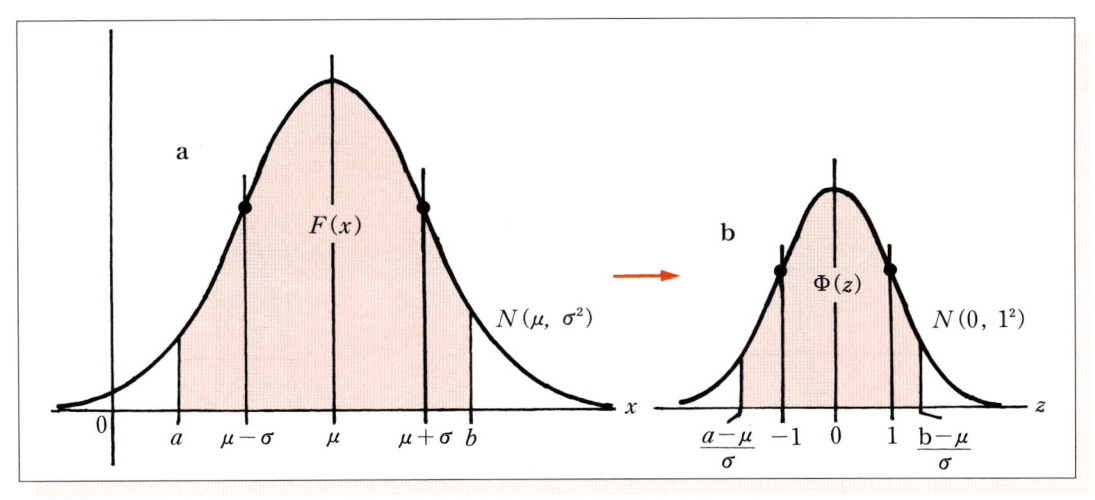

図 3-10 正規分布 $N(\mu, \sigma^2)$ と標準正規分布 $N(0, 1^2)$

$$F(x) = \int_a^b f(x)\,dx = \int_a^b \frac{1}{\sigma\sqrt{2\pi}} e^{-\frac{(x-\mu)^2}{2\sigma^2}}\,dx$$

から，

$$\Phi(z)^{*8} = \frac{1}{\sqrt{2\pi}} \int_{\frac{a-\mu}{\sigma}}^{\frac{b-\mu}{\sigma}} e^{-\frac{z^2}{2}}\,dz$$

が得られる．変換後の正規分布は $N(0, 1^2)$ となる．これを標準正規分布(standardized normal distribution)という(**図3-10**)．

**例題 9**：次の度数分布表から確率密度関数 $f(x)$ を求めるとともに標準化後の度数分布表を作成せよ．

**某小学校教師 10 名の最高血圧**

| 変数：$x$ | 100 | 110 | 120 | 130 | 140 | 計 |
|---|---|---|---|---|---|---|
| 度数：$f$ | 1 | 2 | 4 | 2 | 1 | 10 |

**解　答**：表から $\mu_x = 120$，$\sigma_x^2 = 120\,(\sigma = 10.95)$ が得られるので確率密度関数 $f(x)$ は，

$$f(x) = \frac{1}{10.95\sqrt{2\pi}} e^{-\frac{(x-120)^2}{2 \times 120}}$$

変数 $x$ の変換は，

$$z = \frac{x-\mu}{\sigma} = \frac{x-120}{10.95}$$

**変換後の表**

| 変数：$z$ | $-1.83$ | $-0.91$ | 0 | 0.91 | 1.83 | 計 |
|---|---|---|---|---|---|---|
| 度数：$f$ | 1 | 2 | 4 | 2 | 1 | 10 |

---

[*8] $\Phi$ はローマ字の ph に相当するギリシャ文字の大文字でファイ(phei)と読む．

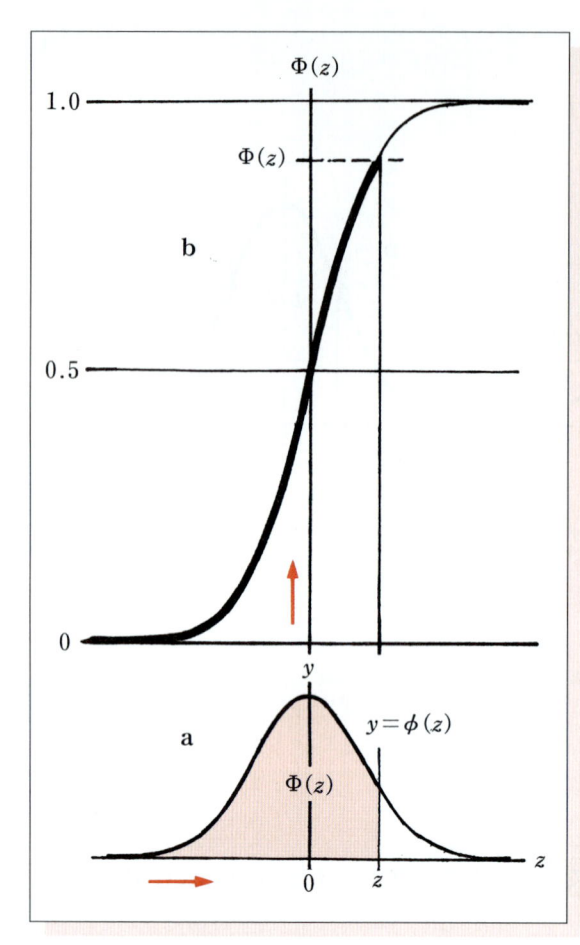

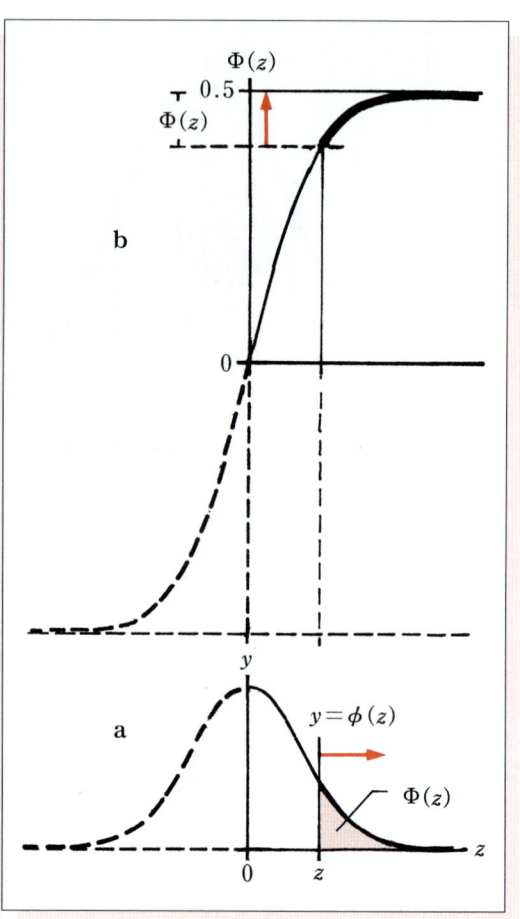

図 3-11 標準正規分布の確率 $\Phi(z) = \int_{-\infty}^{z} \phi(z) dz$　　図 3-12 標準正規分布の確率 $\Phi(z) = \int_{z}^{\infty} \phi(z) dz$

から新変数の度数分布は表のとおりである.
　変換後の表から変数 $z$ の平均値 $\mu_z$ と分散 $\sigma_z^2$ はそれぞれ $\mu_z=0$, $\sigma_z^2=1.00$ である. ───❖

### (3) 標準正規分布の性質

標準正規分布の確率密度関数を $\phi(z)$ とおけば変数 $Z$ が $z$ 以下の値をとる確率 $\Phi(z)$ は,

$$\Phi(z) = Pr\{Z \leqq z\} = \int_{-\infty}^{z} \phi(z) dz = \frac{1}{\sqrt{2\pi}} \int_{-\infty}^{z} e^{-\frac{z^2}{2}} dz$$

で表される(**図 3-11**). 図に示したように, 確率変数 $Z$ が $z$ 以下で起こる確率 $\Phi(z)$ を標準正規分布曲線では, 斜線部分(**図 3-11 a**), 分布関数では太い実線で示した(**図 3-11 b**). 標準正規分布 $N(0, 1^2)$ の数値表にはいくつかの種類があるが, 次の式によるものが一般的である(**図 3-12**).

$$\Phi(z) = \frac{1}{\sqrt{2\pi}} \int_{z}^{\infty} e^{-\frac{z^2}{2}} dz$$

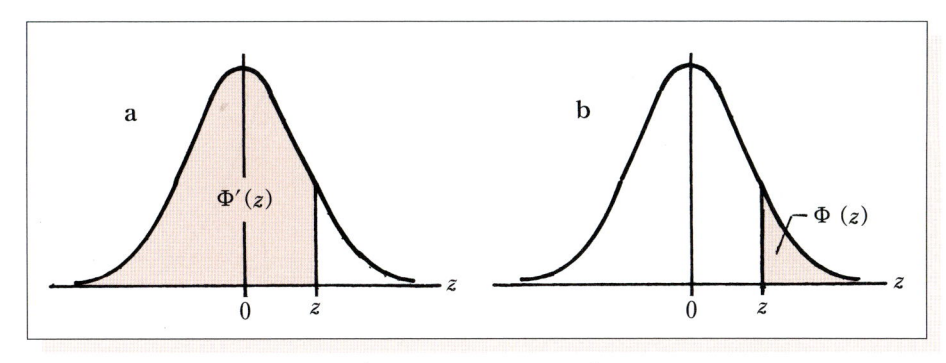

図 3-13 $\Phi'(z)=\int_{-\infty}^{z}\phi(z)dz$ と $\Phi(z)=\int_{z}^{\infty}\phi(z)dz$ との関係

　この種の数値表は一見して簡単な内容になっているが，実際に計算を行う場合，間違いやすい欠点がある．繰り返し使用して馴れる必要がある．

**例題10**：変数 $X$ が正規分布 $N(120, 120)$ に従うとき，分布全体に対して 90% となるような点 $X=x$ を求めよ．

**解　答**：$N(120, 120)$ の正規分布の平均値 $\mu$ と標準偏差 $\sigma$ はそれぞれ $\mu=120$，$\sigma=\sqrt{120}=10.95$ であるから，はじめにこの分布を標準化しておく．標準化は $z=\dfrac{x-120}{10.95}$ とすればよい．一方問題から，

$$\Phi(z)=Pr\{Z\leqq z\}\leqq\frac{1}{\sqrt{2\pi}}\int_{-\infty}^{z}e^{-\frac{z^2}{2}}dz=0.90$$

であるから分布全体に対する斜線部分の面積の上限 $\Phi'(z)$ に対する $z$ を求めればよい（**図 3-13 a**）．

　しかし，数値表（**付表1**，p.215）は平均値 $\mu=0$ から左側の確率，

　　$Pr\{-\infty<Z<0\}=0.5$

が省略されており，$0<Z<\infty$ に対する分布関数 $\Phi(z)$ として表されているので（**図 3-13 b**），

　　$\Phi'(z)=Pr\{Z\leqq z\}=Pr\{-\infty<Z\leqq z\}=0.9>0.5$

のときは，

　　$\Phi(z)=Pr\{-\infty\leqq Z\leqq\infty\}-Pr\{-\infty<Z<z\}=1-\Phi'(z)=1-0.9=0.1$

に対する $z$ を求めればよいことになる．表から $\Phi(z)=0.10$ に対して，$z=1.28$ が得られる．ここで変換式，

$$z=1.28=\frac{x-120}{10.95}$$

から，$x=134.0$ を得る．

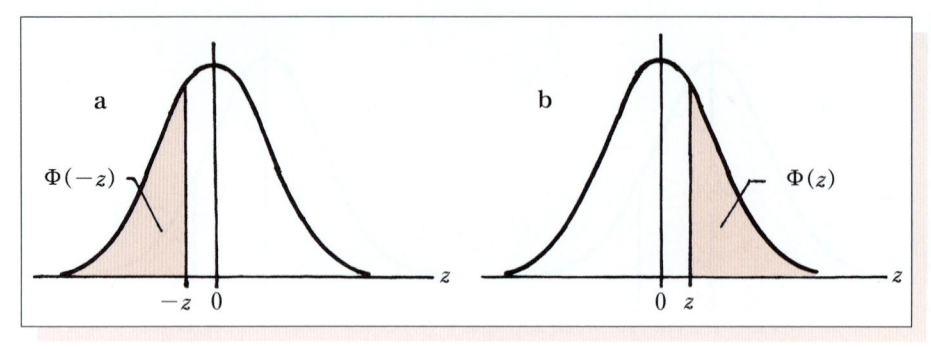

図 3-14 $\Phi(-z)=\int_{-\infty}^{-z}\phi(z)dz$ と $\Phi(z)=\int_{z}^{\infty}\phi(z)dz$ との関係

**例題11**：前記の問題で $\Pr\{X\leqq x\}=0.31$ に対する $x$ を求めよ．

**解　答**：この問題では $\Pr\{X\leqq x\}=0.31<0.5$ であるから，$z<\mu=0$ である．したがって数値表に示されていない平均値 $\mu=0$ から左側（負）の $z$ を求める問題である（**図 3-14 a**）．

このようなときには，正規分布の対称性から $\Pr\{Z\leqq -z\}$ と，点 $\mu=0$ を挟んで対称位置にある $z$ を求めればよい（**図 3-14 b**）．問題を整理して，

$$\begin{aligned}\Phi(-z) &= \Pr\{-\infty<Z\leqq -z\} &&\text{(図 3-14 a)}\\&= \Pr\{z\leqq Z<\infty\} &&\text{(図 3-14 b)}\\&= \Phi(z)=0.31\end{aligned}$$

ゆえに，$\Phi(z)=0.31$ に対する $z$ を表から求めて，負号をつければよい．表から $z=0.50$ が得られるから，

$$-z=-0.50=\frac{x-120}{10.95}$$

ゆえに，

$$x=114.53$$

を得る．

**例題12**：身長の平均が $168.5\,\text{cm}$，標準偏差 $4.0\,\text{cm}$ の男子集団で身長が $175.0\,\text{cm}$ 以上の確率を求めよ．

**解　答**：前 2 問とは逆に変数 $X$ から確率 $\Pr\{X\geqq x\}$ を求める問題である．正規分布 $N(168.5, 4.0^2)$ があるとき，変数 $X$ について $\Pr\{X\geqq x=175.0\}$ である確率を求めればよい．手順は，

① $x=175.0$ を標準化する．

$$z=\frac{175.0-168.5}{4.0}=1.625\fallingdotseq 1.63$$

② 数値表から $z=1.63$ に対する分布関数 $\Phi(z)$ を求める．

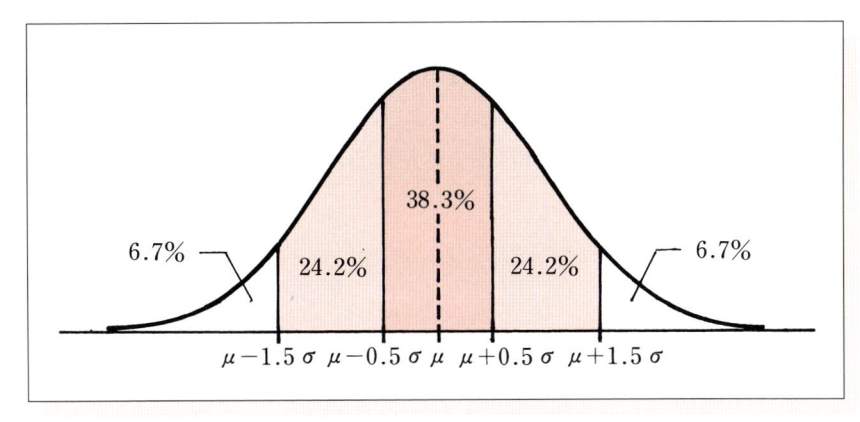

図 3-15 正規分布と 5 段階評価

$\Phi(z) = 0.05155$

ゆえに身長が 175.0 cm 以上の確率 $\Pr\{X \geqq 175.0\}$ は 0.05155 (約 5.2%) である. ❖

**(4) 5 段階評価法と偏差値**

5 段階評価法は，試験の点数が正規分布 $N(\mu, \sigma^2)$ するものと仮定して，**図 3-15** に示したように分布を標準偏差 $\sigma$ で 5 個のブロックに分割したものである.

| | | | |
|---|---|---|---|
| 成績 | 1：$\mu - 1.5\sigma$ 未満 | 全体の 0.067 | ( 6.7%) |
| | 2：$\mu - 1.5\sigma$ 以上 $\mu - 0.5\sigma$ 未満 | 0.242 | (24.2%) |
| | 3：$\mu - 0.5\sigma$ 以上 $\mu + 0.5\sigma$ 未満 | 0.383 | (38.3%) |
| | 4：$\mu + 0.5\sigma$ 以上 $\mu + 1.5\sigma$ 未満 | 0.242 | (24.2%) |
| | 5：$\mu + 1.5\sigma$ 以上 | 0.067 | ( 6.7%) |

次に偏差値は，standard score の頭文字から ss とよばれ，これも試験の成績が正規分布 $(\mu, \sigma^2)$ するものと仮定して，次の式により与えられる．ただし，$x$ は各個人の得点である．

$$ss = \frac{x - \mu}{\left(\frac{\sigma}{10}\right)} + 50 = \frac{10(x - \mu)}{\sigma} + 50$$

**(5) 2 項分布の正規分布近似**

**図 3-2**(p.33) から 2 項分布でデータ数 $n$ が十分に大きいときは，$np = \mu$，$npq = np(1-p) = \sigma^2$ の正規分布に近づくことがわかる．この性質を利用して $n$ がある程度大きいとき，2 項分布の確率計算は正規分布 $N(np, npq)$ とみなして行うことができる．

## 3-2-8 対数正規分布

身長や体重の分布，血液成分などの生理値の分布は右傾型 (正の歪) であることが多い．このよ

うな場合，分布の歪を修正して正規分布に近づける目的で，変数 $X=x$ の対数値 $\log x$ を変数とした分布（log-normal distribution）に変換して確率計算を行うことがある．しかし，このような変換を行うことで，分布の形は逆に左傾型に大きく歪むことが多い．したがって，変数の対数変換に当たっては，理論的または十分な経験的裏づけがある場合を除いて，慎重な検討が必要である．

## 演習問題

**問題 1** 硬貨を続けて 2 回投げたとき，表が 1 回以上出る確率を求めよ．

**問題 2** 2 つのサイコロを同時に投げたとき，目の和の数が 7 になる確率を求めよ．

**問題 3** くじの当たる確率は，くじを引く順番に関係ないことを示せ．

**問題 4** A 町の男性喫煙率は 40% である．この町の病院の外来患者 20 名に，喫煙に関するアンケート調査を行ったとき，喫煙者が 2 名以下である確率を求めよ．

**問題 5** 1 $l$ 中の生菌数が 2,000 個である菌浮遊液から，1 m$l$ をとって，平板培地に培養したとき，コロニー数が 4 個以上である確率を求めよ．

**問題 6** ヘモグロビン量 $x$（g/100 m$l$）が正規分布 $N(16.0, 1.1^2)$ に従うとき，この分布の確率密度曲線（正規分布曲線）を表す式を示せ．

**問題 7** 問題 6 で，ヘモグロビン量 $x$ が 14 g/100 m$l$ 以下である確率 $\Pr\{X \leqq x\}$ を求めよ．

**問題 8** 問題 6 で，確率 $\Pr\{X \geqq x\} = 0.05$（上側確率 5％点）に対するヘモグロビン量 $x$ を求めよ．

# 4章 標本分布

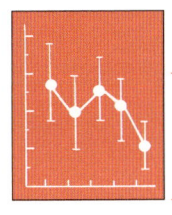

　観察や測定によって $n$ 個のデータ $x_1, x_2, \ldots, x_n$ が得られたとする．このとき $x_1, x_2, \ldots, x_n$ を大きさ $n$ の標本とよぶ．通常 $x_1, x_2, \ldots, x_n$ は，それぞれ独立に同一の母集団分布に従う確率変数 $X_1, X_2, \ldots, X_n$ の実現値として扱われ，この意味で無作為標本または任意標本 (random sample) とよぶことがある．以上の理由から，標本平均 $\bar{X}$ や標本分散 $S^2$ などの統計量は，母平均 $\mu$ や母分散 $\sigma^2$ などの母集団特性値に対して，標本がもっている情報を縮約したものと考えてよい．

　この章では，標本統計量の確率分布，すなわち標本分布 (sampling distribution) について定理を中心に述べる．

## 4-1 標本平均と標本分散の分布

### 4-1-1 標本平均の分布

　表 2-1 (p. 14) は，女子学生 100 名の身長 ($\mu = 159.3$, $\sigma^2 = 20.5$) と体重の組を無作為に配列したものである．この表から各行の4名について身長平均 $\bar{x}_i = \sum_{j=1}^{4} \dfrac{x_{ij}}{4}$ を求めて，これを表 4-1 に示した．これらの標本平均 $\bar{x}_i$ と，もとのデータ平均 $\mu = \bar{x}_{ij}$ との関係は図 4-1 にみられるとおりである．

　図 4-1 からわかるように，標本平均 $\bar{x}_i$ の散らばり (●) は母集団変量の散らばり (○) よりも小さく，かつ母平均 $\mu$ を中心にして分布している様子がみられる．この 25 個の標本平均 $\bar{x}_i$ の平均を $\bar{\bar{x}}_i$，分散を $s_{\bar{x}_i}^2$ とおけば，

$$\bar{\bar{x}}_i = \frac{1}{25} \sum_{i=1}^{25} \bar{x}_i = \frac{1}{25}(156.9 + 157.5 + \cdots + 159.6) = 159.3 (= \mu)$$

表 4-1 H大学女子学生 4 名ごとの身長平均 (cm)

| $i$ | $\bar{x}_i$ | $i$ | $\bar{x}_i$ | $i$ | $\bar{x}_i$ | $i$ | $\bar{x}_i$ | $i$ | $\bar{x}_i$ |
|---|---|---|---|---|---|---|---|---|---|
| 1 | 156.9 | 6 | 158.7 | 11 | 157.6 | 16 | 159.9 | 21 | 160.6 |
| 2 | 157.5 | 7 | 155.7 | 12 | 159.4 | 17 | 158.6 | 22 | 163.5 |
| 3 | 160.4 | 8 | 162.8 | 13 | 157.4 | 18 | 160.2 | 23 | 158.8 |
| 4 | 158.7 | 9 | 158.7 | 14 | 162.9 | 19 | 155.9 | 24 | 157.5 |
| 5 | 164.1 | 10 | 159.5 | 15 | 157.1 | 20 | 161.0 | 25 | 159.6 |

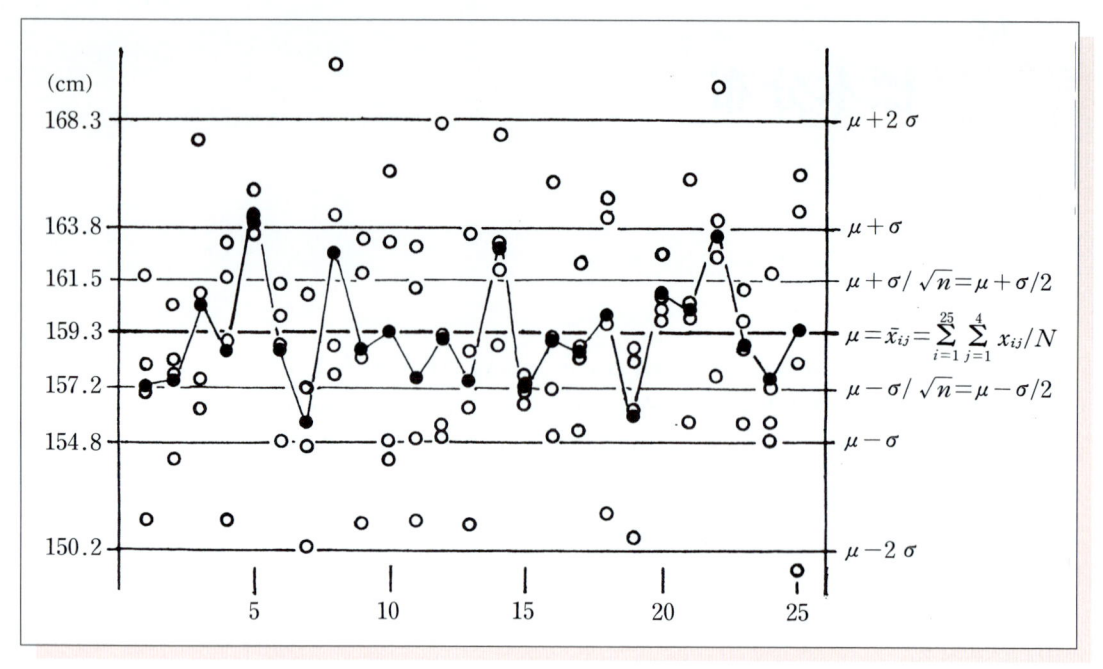

図 4-1 女子学生 4 名の標本分布(○)と標本平均分布(●)

$$s_{\bar{x}_i}^2 = \frac{1}{25}\sum(\bar{x}_i - \bar{\bar{x}}_i)^2 = \frac{1}{25}\{(156.9-159.3)^2 + (157.5-159.3)^2 +$$

$$\cdots\cdots + (159.6-159.3)^2\} = 4.9 \qquad \left(\fallingdotseq \frac{\sigma^2}{n} = \frac{20.5}{4}\right)$$

である．以上の事実から推測されるように，次の定理が成立する．

### 定理 4-1

母平均 $\mu$，母分散 $\sigma^2$ の母集団から $n$ 個の標本を復元抽出[*1]するとき，標本平均 $\bar{X}$ の期待値 $E(\bar{X})$ は母平均 $\mu$ に等しく，標本分散 $V(\bar{X})$ は母分散 $\sigma^2$ の $\frac{1}{n}$ に等しい．すなわち，

$$E(\bar{X}) = \mu, \quad V(\bar{X}) = \frac{\sigma^2}{n}$$

が成立する．

本例のように有限母集団であり，かつ非復元抽出[*1]の場合は，次の定理による．

---

[*1] 本例では，同じ学生の身長が標本として 2 度以上使われることはない．ここで 100 枚のチップを用意し，これに学生 100 名分の身長を記入して，これを外から見えないように黒い袋に入れる．よくかき混ぜた後，1 枚を取り出して数値を記入してから袋に戻す．この操作を 4 回 1 組にして，25 組について行うことにすれば，毎回のチップの抽出は，同一条件で行われることになる．このような方法を復元抽出といい，チップを袋へ戻さないで数値を記入する方法を非復元抽出という．本例は非復元抽出に当たる．

### 定理 4-2

母平均 $\mu$，母分散 $\sigma^2$ の有限母集団から $n$ 個の標本を非復元抽出するときは，標本平均 $\overline{X}$ の平均は母平均 $\mu$ に等しく，分散は母分散 $\sigma^2$ の $\dfrac{N-n}{N-1} \cdot \dfrac{1}{n}$ 倍に等しい．
すなわち，

$$E(\overline{X}) = \mu, \quad V(\overline{X}) = \frac{N-n}{N-1} \cdot \frac{\sigma^2}{n}$$

が成立する．

この定理によれば，$N \to \infty$ のとき $V(\overline{X}) \to \dfrac{\sigma^2}{n}$ になるから，$N$ が十分に大きく，$N$ に対する抽出比 $\dfrac{n}{N}$ が小さければ復元抽出と同じ結果が得られることになる．

本例では，

$$\frac{N-n}{N-1} = \frac{100-4}{100-1} = 0.97$$

であるから，$V(X) \fallingdotseq \dfrac{\sigma^2}{n}$ とみなしてよい．

母集団が正規分布 $N(\mu, \sigma^2)$ であるとき，大きさ $n$ の標本平均 $\overline{X}$ を標準化することによって次の定理が得られる．

### 定理 4-3

正規母集団 $N(\mu, \sigma^2)$ から抽出した $n$ 個の標本平均を $\overline{X}$ とすれば，これを標準化した変数，

$$Z = \frac{\overline{X} - \mu}{\dfrac{\sigma}{\sqrt{n}}}$$

は標準正規分布 $N(0, 1^2)$ に従う．

母集団分布が正規分布でないときは，標本平均 $\overline{X}$ の分布は正規型にはならない．しかし，標本数 $n$ が十分に大きいときには，標本平均 $\overline{X}$ の分布は**図 3-2**，**図 3-3** にみられるように，正規型とみなすことができる．このことにより，次の定理が得られる．

### 定理 4-4：中心極限定理 (central limit theorem)

母平均 $\mu$，母分散 $\sigma^2$ の任意の母集団（正規分布ではなくてもよい）から抽出した大きさ $n$ の標本平均 $\overline{X}$ について，標準化された確率変数 $Z = \dfrac{\overline{X} - \mu}{\dfrac{\sigma}{\sqrt{n}}}$ の確率分布は，$n$ が十分大きければ標準正規分布 $N(0, 1^2)$ に近似する（巻末注釈１参照）．

この定理が極めて重要であるわけは，もとの変量 $X$ の分布が正規分布でなくても標本平均 $\overline{X}$ の分布については正規分布の法則を適用できることにある．

標本平均の和または差の分布については次の定理に従う．

### 定理 4-5

正規母集団 $N(\mu_1, \sigma_1^2)$，$N(\mu_2, \sigma_2^2)$ から任意に抽出したそれぞれ独立な2組の確率変数を，

$$X_{11}, X_{12}, \cdots, X_{1i}, \cdots, X_{1n_1}$$
$$X_{21}, X_{22}, \cdots, X_{2i}, \cdots, X_{2n_2}$$

とし，かつそれぞれの標本平均を，

$$\overline{X}_1 = \frac{\sum X_{1i}}{n_1} \quad \overline{X}_2 = \frac{\sum X_{2i}}{n_2}$$

で表せば，2組の標本平均の和または差 $(\overline{X}_1 \pm \overline{X}_2)$ の分布は，

$$N\left(\mu_1 \pm \mu_2, \frac{\sigma_1^2}{n_1} + \frac{\sigma_2^2}{n_2}\right)$$

の正規分布をする．

定理 4-1，4-5 を一般化したものが，次の「正規分布の再生性」の定理である．

### 定理 4-6

確率変数 $X_1, X_2, \cdots, X_i, \cdots, X_n$ がそれぞれ独立に $N(\mu_1, \sigma_1^2)$，$N(\mu_2, \sigma_2^2)$，$\cdots$，$N(\mu_i, \sigma_i^2)$，$\cdots$，$N(\mu_n, \sigma_n^2)$ である正規分布をするとき，$a_1, a_2, \cdots, a_i, \cdots, a_n$ を定数とする確率変数，

$$X = a_1 X_1 + a_2 X_2 + \cdots + a_i X_i + \cdots + a_n X_n$$

は，$N(\sum a_i \mu_i, \sum a_i^2 \sigma_i^2)$ なる正規分布をする．

とくに，

$$\mu_1 = \mu_2 = \cdots = \mu_n = \mu, \quad \sigma_1^2 = \sigma_2^2 = \cdots \sigma_n^2 = \sigma^2$$
$$a_1 = a_2 = \cdots = a_n = \frac{1}{n}$$

の場合が定理 4-1 である．

## 4-1-2 標本分散

次に標本分散(標本平均 $\overline{X}$ の分散ではない)について考えてみる．**表 4-2** および**図 4-2** は，身長平均 $\overline{X}$ と同様に**表 2-1** の各行の身長データ $x_i$ の分散とその散布図である．

**図 4-2** から，標本分散 $S^2$ は母分散 $\sigma^2$ のまわりではなく，$\frac{n-1}{n}\sigma^2 = \frac{3}{4}\sigma^2$ の周辺に散らばっている様子が観察できる．

標本分散 $S^2$ と母分散 $\sigma^2$ との間には次の定理が成立する．

表 4-2 女子学生 4 名ごとの身長の分散

| $i$ | $s_i^2$ | $i$ | $s_i^2$ | $i$ | $s_i^2$ | $i$ | $s_i^2$ | $i$ | $s_i^2$ |
|---|---|---|---|---|---|---|---|---|---|
| 1 | 13.6 | 6 | 6.1 | 11 | 22.3 | 16 | 16.0 | 21 | 13.1 |
| 2 | 5.4 | 7 | 14.5 | 12 | 28.4 | 17 | 6.3 | 22 | 19.5 |
| 3 | 19.3 | 8 | 27.8 | 13 | 20.3 | 18 | 28.2 | 23 | 4.5 |
| 4 | 20.1 | 9 | 22.1 | 14 | 9.7 | 19 | 10.0 | 24 | 7.4 |
| 5 | 0.4 | 10 | 27.9 | 15 | 0.1 | 20 | 1.2 | 25 | 43.6 |

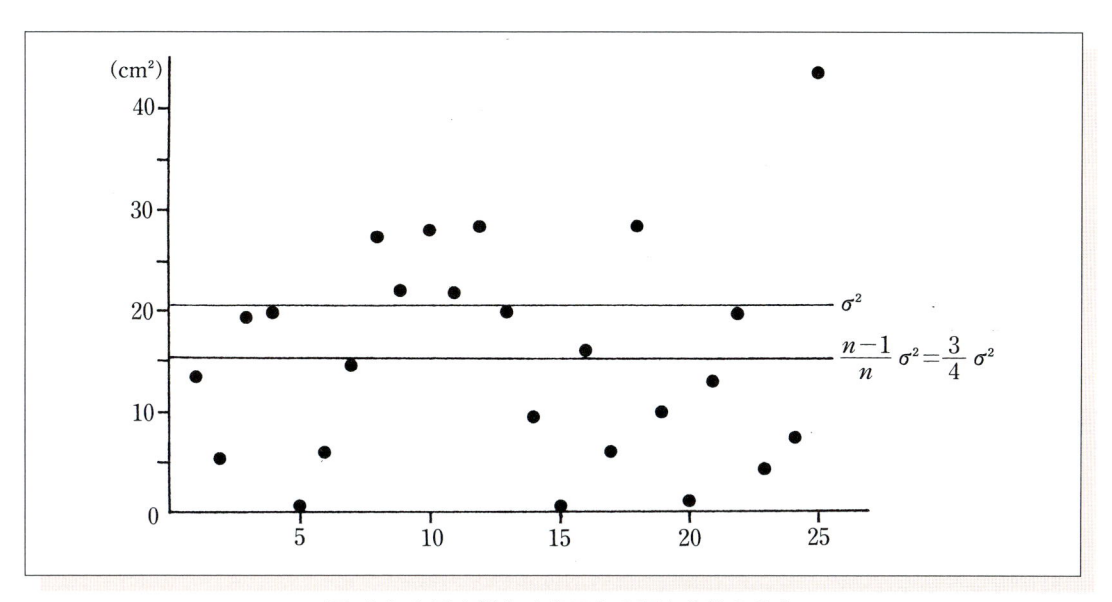

図 4-2 女子大学生 4 名ごとの標本分散の分布

### 定理 4-7

母分散 $\sigma^2$ の母集団から大きさ $n$ の標本を抽出したとき，標本分散 $S^2$ と母分散 $\sigma^2$ との間に，

$$E(S^2) = \frac{n-1}{n} \cdot \sigma^2$$

なる関係が成立する．

### 定理 4-7′

母分散 $\sigma^2$ の母集団から任意抽出した大きさ $n$ の分散，

$$U^2 = \frac{1}{n-1} \sum (X_i - \overline{X})^2$$

の期待値 $E(U^2)$ は母分散 $\sigma^2$ に等しい．すなわち，$E(U^2) = \sigma^2$ が成立する．このとき，$U^2$ を不偏分散という．

## 4-2 $\chi^2$分布[*2]（標本分散の分布）

正規母集団 $N(\mu, \sigma^2)$ から大きさ $n$ の標本 $X_1, X_2, \ldots, X_i, \ldots, X_n$ を任意抽出したとき，標準化した変量 $\left(\dfrac{X_i-\mu}{\sigma}\right)$ に対する統計量，

$$\chi^2 = \left(\frac{X_1-\mu}{\sigma}\right)^2 + \left(\frac{X_2-\mu}{\sigma}\right)^2 + \cdots + \left(\frac{X_i-\mu}{\sigma}\right)^2 + \cdots + \left(\frac{X_n-\mu}{\sigma}\right)^2$$

$$= \sum\left(\frac{X_i-\mu}{\sigma}\right)^2 = \frac{1}{\sigma^2}\sum(X_i-\mu)^2 \quad\cdots\cdots\cdots 4\text{-}(1)$$

は自由度 $n$ の $\chi^2$ 分布に従う．統計量 $\chi^2$ は（ ）内の $\dfrac{X_i-\mu}{\sigma}$ を $Z_i$ に置き換えてみればわかるように，「標準化した $X_i$ の 2 乗の分布」と考えることができる．

実際には，母平均 $\mu$ は未知であることが多いので，このようなときには母平均 $\mu$ の代わりに標本平均 $\overline{X}$ を用いる．ここで母分散推定量である不偏分散 $U^2$ は**定理 4-7'** により，

$$U^2 = \frac{1}{n-1}\sum(X_i-\overline{X})^2 \quad\cdots\cdots\cdots 4\text{-}(2)$$

であるから，統計量 $\chi^2$ は，

$$\chi^2 = \frac{\sum(X_i-\overline{X})^2}{\sigma^2} = (n-1)\frac{U^2}{\sigma^2} \quad\cdots\cdots\cdots 4\text{-}(3)$$

と書き換えられる．このとき，統計量 $\chi^2$ は自由度がひとつ減って $n-1$ になる．この理由は次のように考えればよい．

不偏分散 $U^2$ の計算には，母平均 $\mu$ の代わりに標本平均 $\overline{X}$ が用いられる．このとき，標本平均 $\overline{X}$ の計算に $n$ 個のデータが一度使用されるために，データの独立性が 1 つ損われる．

$$\overline{X} = \frac{X_1+X_2+\cdots+X_i+\cdots+X_n}{n}$$

したがって，統計量の計算に不偏分散 $U^2$ が用いられるときには，母分散 $\sigma^2$ を用いるときに比べて，その分だけデータの自由が制約されることになる．見方をかえれば，$\overline{X}$ が与えられていることにより，標本 $X_1, X_2, \ldots, X_n$ のうち，$n-1$ がわかれば，残りひとつの標本値は不要になる．このような概念が自由度（degree of freedom）である．

通常，自由度には記号 $\nu$ または $\phi$ 記号が用いられるが[*3]，本書では以後 $\nu$ を用いることにする．

以上を要約して，次の諸定理が得られる．

---

[*2] $\chi$ はアルファベットの x（小文字）に相当するギリシャ文字で，(khei)と発音する．日本語の発音は（カイ）と読んでいる．したがって，$\chi^2$ はカイ 2 乗という．

[*3] $\nu$ はアルファベットの n（小文字）に相当するギリシャ文字で(nu：ニュー)と読む．$\phi$ は $\Phi$(p.47 の注釈)の小文字で（ファイ）と読む．

### 定理 4-8

正規母集団 $N(\mu, \sigma^2)$ から任意抽出した，大きさ $n$ の標本 $X_1, X_2, \cdots, X_i, \cdots, X_n$ に対する統計量，

$$\chi^2 = \frac{1}{\sigma^2}\{(X_1-\mu)^2 + (X_2-\mu)^2 + \cdots + (X_n-\mu)^2\} = \frac{1}{\sigma^2}\sum(X_i-\mu)^2$$

は自由度 $\nu=n$ の $\chi^2$ 分布をする．

### 定理 4-8′

確率変数 $X_1, X_2, \cdots, X_i, \cdots, X_n$ の標本平均 $\overline{X}$ が，正規分布 $N(\mu, \frac{\sigma^2}{n})$ に従うとき統計量，

$$\chi^2 = \frac{(\overline{X}-\mu)^2}{\frac{\sigma^2}{n}}$$

は自由度 $\nu=1$ の $\chi^2$ 分布をする．

このとき $\chi^2$ 統計量は正規分布の統計量 $z$ を 2 乗したものである．

また式 4-(1), (2), (3) から，次の定理が得られる．

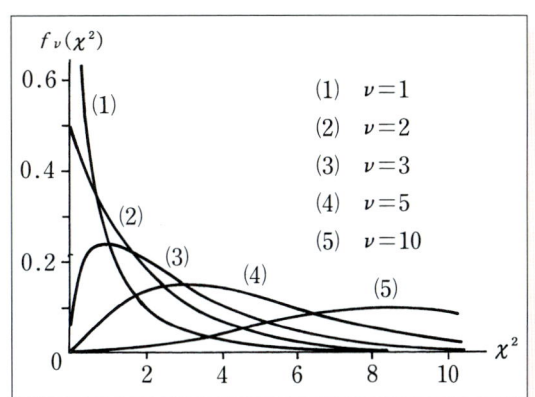

### 定理 4-9

正規母集団 $N(\mu, \sigma^2)$ から任意抽出した，大きさ $n$ の標本 $X_1, X_2, \cdots, X_i, \cdots, X_n$ の標本平均 $\overline{X}$ に対する統計量，

$$\chi^2 = \frac{1}{\sigma^2}\sum(X_i-\overline{X})^2 = (n-1)\frac{U^2}{\sigma^2}$$

は自由度 $\nu=n-1$ の $\chi^2$ 分布をする．

統計量 $\chi^2$ の確率密度関数 $f(\chi^2)$ は，

$$f(\chi^2) = \frac{1}{2^{\frac{\nu}{2}} \Gamma\left(\frac{\nu}{2}\right)} (\chi^2)^{\frac{\nu}{2}-1} \cdot e^{-\frac{\chi^2}{2}} \quad {}^{*4}$$

$$(0 \leq \chi^2 < \infty)$$

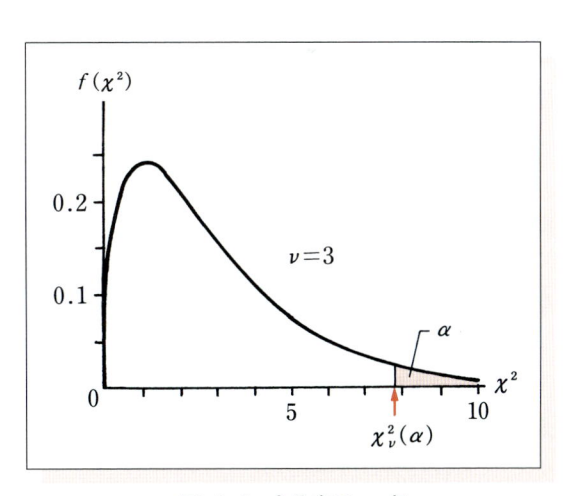

図 4-3 $\chi^2$ 分布の例

図 4-4 $\chi^2$ 分布の $\alpha$ 点

---

*4 $\Gamma$ はアルファベットの G (大文字) に相当するギリシャ文字で (gamma：ガンマ) と読む．ガンマ関数を表す記号に用いられる．

で与えられ，平均 $E(\chi^2)=\nu$，分散 $V(\chi^2)=2\nu$ の分布をする．図 4-3 に示したように，$f(\chi^2)$ は自由度 $\nu$ によって異なった形を示す．

$\chi^2$ が自由度 $\nu$ の $\chi^2$ 分布に従うとき，$\chi^2$ の分布関数，

$$\int_0^\infty f(\chi^2) \cdot d\chi^2 = 1$$

は，確率密度曲線 $f(\chi^2)$ と $\chi^2$ 軸とに囲まれた面積全体を表す．このとき，分布関数が 0 と 1 の間の数 $\alpha$ に対して，

$$\Pr\{\chi^2 > \chi_0^2(\alpha)\} = \alpha$$

となるような $\chi_0^2$ を，自由度 $\nu$ の $\chi^2$ 分布の $\alpha$ 点といい，$\chi_\nu^2(\alpha)$ で表す．図 4-4 に $\alpha$ を斜線部分の面積で表し，$\alpha$ 点 $\chi_\nu^2(\alpha)$ を矢印で示した．

$\chi^2$ 分布を近似的に応用したものに，次の 2 つの重要な定理がある．

### 定理 4-10

母比率 $p$ の 2 項母集団から $n$ 個の標本を抽出したとき，ある属性が現れる度数を $X$ とすれば，$n$ が十分に大きなとき統計量，

$$\chi^2 = \frac{(X-np)^2}{npq}$$

は自由度 $\nu=1$ の $\chi^2$ 分布に従う．

### 定理 4-11

母集団の属性が $k$ 個の階級 $A_1, A_2, \ldots, A_k$ に分かれており，それぞれの階級が現れる確率が $p_1, p_2, \ldots, p_k$（ただし，$p_1+p_2+\cdots+p_k=1$）であるとする．この母集団から大きさ $n$ の標本を抽出したとき階級 $A_1, A_2, \ldots, A_k$ が現れる度数をそれぞれ $X_1, X_2, \ldots, X_k$，それらの期待値を $np_1, np_2, \ldots, np_k$ とすれば統計量，

$$\chi^2 = \frac{(X_1-np_1)^2}{np_1} + \frac{(X_2-np_2)^2}{np_2} + \cdots + \frac{(X_k-np_k)^2}{np_k}$$

は自由度 $\nu=k-1$ の $\chi^2$ 分布に従う．

## 4-3　$t$ 分布

$t$ 分布は標本数 $n$ が小さいときの標本平均 $\overline{X}$ の分布である．正規分布から任意抽出した標本 $X_1, X_2, \ldots, X_i, \ldots, X_n$ の平均 $\overline{X}$ を標準化して得られる確率変数，

$$Z = \frac{\overline{X}-\mu}{\frac{\sigma}{\sqrt{n}}}$$

と定理 4-8 による確率変数，

$$\chi^2 = \frac{1}{\sigma^2} \sum (X_i - \mu)^2$$

が独立なとき，これら2つの確率変数から作られる新しい変数，

$$t = \frac{Z}{\sqrt{\frac{\chi^2}{\nu}}} \quad \cdots\cdots\cdots\cdots\cdots\cdots\cdots\cdots\cdots\cdots\cdots\cdots\cdots\cdots\cdots\cdots\cdots\cdots 4\text{-}(4)$$

は自由度 $\nu$ の $t$ 分布($t$-distribution)に従う．

式4-(1)，4-(2)および4-(3)を用いて式4-(4)を変形すれば，

$$t = \frac{Z}{\sqrt{\frac{\chi^2}{\nu}}} = \frac{\overline{X} - \mu}{\frac{\sigma}{\sqrt{n}}} \cdot \frac{1}{\sqrt{\frac{\sum(X_i - \mu)^2}{\sigma^2} \cdot \frac{1}{\nu}}} = \frac{\overline{X} - \mu}{\frac{U}{\sqrt{n}}} \quad \cdots\cdots\cdots\cdots 4\text{-}(5)$$

となる．式4-(5)は自由度 $\nu = n - 1$ の $t$ 分布をする．

$t$ 分布の確率密度関数 $f(t)$ は，

$$f(t) = \frac{\Gamma\left(\frac{\nu+1}{2}\right)}{\sqrt{\nu\pi}\,\Gamma\left(\frac{\nu}{2}\right)} \left(1 + \frac{t^2}{\nu}\right)^{-\frac{\nu+1}{2}} \quad (-\infty < t < \infty)$$

で与えられる．平均 $E(t)$ および分散 $V(t)$ は，

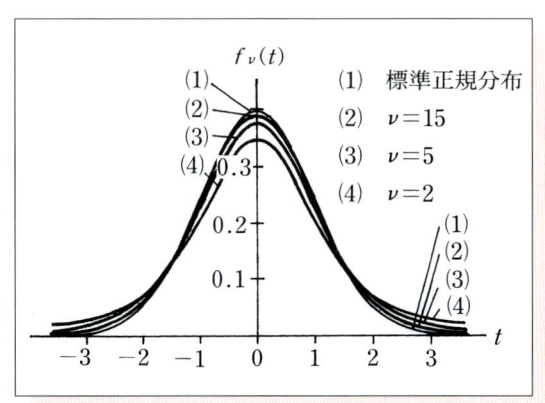

図 4-5 $t$ 分布曲線

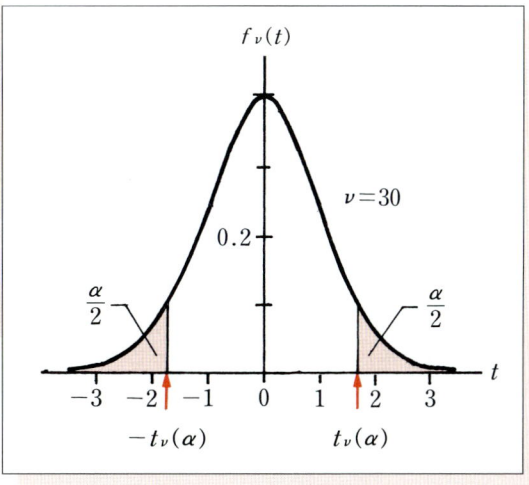

図 4-6 $t$ 分布の $\alpha$ 点

$$E(t)=0, \quad V(t)=\frac{\nu}{\nu-2} \quad (\nu>2)$$

である．図 4-5 にみられるように，$t$ 分布は $\nu \geqq 30$ になると正規分布 $N(0, 1^2)$ に近似し，$\nu \to \infty$ で $N(0, 1^2)$ に一致する．確率密度関数 $f\nu(t)$ は，$t=0$ で左右対称である．

$t$ が自由度 $\nu$ の t 分布をするとき，0 と 1 との間の数 $\alpha$ に対して，

$$\Pr\{|t|>t_0\}=\alpha$$

となるような $t_0$ を t 分布の $\alpha$ 点といい，$t_\nu(\alpha)$ で表す（図 4-6）．

以上を要約して t 分布に関する，次の定理が得られる．

### 定理 4-12

統計量 $Z$ が標準正規分布 $N(0, 1^2)$ をしており，統計量 $\chi^2$ が $Z$ とは独立に自由度 $\nu$ の $\chi^2$ 分布をするとき，統計量，

$$t=\frac{Z}{\sqrt{\dfrac{\chi^2}{\nu}}}$$

は自由度 $\nu$ の $t$ 分布をする．

### 定理 4-12′

正規母集団 $N(\mu, \sigma^2)$ から任意抽出した，大きさ $n$ の標本 $X_1, X_2, \ldots, X_i, \ldots, X_n$ の標本平均を $\bar{X}$，不偏分散を $U^2$ としたとき，統計量，

$$t=\frac{\bar{X}-\mu}{\dfrac{U}{\sqrt{n}}}$$

は自由度 $\nu=n-1$ の t 分布をする．

定理 4-5，4-6 および定理 4-9 から次の定理が得られる．

### 定理 4-13

分散が等しい 2 つの正規母集団 $N(\mu_1, \sigma_1^2)$，$N(\mu_2, \sigma_2^2)$ から，それぞれ独立に大きさ $n_1, n_2$ の任意標本を抽出して，それぞれの標本平均を $\bar{X}_1, \bar{X}_2$，不偏分散を $U_1^2, U_2^2$ とすれば統計量，

$$t=\frac{\bar{X}_1-\bar{X}_2}{\sqrt{\dfrac{n_1+n_2}{n_1 n_2}\left(\dfrac{(n_1-1)U_1^2+(n_2-1)U_2^2}{n_1+n_2-2}\right)}}$$

は自由度 $\nu=n_1+n_2-2$ の $t$ 分布をする．

## 4-4 $F$ 分布

2つの確率変数 $\chi_1^2$, $\chi_2^2$ がそれぞれ独立に自由度 $\nu_1$, $\nu_2$ の $\chi^2$ 分布をするとき次の統計量,

$$F = \frac{\frac{\chi_1^2}{\nu_1}}{\frac{\chi_2^2}{\nu_2}} \quad \cdots\cdots\cdots\cdots\cdots\cdots\cdots\cdots\cdots\cdots\cdots\cdots\cdots\cdots\cdots\cdots\cdots\cdots\cdots\cdots\cdots\cdots\cdots\cdots\cdots\cdots\text{4-(6)}$$

もまたひとつの確率変数であって,自由度対 $\nu_1$, $\nu_2$ の $F$ 分布($F$-distribution)に従う.また $F$ 分布は,**定理 4-9** から,

$$F = \frac{\frac{\chi_1^2}{\nu_1}}{\frac{\chi_2^2}{\nu_2}} = \frac{\frac{\sum(X_{1i}-\overline{X}_1)^2}{\sigma_1^2} \cdot \frac{1}{\nu_1}}{\frac{\sum(X_{2i}-\overline{X}_2)^2}{\sigma_2^2} \cdot \frac{1}{\nu_2}} = \frac{\frac{U_1^2}{\sigma_1^2}}{\frac{U_2^2}{\sigma_2^2}}$$

のように変形することができるから $\sigma_1^2 = \sigma_2^2 = \sigma^2$ のとき,

$$F = \frac{U_1^2}{U_2^2}$$

となって,$F$ 分布は2つの不偏分散の比の分布として表される.

$F$ 分布の確率密度関数は,

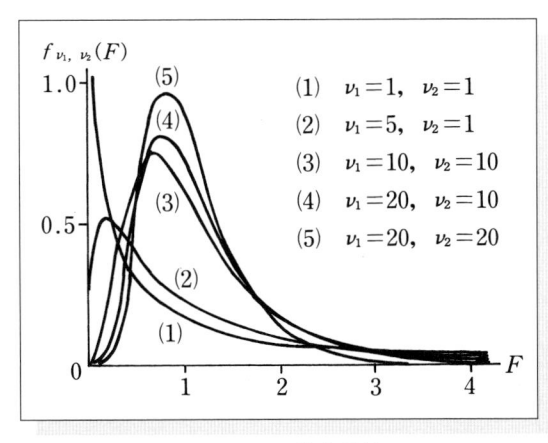

図 4-7 $F$ 分布曲線

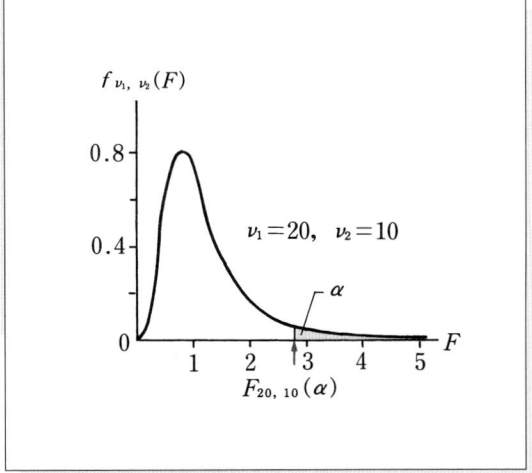

図 4-8 $F$ 分布の $\alpha$ 点

$$f(F) = \frac{\Gamma\left(\frac{\nu_1+\nu_2}{2}\right)}{\Gamma\left(\frac{\nu_1}{2}\right)\Gamma\left(\frac{\nu_2}{2}\right)} \nu_1^{\frac{\nu_1}{2}} \nu_2^{\frac{\nu_2}{2}} \frac{F^{\frac{\nu_1}{2}-1}}{(\nu_1 F+\nu_2)^{\frac{\nu_1+\nu_2}{2}}}$$

で与えられ，平均 $E(F)$，および分散 $V(F)$ は，

$$E(F) = \frac{\nu_2}{\nu_2-2} \quad (ただし, \nu_2>2), \quad V(F) = \frac{2\nu_2^2(\nu_1+\nu_2-2)}{\nu_1(\nu_2-2)^2(\nu_2-4)} \quad (ただし, \nu_2>4)$$

で表される．したがって，$F$ 分布の形は 2 つの自由度 $\nu_1$, $\nu_2$ で決まる(**図 4-7**)．

$F$ が自由度対 $[\nu_1, \nu_2]$ の $F$ 分布をするとき，0 と 1 との間の値 $\alpha$ に対して，

$$\Pr\{F > F_0\} = \alpha$$

となるような $F_0$ を自由度対 $[\nu_1, \nu_2]$ の $F$ 分布の $\alpha$ 点といい，$F_{\nu_2}^{\nu_1}(\alpha)$ で表す(**図 4-8**)．

$F$ 分布に関する重要な定理は次のとおりである．

### 定理 4-14

$\chi_1^2$, $\chi_2^2$ がそれぞれ独立に自由度 $\nu_1$, $\nu_2$ の $\chi^2$ 分布をするとき，

$$F = \frac{\dfrac{\chi_1^2}{\nu_1}}{\dfrac{\chi_2^2}{\nu_2}}$$

は自由度対 $[\nu_1, \nu_2]$ の $F$ 分布をする．

### 定理 4-14′

$\chi_1^2$, $\chi_2^2$ がそれぞれ独立に自由度 $\nu_1$, $\nu_2$ の $\chi^2$ 分布をするとき，$\chi_1^2$ の母分散 $\sigma_1^2$ と $\chi_2^2$ の母分散 $\sigma_2^2$ が $\sigma_1^2 = \sigma_2^2 = \sigma^2$ であれば統計量，

$$F = \frac{U_1^2}{U_2^2}$$

は自由度対 $[\nu_1, \nu_2]$ の $F$ 分布をする．

### 定理 4-15

自由度対 $[\nu_1, \nu_2]$ の $F$ 分布の逆数 $\dfrac{1}{F_{\nu_2}^{\nu_1}}$ は関係式

$$\frac{1}{F_{\nu_2}^{\nu_1}} = \frac{\dfrac{\chi_2^2}{\nu_2}}{\dfrac{\chi_1^2}{\nu_1}} = F_{\nu_1}^{\nu_2}$$

により自由度対 $[\nu_2, \nu_1]$ の $F$ 分布をする．

さらに，**定理 4-8**′および式 4-(4)，4-(6)から，次の定理が得られる．

## 定理 4-16

$t$ が自由度 $\nu$ の $t$ 分布に従って分布するとき，統計量 $t^2 = F_\nu^1$ は自由度対 $[1, \nu]$ の $F$ 分布をする．また，その逆も成立する．

$F$ 分布と $t$ 分布，$\chi^2$ 分布との間に，次のような関係が存在する．
自由度対 $[\nu_1, \nu_2]$ の $F$ 分布を $F_{\nu_2}^{\nu_1}$，自由度 $\nu_1$ の $\chi^2$ 分布を $\chi_{\nu_1}^2$ とし，自由度 $\nu_1$ の $t$ 分布を $t_{\nu_1}$ とすれば，$F_\infty^{\nu_1} = \dfrac{\chi_{\nu_1}^2}{\nu_1}$，$F_{\nu_1}^1 = (t_{\nu_1})^2$ となる．

### 演習問題

**問題 1** $\chi^2$ 分布表（p.216）から $\chi_5^2(0.05)$，$\chi_{20}^2(0.01)$，$\chi_{25}^2(0.975)$ を求めよ．

**問題 2** S大学女子学生の身長平均と分散は，それぞれ $\mu = 159.3$(cm)，$\sigma^2 = 20.5$ である．この集団から5名を抽出したところ 161.2, 168.1, 150.7, 167.6, 153.1(cm) であった．このとき，統計量 $\chi^2 = \dfrac{\sum (X_i - \mu)^2}{\sigma^2}$ がその実現値 $\chi_0^2$ より大きい確率を求めよ．

**問題 3** 前問で母平均 $\mu$ が不明なとき，$\chi_0^2$ より大きい確率はどうなるか．

**問題 4** A町の成人男性の喫煙率は40%（$p = 0.4$）である．いま，この集団から200名を抽出したとき，喫煙者が95名以上いる確率を求めよ．

**問題 5** わが国のABO式血液型の比率はA：B：O：AB＝0.38：0.22：0.31：0.09である．外来患者のなかから120名を抽出したところA型46名，B型18名，O型38名，AB型18名であった．統計量 $\chi^2 = \sum \dfrac{(X_i - np_i)^2}{np_i}$ がその実現値 $\chi_0^2$ より大きい確率を求めよ．

**問題 6** $t$ 分布表（p.217）から片側確率 $t_5(0.05)$，$t_{15}(0.01)$，および両側確率 $t_{30}(0.001)$ を求めよ．

**問題 7** 体重平均が $\mu = 52.3$(kg) の正規母集団から5名を抽出したところ 48.1, 53.0, 53.3, 46.2, 45.8(kg) であった．このとき統計量 $t = \dfrac{\bar{X} - \mu}{\dfrac{U}{\sqrt{n}}}$ が，その実現値 $t_0$ より小さい方に偏る確率を求めよ．

**問題 8** $F$ 分布表（p.218）から $F_5^{10}(0.05)$，$F_{10}^5(0.05)$ および $F_{10}^{20}(0.01)$ を求めよ．

**問題 9** 共通の分散をもつ2つの正規母集団からそれぞれ $n_1 = 5$，$n_2 = 10$ の標本を抽出したと

ころ，不偏分散の実現値が $u_1^2=32.4$，$u_2^2=6.0$ であった．不偏分散比 $F_{\nu_2}^{\nu_1}=\dfrac{U_1^2}{U_2^2}$ がその実現値 $F_0=\dfrac{32.4}{6.0}$ より大きな方に偏る確率を求めよ．

**問題 10** 問題 7 で統計量 $F=\dfrac{(\overline{X}-\mu)^2}{\dfrac{U^2}{n}}$ が $F_0$ より大きい方に偏る確率を求めよ．

# 5章 回帰と相関

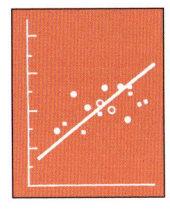

　これまでは，身長とか体重などの特性値について，それぞれ単独に取り扱ってきた．しかしながら現実には，学校における身体検査や病院での臨床検査などにみられるように，複数の検査項目の結果から総合的に体位・体力や健康についての評価を行うことが多い．この章では，身長と体重との関係のように，ある変量がほかの変量に影響を及ぼしている，または及ぼしていると思われる場合の変量間の関係について考えていくことにする．

## 5-1　単回帰

### 5-1-1　回帰方程式

　表5-1は，表2-1(p.14)から12名の女子学生を無作為抽出したものである．ただし，小数点以下の数については，計算を簡単にするために四捨五入した．表から身長が体重に与える影響を知るためには，身長を独立変量(independent variate)[*1] $x$ として横軸に，体重を身長に対する従属変量(dependent variate)[*2] $y$ として縦軸にとって散布図を作成すればよい(図5-1)．散布図から，平均して身長の増加に伴って体重も増加していることが観察できる．

表5-1　H大学女子学生12名の身長と体重

| 学生番号 | 1 | 2 | 3 | 4 | 5 | 6 | 7 | 8 | 9 | 10 | 11 | 12 |
|---|---|---|---|---|---|---|---|---|---|---|---|---|
| 身長(cm)：$x$ | 151 | 160 | 167 | 162 | 164 | 160 | 155 | 159 | 158 | 154 | 163 | 155 |
| 体重(kg)：$y$ | 50 | 55 | 59 | 54 | 54 | 56 | 49 | 56 | 49 | 48 | 58 | 52 |

　$x$ を身長にとり，$y$ を体重としたとき，任意の $x$ に対して平均的な $y$ を表す関数を回帰関数(regression function)という．回帰関数 $y$ は次の多項式，

$$y = a_0 + a_1 Z_1 + a_2 Z_2 + \cdots\cdots + a_i Z_i + \cdots\cdots + a_p Z_p \quad\cdots\cdots\text{5-(1)}$$

で表され，回帰方程式(regression equation)とよばれる[*3]．このとき，$Z_i$ は独立変量 $x_i$ の関数 $Z_i(x_1, x_2\cdots\cdots, x_p)$ であって，関数の形はどのようなものでもよい．たとえば $p=1$，$Z_1=x$ のと

---

[*1] 説明変量(explanatory variate)ともいう．また，変量(variate)を数学の変数(variable)に対応させて独立変数，説明変数などともいう．変量と変数の区別は厳密でなくてよい．
[*2] 応答変量(response variate)ともいう．
[*3] 回帰の概念は，たとえば身長と体重の関係で，「身長 $x_i$ を指定したとき，体重 $y_i$ は個体間のバラツキにより，いろいろな値をとるものの，最終的には $x_i$ に対する回帰線上の $y$ の値に集約される．または回帰する」というように理解すればよい．

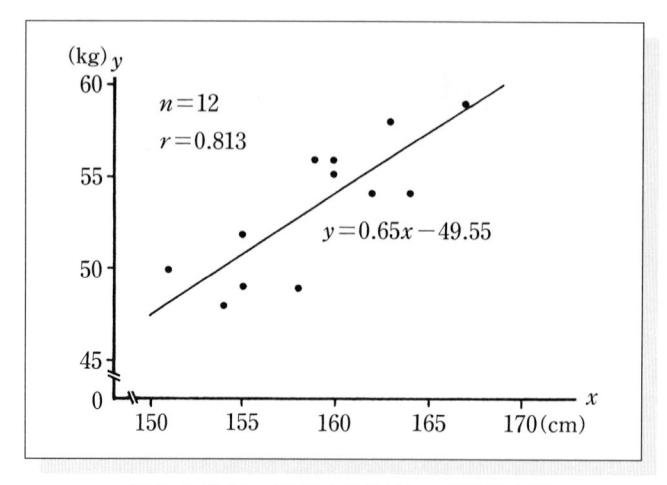

**図 5-1 身長 $x$ に対する体重 $y$ の回帰直線**

き，式 5-(1) は

$$y = a_0 + a_1 x \quad \cdots\cdots\cdots\cdots\cdots\cdots\cdots\cdots\cdots\cdots\cdots\cdots\cdots\cdots\cdots\cdots\cdots\cdots\text{5-(2)}$$

であり，$p=2$，$Z_1 = x$，$Z_2 = x^2$ であれば，

$$y = a_0 + a_1 x + a_2 x^2 \quad \cdots\cdots\cdots\cdots\cdots\cdots\cdots\cdots\cdots\cdots\cdots\cdots\cdots\cdots\text{5-(3)}$$

となる．定数項 $a_0$，$a_1$，$a_2$，……，$a_p$ は回帰係数(regression coefficient)とよばれるが，変数 $x_i$ が 1 次式で与えられるとき $a_0$ を切片とよぶ．

式 5-(2) は，変数 $x$ の 1 次式で表されており，単純回帰式または単回帰方程式(simple regression equation)などとよばれる．また図形的に直線であるところから回帰直線(regression line)とよばれることが多い．単回帰方程式は後述する重回帰方程式のうちで独立変数 $x$ が 1 種類であって，かつ 1 次回帰式である特殊な形として扱われ，最も基本的で重要な回帰方程式である．

式 5-(3) は，図形的に曲線を表しており，回帰曲線(regression curve)とよばれる．曲線を表す $n$ 次回帰方程式($n \geqq 2$)のなかで最も簡単なものである．

回帰方程式の重要性は，変数間の法則性を知ることで，次に行う調査や実験計画が容易になるだけでなく，その法則性から過去や未来の結果予測が可能な点にある．

### 5-1-2 回帰係数の推定

ここでは，最も重要な回帰直線 $y = a_0 + a_1 x$ の切片 $a_0$ と回帰係数 $a_1$ の推定方法と，単回帰モデルに次いで重要な 2 次回帰方程式 $y = a_0 + a_1 x + a_2 x^2$ の回帰係数の推定方法について述べる．

実験または観察によって，次の $n$ 組の観測値が得られたものとする．

$$(x_1,\ y_1),\ (x_2,\ y_2),\ (x_3,\ y_3),\ \cdots\cdots,\ (x_i,\ y_i),\ \cdots\cdots,\ (x_n,\ y_n)$$

ここで，$x_i$ に対する回帰直線上の $y$ の値を $\hat{y}_i$ とおき[*4]，$\hat{y}_i$ と $y$ の観測値 $y_i$ との差(残差：resid-

---

[*4] $\hat{y}$ は y ルーフ(roof)と読む．$\hat{x}$ は x ルーフと読む．

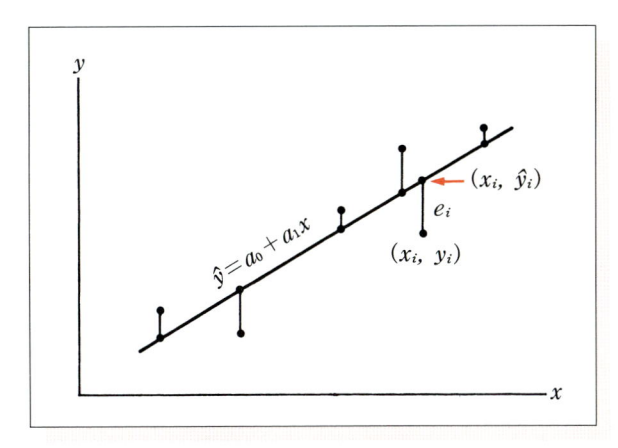

図 5-2 回帰直線上の $\hat{y}_i$ と実測値 $y_i$ との残差 $e_i$

ual) $e_i = \hat{y}_i - y_i$ の平方和を $S$ とおけば，

$$S = \sum_{i=1}^{n} e_i^2 = \sum_{i=1}^{n} (y_i - \hat{y}_i)^2 = \sum_{i=1}^{n} \{y_i - (a_0 + a_1 x_i)\}^2 \quad \cdots\cdots\cdots 5\text{-}(4)$$

である（図 5-2）．

このとき，$S$ が最小となる回帰係数を求める方法を，最小 2 乗法（method of least squares）という．これは式 5-(1) の回帰係数 $a_0$, $a_1$ について偏微分を行って極値条件 $\frac{\partial S}{\partial a_0} = 0$, $\frac{\partial S}{\partial a_1} = 0$ を求め，連立方程式，

$$\begin{cases} \dfrac{\partial S}{\partial a_0} = 0 \\ \dfrac{\partial S}{\partial a_1} = 0 \end{cases}$$

を満足させる $a_0$, $a_1$ を求めればよい．具体的には次のようにする．

式 5-(4) から残差平方和 $S$ は，

$$S = \sum_{i=1}^{n} \{y_i - (a_0 + a_1 x_i)\}^2 = \sum_{i=1}^{n} (y_i - a_0 - a_1 x_i)^2$$

であるから，これを切片 $a_0$ で偏微分すれば，

$$\frac{\partial S}{\partial a_0} = -2 \sum_{i=1}^{n} (y_i - a_0 - a_1 x_i) = 0$$

となる．これを変形して，

$$\sum_{i=1}^{n} y_i = \sum_{i=1}^{n} a_0 + a_1 \sum_{i=1}^{n} x_i = n a_0 + a_1 \sum_{i=1}^{n} x_i \quad \cdots\cdots\cdots 5\text{-}(5)$$

さらに両辺を $n$ で割ると左辺は $\dfrac{\sum_{i=1}^{n} y_i}{n} = \bar{y}$，右辺は $a_0 + a_1 \dfrac{\sum_{i=1}^{n} x_i}{n} = a_0 + a_1 \bar{x}$ であるから式 5-(5) は，

$$\bar{y} = a_0 + a_1 \bar{x}$$

のように表すこともできる．次に残差平方和 $S$ を傾き $a_1$ で偏微分して，

$$\frac{\partial S}{\partial a_1} = -2 \sum_{i=1}^{n} x_i (y_i - a_0 - a_1 x_i) = 0$$

から，

$$\sum_{i=1}^{n} x_i y_i = a_0 \sum_{i=1}^{n} x_i + a_1 \sum_{i=1}^{n} x_i^2 \quad \cdots\cdots\cdots\cdots\cdots\cdots\cdots\cdots\cdots\cdots 5\text{-}(6)$$

が得られる．そこで式 5-(5)，5-(6) の連立方程式，

$$\begin{cases} \sum_{i=1}^{n} y_i = n a_0 + a_1 \sum_{i=1}^{n} x_i \\ \sum_{i=1}^{n} x_i y_i = a_0 \sum_{i=1}^{n} x_i + a_1 \sum_{i=1}^{n} x_i^2 \end{cases} \quad \cdots\cdots\cdots\cdots\cdots\cdots\cdots 5\text{-}(7)$$

の解として $a_0$，$a_1$ を求めればよい[*5]．

このような回帰方程式の未知数 $a_0$，$a_1$ を決定するための連立方程式を正規方程式(normal equation)という．ここで事例として，**表 5-1** から正規方程式により切片 $a_0$ と傾き $a_1$ を計算する．なお計算には **表 5-2** に例示した計算表を作成するとよい．

計算表から合計欄の数値を式 5-(7) に入れると，

$$\begin{cases} 640 = 12 a_0 + 1{,}908 a_1 \\ 101{,}914 = 1{,}908 a_0 + 303{,}610 a_1 \end{cases}$$

から，

$$a_0 = -49.549$$
$$a_1 = 0.647$$

を得る(**図 5-1**)．

次に 2 次の回帰方程式 $y = a_0 + a_1 x + a_2 x^2$ の回帰係数 $a_0$，$a_1$，$a_2$ を，回帰直線のときと同様に偏微分法により求める．残差 $e_i$ は，

$$e_i = y_i - \hat{y}_i = y_i - (a_0 + a_1 x_i + a_2 x_i^2)$$

**表 5-2 回帰係数計算表**

| $i$ | $x_i$ | $x_i^2$ | $x_i y_i$ | $y_i$ | $(y_i^2)$ |
|---|---|---|---|---|---|
| 1 | 151 | 22,801 | 7,550 | 50 | 2,500 |
| 2 | 160 | 25,600 | 8,800 | 55 | 3,025 |
| 3 | 167 | 27,889 | 9,853 | 59 | 3,481 |
| 4 | 162 | 26,244 | 8,748 | 54 | 2,916 |
| 5 | 164 | 26,896 | 8,856 | 54 | 2,916 |
| 6 | 160 | 25,600 | 8,960 | 56 | 3,136 |
| 7 | 155 | 24,025 | 7,595 | 49 | 2,401 |
| 8 | 159 | 25,281 | 8,904 | 56 | 3,136 |
| 9 | 158 | 24,964 | 7,742 | 49 | 2,401 |
| 10 | 154 | 23,716 | 7,392 | 48 | 2,304 |
| 11 | 163 | 26,569 | 9,454 | 58 | 3,364 |
| 12 | 155 | 24,025 | 8,060 | 52 | 2,704 |
| $\sum_{i=1}^{12}$ | 1,908 | 303,610 | 101,914 | 640 | (34,284) |

---

[*5] 連立方程式から $n a_1 \Sigma x_i - a_1 (\Sigma x_i)^2 = n \Sigma x_i y_i - \Sigma x_i \Sigma y_i$ となって，
$$a_1 = \frac{n \Sigma x_i y_i - (\Sigma x_i)(\Sigma y_i)}{n \Sigma x_i^2 - (\Sigma x_i)^2} = \frac{\{n \Sigma x_i y_i - (\Sigma x_i)(\Sigma y_i)\}/n^2}{\{n \Sigma x_i^2 - (\Sigma x_i)^2\}/n^2} = \frac{(\Sigma x_i y_i)/n - \bar{x}_i \bar{y}_i}{(\Sigma x_i^2)/n - (\bar{x}_i)^2} = \frac{\Sigma(x_i - \bar{x})(y_i - \bar{y})/n}{\Sigma(x_i - \bar{x})^2/n}$$
$\Sigma(x_i - \bar{x})(y_i - \bar{y})/n$ を $x$, $y$ の共分散(covariance)といい，回帰直線の傾き $a_1$ は共分散を $x$ の分散で割ったものということになる．

であるから残差平方和 $S$ は,

$$S=\sum e_i^2=\sum\{y_i-(a_0+a_1x+a_2x^2)\}^2$$

となるこれを回帰係数 $a_0$, $a_1$, $a_2$ で偏微分すれば,

$$\frac{\partial S}{\partial a_0}=-2\sum\{y_i-(a_0+a_1x_i+a_2x_i^2)\}=0$$

から, $\sum y_i=na_0+a_1\sum x_i+a_2\sum x_i^2$

$$\frac{\partial S}{\partial a_1}=-2\sum x_i\{y_i-(a_0+a_1x_i+a_2x_i^2)\}$$

から, $\sum x_iy_i=a_0\sum x_i+a_1\sum x_i^2+a_2\sum x_i^3$

$$\frac{\partial S}{\partial a_2}=-2\sum x_i^2\{y_i-(a_0+a_1x_i+a_2x_i^2)\}$$

から, $\sum x_i^2y_i=a_0\sum x_i^2+a_1\sum x_i^3+a_2\sum x_i^4$
が得られる．以上3つの偏微分後の方程式から3元連立方程式（正規方程式）

$$\begin{cases}\sum y_i=na_0+a_1\sum x_i+a_2\sum x_i^2\\ \sum x_iy_i=a_0\sum x_i+a_1\sum x_i^2+a_2\sum x_i^3\\ \sum x_i^2y_i=a_0\sum x_i^2+a_1\sum x_i^3+a_2\sum x_i^4\end{cases}$$

の解[*6]として回帰係数 $a_0$, $a_1$, $a_2$ が決定する．

**例題1**：表5-1で $x$, $y$ の関係が2次回帰方程式 $y=a_0+a_1x+a_2x^2$ に当てはまるものと仮定して，回帰係数 $a_0$, $a_1$, $a_2$ を求めよ．

**解　答**：計算表を作成して $\sum x_i$, $\sum x_i^2$, $\sum x_i^3$, $\sum x_i^4$, $\sum y_i$, $\sum x_iy_i$, $\sum x_i^2y_i$ を求め（表は省略），これらの値を式5-(6)に代入して得られた次の3元連立方程式,

$$\begin{cases}640=12a_0+1{,}908a_1+303{,}610a_2\\ 101{,}914=1{,}908a_0+303{,}610a_1+48{,}349{,}638a_2\\ 16{,}241{,}528=303{,}610a_0+48{,}349{,}638a_1+7{,}705{,}636{,}198a_2\end{cases}$$

の解として回帰係数,

$a_0=158.7612$
$a_1=-1.9765$

---

[*6] $a_1=\dfrac{\{n\sum x_iy_i-\sum x_i\sum y_i\}\{n\sum x_i^4-(\sum x_i^2)^2\}-\{n\sum x_i^2y_i-\sum x_i^2\sum y_i\}\{n\sum x_i^3-\sum x_i\sum x_i^2\}}{\{n\sum x_i^2-(\sum x_i)^2\}\{n\sum x_i^4-(\sum x_i^2)^2\}-\{n\sum x_i^3-\sum x_i\sum x_i^2\}^2}$

$a_2=\dfrac{\{n\sum x_i^2-(\sum x_i)^2\}\{n\sum x_i^2y_i-\sum x_i^2\sum y_i\}-\{n\sum x_i^3-\sum x_i\sum x_i^2\}\{n\sum x_iy_i-\sum x_i\sum y_i\}}{\{n\sum x_i^2-(\sum x_i)^2\}\{n\sum x_i^4-(\sum x_i^2)^2\}-\{n\sum x_i^3-\sum x_i\sum x_i^2\}^2}$

$a_0=\dfrac{1}{n}(\sum y_i-a_1\sum x_i-a_2\sum x_i^2)$

$a_2 = 0.0083$

を得る.

### 5-1-3 回帰直線の信頼幅

推定した回帰直線上の点 $\hat{y}_k$ も正規分布に従っていて,任意の $x_k$ に対して,平均が $\hat{y}_k = a_0 + a_1 x_k$,分散が,

$$\sigma^2 \left\{ \frac{1}{n} + \frac{(x_k - \bar{x})^2}{\sum (x_i - \bar{x})^2} \right\} \quad \text{(ただし } \sigma^2 \text{ は母分散} \frac{\sum e_i^2}{N} \text{ の値)}$$

の分布をするが,$\sigma^2$ は未知なので不偏分散推定値 $\dfrac{\sum e_i^2}{n-2}$ で置換して,

$$\frac{\sum e_i^2}{n-2} \left\{ \frac{1}{n} + \frac{(x_k - \bar{x})^2}{\sum (x_i - \bar{x})^2} \right\}$$

で与えられる.したがって,任意の $x_k$ に対する $y_k$ の $100(1-\alpha)$% 信頼幅は,

$$\hat{y}_k \pm t_\nu(\alpha) \cdot \sqrt{\frac{\sum e_i^2}{n-2} \left\{ \frac{1}{n} + \frac{(x_k - \bar{x})^2}{\sum (x_i - \bar{x})^2} \right\}} \quad \cdots\cdots 5\text{-}(8)$$

で与えられる[*7].

**例題 2**:ヒト赤血球 $\delta$-アミノレブリン酸脱水酵素を従来法(A 法)と新法(B 法)で測定したところ,表の結果を得た.回帰直線とその 95% 信頼幅をグラフで示せ.ただし A 法の値を $x$,B 法の値を $y$ とする.

($\mu$mol ALA/min/RBCm$l$)

| A法 | 28.2 | 23.7 | 37.4 | 26.2 | 21.7 | 34.7 | 32.1 | 36.4 | 24.1 | 31.2 | 33.8 | 31.8 |
|---|---|---|---|---|---|---|---|---|---|---|---|---|
| B法 | 48.9 | 41.0 | 62.2 | 47.2 | 36.2 | 55.5 | 52.1 | 60.5 | 47.0 | 55.2 | 58.5 | 61.0 |

**解 答**:データから回帰方程式 $\hat{y} = 7.79 + 1.47x$ を得る.次に,

$$\frac{\sum e_i^2}{n-2} = \frac{\sum (y_i - \hat{y}_k)^2}{12-2} = \frac{95.358}{10} = 9.5358$$

$$\sum (x_i - \bar{x})^2 = \sum x_i^2 - \frac{(\sum x_i)^2}{n} = 11,180.41 - \frac{(361.3)^2}{12} = 302.269$$

---

[*7] $t_\nu(\alpha)$ は自由度 $\nu = n-2$ の $t$ 分布で,上側確率 $\dfrac{\alpha}{2}$ に対する $t$ 値.

$$t_\nu(\alpha) = t_{10}(0.050) = 2.228$$
$$\bar{x} = \frac{\sum x_i^2}{n} = \frac{361.3}{12} = 30.1$$

であるから，$\hat{y}$ の 95%信頼幅は式 5-(8) から，

$$\hat{y} \pm t_{10}(0.050)\sqrt{9.54\left\{\frac{1}{12} + \frac{(x-30.1)^2}{302.27}\right\}}$$
$$= (7.79 + 1.47x) \pm 2.228\sqrt{9.54\left\{\frac{1}{12} + \frac{(x-30.1)^2}{302.27}\right\}}$$

を得る．これを図の曲線 $L_1$，$L_2$ で示した．

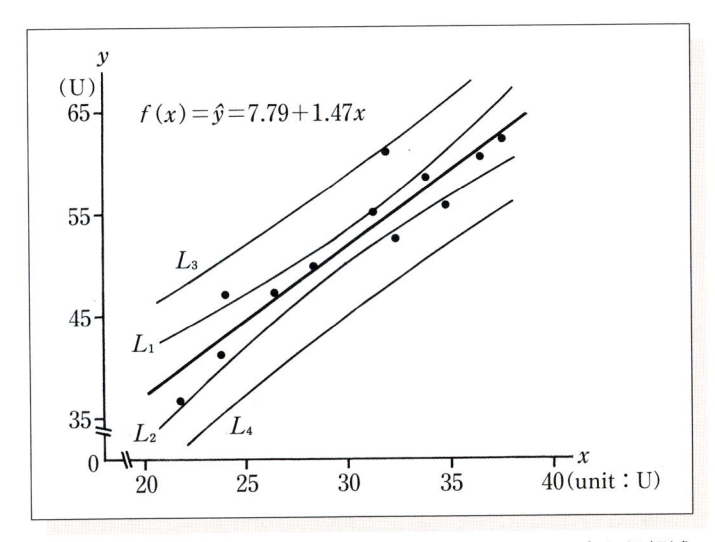

回帰直線 $\hat{y}$ の 95%信頼域と 1 回の観測で $y_i$ を 95%含む信頼域

## 5-1-4 回帰直線による観測値 $y$ の予測域

将来 $q$ 回の測定または観測で，$x_k$ に対する $q$ 個の予測値 $y_k$ を $100(1-\alpha)$%含む限界は式，

$$\hat{y}_k \pm t_\nu(\alpha)\sqrt{\frac{\sum e_i^2}{n-2}\left\{\frac{1}{q} + \frac{1}{n} + \frac{(x_k-\bar{x})^2}{\sum(x_i-\bar{x})^2}\right\}}$$

で与えられる．したがって，1 回の測定または観測で $x_k$ に対する $y_k$ の予測値を $100(1-\alpha)$%含む限界域は $q=1$ であるから式，

$$\hat{y}_k \pm t_\nu(\alpha)\sqrt{\frac{\sum e_i^2}{n-2}\left\{1 + \frac{1}{n} + \frac{(x_k-\bar{x})^2}{\sum(x_i-\bar{x})^2}\right\}} \quad \cdots\cdots 5\text{-}(9)$$

により与えられる．

**例題 3**：前問(例題 2 )で，$x_k$ に対して $y_k$ を 95%含む限界(信頼域)を求めよ．

**解　答**：$y_k$ を 95%含む限界は式 5-(9)により，

$$(7.79+1.47x) \pm t_{10}(0.050) \sqrt{9.54 \left\{ \frac{13}{12} + \frac{(x-30.1)^2}{302.27} \right\}}$$

で与えられる．結果を例題 2 の図のなかに曲線 $L_3$，$L_4$ で示した．

## 5-2　単相関

前節では，独立変量と従属変量との間の「平均的な変動関係」を，回帰関数(回帰方程式)で表す方法について述べた．しかしながら回帰方程式では，変量間の相互関係の程度または強さを説明することはできない．本節では別の立場から，変量間の相互関係の程度を数量的にとらえる方法について述べる．

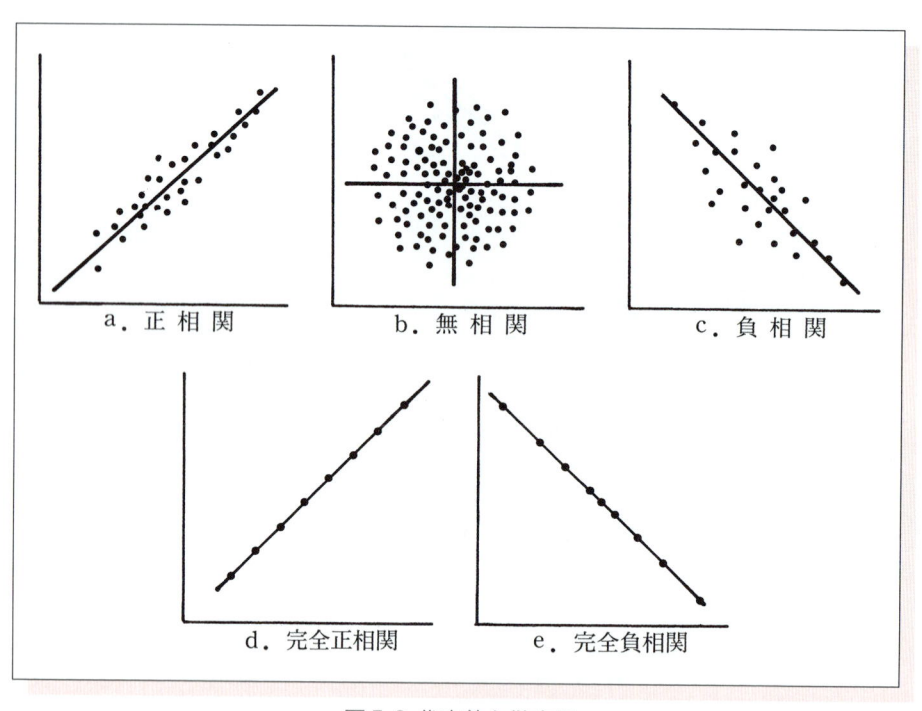

図 5-3　代表的な散布図

### 5-2-1　相関関係

変量間の相互関係を相関関係(correlation)という．相関関係の程度を，視覚的にとらえるための効果的な方法のひとつに散布図(scatter diagram)がある．散布図から，プロットした点が正の傾きをもつ回帰直線のまわりに密集したものを，正の相関(positive correlation)があるといい(図 5-3 a)，点が負の傾きをもつ回帰直線のまわりに密集したものを，負の相関(negative correlation)があるという(図5-3 c).プロットした点が方向性をもたないときは無相関(no correlation)であるという(図5-3 b).

正の相関のうち,プロットした点がすべて回帰直線上にあるものを完全正相関(図5-3 d),負相関のうち,点がすべて回帰直線上にあるものを完全負相関(図5-3 e)という.

相関関係を知るためのもうひとつの方法に相関表(correlation table)がある.これは変量をそれぞれいくつかの階級に区分して,各階級に含まれる度数を記入したものである(表5-3).相関表の利点は,相関関係の観察のほかに,変量を級中値にまとめることによって,1変量度数分布のときと同様に平均値や分散などの計算量が少なくてすむ点にある.しかし現在では,統計電卓やコンピュータの普及によって,相関表はあまり用いられなくなった.

表5-3 H大学女子学生100名の身長($x$)と体重($y$)の相関表

| $x$ \ $y$ | 40.0 | 44.0 | 48.0 | 52.0 | 56.0 | 60.0 | 64.0 | 68.0 | 計 |
|---|---|---|---|---|---|---|---|---|---|
| 148.5 |  | 1 |  |  |  |  |  |  | 1 |
| 151.5 | 1 |  | 1 | 2 | 2 | 1 |  | 1 | 8 |
| 154.5 | 1 | 2 | 6 | 2 | 2 | 1 |  |  | 14 |
| 157.5 | 1 | 5 | 11 | 6 | 5 | 1 |  |  | 29 |
| 160.5 |  | 2 | 3 | 3 | 6 | 2 |  | 2 | 18 |
| 163.5 |  | 1 | 5 | 3 | 3 | 4 | 2 | 1 | 19 |
| 166.5 |  |  | 1 | 3 | 1 | 2 |  | 1 | 8 |
| 169.5 |  |  |  |  | 2 | 1 |  |  | 3 |
| 計 | 3 | 11 | 27 | 19 | 21 | 12 | 2 | 5 | 100 |

注:各変量の値は,身長では階級幅が3.0 cm,体重では4.0 kgに対する級中値である.　　　　　　　　　　　　　　　　　　　($x$:cm,$y$:kg)

## 5-2-2 相関係数

次に相関関係の数量化について述べる.説明を容易にするために,単純例を図5-4に示した.数量化の最初は変量 $x_i$, $y_i$ の中心変換(centering),

$$x_i' = x_i - \bar{x}, \quad y_i' = y_i - \bar{y}$$

を行う.この変換により変量 $x_i'$, $y_i'$ は($\bar{x}$, $\bar{y}$)を原点として,第1象限から第4象限にわたって分布することになる.

2変量の積 $x_i' \cdot y_i' = (x_i - \bar{x})(y_i - \bar{y})$ は,第1象限と第3象限では正,第2象限と第4象限では負の値になる.ゆえに $|\sum x_i' \cdot y_i'|$ は,変量の組 $x_i'$, $y_i'$ が第1象限から第4象限にかけて広く分布するときには値が小さく,第1象限と第3象限または第2象限と第4象限に偏在するときには値が大きくなる.$\sum x_i' \cdot y_i'$ の符号は,変量 $x_i'$, $y_i'$ が第1象限と第3象限に偏在するときには正,第2象限と第4象限に偏在するときには負となり,第1象限から第4象限にかけて一様に分布するときには0になる(図5-4-II a〜e).また $\sum x_i' \cdot y_i'$ を共変動[*8],その平均 $\dfrac{\sum x_i' \cdot y_i'}{n}$ を共分散

---

[*8] $\sum x_i \cdot y_i$ は,変量 $x_i$, $y_i$ の積和(sum of products)ともよばれる.

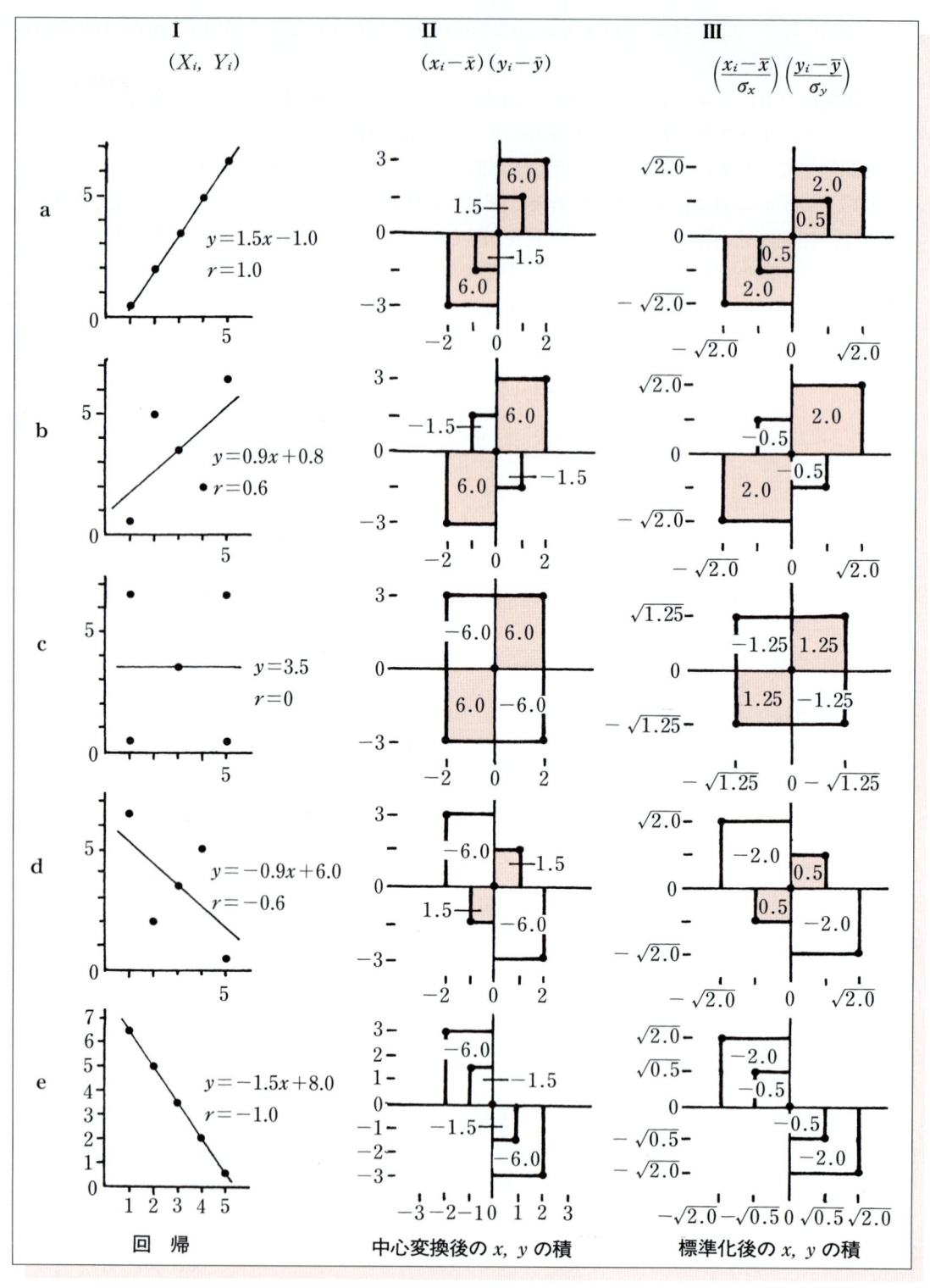

図 5-4 回帰と相関との関係

(covariance)とよぶ．
　次に変量 $x_i'$, $y_i'$ をそれぞれの標準偏差 $\sigma_x$, $\sigma_y$ により標準化した新変量，

$$\frac{x_i'}{\sigma_x} = \frac{x_i - \bar{x}}{\sigma_x}, \quad \frac{y_i'}{\sigma_y} = \frac{y_i - \bar{y}}{\sigma_y}$$

の共分散，

$$\frac{1}{n} \sum \left(\frac{x_i - \bar{x}}{\sigma_x}\right)\left(\frac{y_i - \bar{y}}{\sigma_y}\right) = \frac{1}{n} \sum \left(\frac{x_i'}{\sigma_x}\right)\left(\frac{y_i'}{\sigma_y}\right)$$

について，図 5-4-III により説明する．最初の変量 $x$, $y$ の平均値 $\bar{x}$, $\bar{y}$ は 5 例とも，

$$\bar{x} = 3.0, \quad \bar{y} = 3.5$$

である．また標準偏差 $\sigma_x$, $\sigma_y$ は図 5-4-I c を除き，いずれも，

$$\sigma_x = \sqrt{\frac{\sum(x_i - \bar{x})^2}{n}} = \sqrt{2.0}, \quad \sigma_y = \sqrt{\frac{\sum(y_i - \bar{y})^2}{n}} = \sqrt{4.5}$$

である[*9]．したがって，完全正相関(図 5-4-III a)の積和の平均，すなわち，標準化後の新変量の共分散は

$$\frac{1}{n} \sum \left(\frac{x_i - \bar{x}}{\sigma_x}\right)\left(\frac{y_i - \bar{y}}{\sigma_y}\right)$$
$$= \frac{1}{5}\left(\frac{1.0-3.0}{\sqrt{2.0}} \times \frac{0.5-3.5}{\sqrt{4.5}} + \frac{2.0-3.0}{\sqrt{2.0}} \times \frac{2.0-3.5}{\sqrt{4.5}}\right.$$
$$\left. + 0 + \frac{4.0-3.0}{\sqrt{2.0}} \times \frac{5.0-3.5}{\sqrt{4.5}} + \frac{5.0-3.0}{\sqrt{2.0}} \times \frac{6.5-3.5}{\sqrt{4.5}}\right)$$
$$= \frac{1}{5}\left(\frac{-2.0}{\sqrt{2.0}} \times \frac{-3.0}{\sqrt{4.5}} + \frac{-1.0}{\sqrt{2.0}} \times \frac{-1.5}{\sqrt{4.5}} + \frac{1.0}{\sqrt{2.0}} \times \frac{1.5}{\sqrt{4.5}} + \frac{2.0}{\sqrt{2.0}} \times \frac{3.0}{\sqrt{4.5}}\right)$$
$$= \frac{1}{5} \times 2\left(\sqrt{\frac{4.0}{2.0}} \times \sqrt{\frac{9.0}{4.5}} + \sqrt{\frac{1.0}{2.0}} \times \sqrt{\frac{2.25}{4.5}}\right)$$
$$= \frac{1}{5}\{2(\sqrt{2.0} \times \sqrt{2.0} + \sqrt{0.5} \times \sqrt{0.5})\}^\dagger = \frac{1}{5} \times 5.0 = 1.0$$

となる．ここで{ }[†]内の値は図 5-4-III a に示した正方形の面積の和に等しいことがわかる．
　このことは，図 5-4-III b 以下の例についても当てはまるから，各共分散は図 5-4-III の各図形の面積の総和を，データの組の数 5 で割って得られる．ゆえに各相関の共分散の大きさは，完全正相関では $\frac{2.0+0.5+0.5+2.0}{5} = 1.0$，正相関では $\frac{2.0-0.5-0.5+2.0}{5} = 0.6$，無相関では $\frac{1.25-1.25+1.25-1.25}{5} = 0$，負相関では $\frac{-2.0+0.5+0.5-2.0}{5} = -0.6$，

---

[*9] 各点の座標上の正確な位置は，それぞれの回帰方程式に $x_i$ ($i=1, 2, 3, 4, 5$)を入れて計算するとよい．

完全負相関では $\dfrac{-2.0-0.5-0.5-2.0}{5}=-1.0$ である．以上の事実から，散布図における分布の方向と散布の程度，すなわち2標本変量間の相互関係の程度は，変換後の共分散の符号と絶対値の大きさによって表すことができる．

変換後の共分散 $\dfrac{1}{n}\sum\left(\dfrac{x_i'}{\sigma_x}\right)\left(\dfrac{y_i'}{\sigma_y}\right)$ を相関係数(correlation coefficient)[*10]とよび記号 $r$ で表す．本例に限らず，すべての相関関係 $r$ について，

$\quad -1.0 \leqq r \leqq 1.0 \qquad$ が成立する[*11]．

実際に相関係数の計算を行う場合には，次の計算式を用いるとよい．

$$\begin{aligned}
r &= \dfrac{1}{n}\sum\left(\dfrac{x_i-\bar{x}}{\sigma_x}\right)\left(\dfrac{y_i-\bar{y}}{\sigma_y}\right)\\[4pt]
&= \dfrac{\dfrac{\sum(x_i-\bar{x})(y_i-\bar{y})}{n}}{\sqrt{\dfrac{\sum(x_i-\bar{x})^2}{n}}\cdot\sqrt{\dfrac{\sum(y_i-\bar{y})^2}{n}}}\\[4pt]
&= \dfrac{\dfrac{n\sum x_i y_i-(\sum x_i)(\sum y_i)}{n}}{\sqrt{\dfrac{n\sum x_i^2-(\sum x_i)^2}{n}\cdot\dfrac{n\sum y_i^2-(\sum y_i)^2}{n}}}\\[4pt]
&= \dfrac{n\sum x_i y_i-(\sum x_i)(\sum y_i)}{\sqrt{\{n\sum x_i^2-(\sum x_i)^2\}\{n\sum y_i^2-(\sum y_i)^2\}}}
\end{aligned} \qquad 5\text{-}(10)$$

式5-(10)を用いることにより $\sum x_i,\ \sum x_i^2,\ \sum y_i,\ \sum y_i^2,\ \sum x_i y_i$ から直接相関係数 $r$ を計算することができる．

**例題4**：式5-(10)を用いて，**図5-4**の各相関係数を求め，さらに本文の結果と比較せよ．ただし，変量の組 $(x_i,\ y_i)$ の値は**図5-4-Ic**を除き各回帰方程式に $x=1,\ 2,\ 3,\ 4,\ 5$ を代入して求め，**図5-4-Ic**では $(1,\ 0.5),\ (1,\ 6.5),\ (3,\ 3.5),\ (5,\ 0.5),\ (5,\ 6.5)$ を用いる．

**解　答**：無相関(**図5-4-Ic**)の例を除いて $\sum x_i,\ \sum x_i^2,\ \sum y_i,\ \sum y_i^2$ は同じ値であるから完全正相関(a)，正相関(b)，負相関(d)，完全負相関(e)のそれぞれについて積和 $\sum x_i y_i$ を求めればよい．

$\quad \sum x_i=15.0,\ \sum x_i^2=55.0,\ \sum y_i=17.5,\ \sum y_i^2=83.75$

完全正相関(a)では $\sum x_i y_i=67.5$ であるから，

---

[*10] ピアソン(K. Peason, 1857-1936)の相関係数については，彼の記述統計の先輩であり，協力者でもあったガルトン(Fr. Galton, 1822-1911)の概念を受け継いだものであり，特別の場合を除いては「ピアソンの相関係数または，積率相関係数」ということはない．

[*11] $r=\sum\{(x_i-\bar{x})/\sigma_x\}\{(y_i-\bar{y})/\sigma_y\}/n$，ここで $(x_i-\bar{x})/\sigma_x=X_i,\ (y_i-\bar{y})/\sigma_y=Y_i$ とおけば，$r=\sum X_i\cdot Y_i/n$，恒等式は，$\sum(X_i+Y_i)^2/n=(\sum X_i^2\pm 2\sum X_i Y_i+\sum Y_i^2)/n$（符合同順）
$\qquad\qquad\qquad =2\pm 2\sum X_i Y_i/n=2(1\pm r)\quad (\sum X_i^2/n=\sum Y_i^2/n=1)$
また $\sum(X_i\pm Y_i)^2/n\geqq 0$ から，$-1\leqq r\leqq 1$ が成立する．

$$r_{(a)} = \frac{(5 \times 67.5) - (15 \times 17.5)}{\sqrt{\{(5 \times 55.0) - 15.0^2\}\{(5 \times 83.75) - 17.5^2\}}} = \frac{75}{75} = 1.0$$

以下,(b)では $\sum x_i y_i = 61.5$ から,

$$r_{(b)} = \frac{(5 \times 61.5) - 262.5}{75} = \frac{45}{75} = 0.6$$

(d)では,$\sum x_i y_i = 43.5$ から,

$$r_{(d)} = \frac{(5 \times 43.5) - 262.5}{75} = -\frac{45}{75} = -0.6$$

(e)では,$\sum x_i y_i = 37.5$ から,

$$r_{(e)} = \frac{(5 \times 37.5) - 262.5}{75} = -\frac{75}{75} = -1.0$$

無相関(c)では $\sum x_i = 15.0$, $\sum x_i^2 = 61.0$, $\sum y_i = 17.5$, $\sum y_i^2 = 97.25$, $\sum x_i y_i = 52.5$ であるから,

$$r_{(c)} = \frac{(5 \times 52.5) - (15 \times 17.5)}{\sqrt{\{(5 \times 61.0) - 15.0^2\}\{(5 \times 97.25) - 17.5^2\}}} = \frac{562.2 - 562.5}{120} = 0$$

ゆえに式5-(10)による計算結果は**図5-4-III**で求めた相関係数と一致する. ◆

### 5-2-3 順位相関係数

　美術・工芸品の審査や音楽コンテストのように,数量による絶対評価は困難であるが,順位をつけて評価することは可能な場合,相関の計算には順位相関係数(rank correlation coefficient)が用いられる.順位相関係数の特徴は,ノンパラメトリックな統計量なので正規母集団を前提にしなくてよい.そこで連続変量のデータで,精度に問題があったり,全データ中1個か2個の極端に偏ったデータによって相関係数が左右されるような場合には,変量を順序化して順位相関係数による検討を加えればよい.

　主な順位相関係数には,スピアマン(Spearman)の順位相関係数とケンドール(Kendall)の順位相関係数がある.

#### (1) スピアマンの順位相関係数

　次の事例により説明する.

　ある会社で5人の入社希望者($K_1$, $K_2$, ……, $K_5$)に対して,2人の審査員 $T_1$,$T_2$ が面接を行って,**表5-4** に示した順位がつけられたものとする.

　本例のように,順位が一致していなくても差の合計 $\sum d_i$ が0になるので,差の平方和,

$$\sum d_i^2 = 2^2 + 0 + (-1)^2 + (-2)^2 + 1^2 = 10$$

表5-4 2人の審査員による審査順位

| 入社希望者 | $K_1$ | $K_2$ | $K_3$ | $K_4$ | $K_5$ |
|---|---|---|---|---|---|
| 審査員:$T_1$ | 3 | 2 | 4 | 1 | 5 |
| 審査員:$T_2$ | 1 | 2 | 5 | 3 | 4 |
| 順位の差:$d_i$ | 2 | 0 | -1 | -2 | 1 |

を利用して，順位の一致度を測る方法を考えていくことにする．
　ここで問題を一般化して，

　　入社希望者：$K_1, K_2, K_3, \cdots\cdots, K_i, \cdots\cdots, K_n$
　　審　査　A：$x_1, x_2, x_3, \cdots\cdots, x_i, \cdots\cdots, x_n$
　　審　査　B：$y_1, y_2, y_3, \cdots\cdots, y_i, \cdots\cdots, y_n$
　　差$(x_i - y_i) = d_i$：$(x_1 - y_1), \cdots\cdots, (x_i - y_i), \cdots\cdots, (x_n - y_n)$

とする．$x_1, x_2, \cdots\cdots, x_n$ および $y_1, y_2, \cdots\cdots, y_n$ はそれぞれ 1 から $n$ までの整数であるから，

$$\sum x_i = \sum y_i = 1 + 2 + 3 + \cdots + n = \frac{n(n+1)}{2}$$

$$\sum x_i^2 = \sum y_i^2 = 1^2 + 2^2 + 3^2 + \cdots + n^2 = \frac{n(n+1)(2n+1)}{6}$$

これを相関係数の計算式 5-(10) に代入して，

$$\begin{aligned}
r_s &= \frac{n\sum x_i y_i - (\sum x_i)(\sum y_i)}{\sqrt{\{n\sum x_i^2 - (\sum x_i)^2\} \cdot \{n\sum y_i^2 - (\sum y_i)^2\}}} \\
&= \frac{n\sum x_i y_i - \left\{\frac{n(n+1)}{2}\right\}^2}{\sqrt{\left[\frac{n^2(n+1)(2n+1)}{6} - \frac{\{n(n+1)\}^2}{4}\right]^2}} \\
&= \frac{\frac{4\sum x_i y_i - n(n+1)^2}{4}}{\frac{n(n^2-1)}{12}} \\
&= \frac{12\sum x_i y_i - 3n^3 - 6n^2 - 3n}{n(n^2-1)} \\
&= \frac{-(3n^3 + 6n^2 + 3n - 12\sum x_i y_i)}{n(n^2-1)} \\
&= \frac{-\{2n(n+1)(2n+1) - 12\sum x_i y_i - n(n^2-1)\}}{n(n^2-1)} \\
&= 1 - \frac{6\left\{\frac{2n(n+1)(2n+1)}{6}\right\} - 12\sum x_i y_i}{n(n^2-1)} \\
&= 1 - \frac{6(\sum x_i^2 + \sum y_i^2 - 2\sum x_i y_i)}{n(n^2-1)} \\
&= 1 - \frac{6\sum(x_i - y_i)^2}{n(n^2-1)} \\
&= 1 - \frac{6\sum d_i^2}{n(n^2-1)} \quad\cdots\cdots\text{5-(11)}
\end{aligned}$$

が得られる．これをスピアマンの順位相関係数または順位相関のスピアマン係数とよぶ．記号は $r_s$ で表されることが多い．また，展開式からも明らかなように $r_s$ のとる値は標本相関係数 $r$ と同

様に，

$$-1 \leqq r_s \leqq 1$$

である．

問題をもとに戻して，スピアマンの順位相関係数 $r_s$ は式 5-(11) に表 5-4 から $\sum d_i^2 = 10$，$n=5$ を入れて，

$$r_s = 1 - \frac{6\sum d_i^2}{n(n^2-1)} = 1 - \frac{60}{5 \times 24} = 0.5$$

を得る．

なお，同一順位のものが2つ以上ある場合には，たとえば，審査員 $T_1$ が入社希望者 $K_1$，$K_2$ に対して2位と3位がほとんど同順で順位を決定し難い場合には，両者に2位と3位の平均 $\frac{2+3}{2}$ $=2.5$ を与えて，その次の者を4位とする．したがって，審査員 $T_1$ の入社希望者に対する評価は $K_1:2.5$，$K_2:2.5$，$K_3:4$，$K_4:1$，$K_5:5$ の順位になる．

**例題5**：表 5-1 (p.67) の身長と体重との関係をスピアマンの順位相関係数 $r_s$ で表せ．

**解　答**：表 5-1 の変量を順位に置き換え，修正を加えた誤差を求めると次の表のようになる．

| 学 生 番 号 | 1 | 2 | 3 | 4 | 5 | 6 | 7 | 8 | 9 | 10 | 11 | 12 |
|---|---|---|---|---|---|---|---|---|---|---|---|---|
| 身 長 順 位 | 1 | 7,8 | 12 | 9 | 11 | 7,8 | 3,4 | 6 | 5 | 2 | 10 | 3,4 |
| 体 重 順 位 | 4 | 8 | 12 | 6,7 | 6,7 | 9,10 | 2,3 | 9,10 | 2,3 | 1 | 11 | 5 |
| 身長修正順位 | 1 | 7.5 | 12 | 9 | 11 | 7.5 | 3.5 | 6 | 5 | 2 | 10 | 3.5 |
| 体重修正順位 | 4 | 8 | 12 | 6.5 | 6.5 | 9.5 | 2.5 | 9.5 | 2.5 | 1 | 11 | 5 |
| 差：$d_i$ | $-3$ | $-0.5$ | 0 | 2.5 | 4.5 | $-2$ | 1 | $-3.5$ | 2.5 | 1 | $-1$ | $-1.5$ |

ゆえに，式 5-(11) に $d_i$ および $n$ を入れて，

$$r_s = 1 - \frac{6\{(-3)^2 + (-0.5)^2 + 0^2 + \cdots + (-1.5)^2\}}{12(12^2-1)} = 1 - \left(\frac{381}{1716}\right) = 0.7780$$

が得られる．

## （2）ケンドールの順位相関係数

スピアマンの順位相関係数と同様の目的で用いられ，

$$r_k = \frac{(A-B)}{{}_nC_2} = \frac{(A-B)}{\frac{n(n-1)}{2}} \quad \cdots\cdots\cdots\cdots\cdots\cdots\cdots 5\text{-}(12)$$

により定義される．$A$，$B$ を決める手続きが面倒なので，スピアマンの順位相関係数で用いた**表 5-4** により説明する．ただし説明を容易にするために，表の配列順序を次のように並べ替える．

| $K_i$ | $K_4$ | $K_2$ | $K_1$ | $K_3$ | $K_5$ |
|---|---|---|---|---|---|
| $T_1$ | 1 | 2 | 3 | 4 | 5 |
| $T_2$ | 3 | 2 | 1 | 5 | 4 |

ここで，$T_1$ の評価順位 1, 2, 3, 4, 5 から $x_i < x_j$ の関係にある 2 つの数の組合わせ $(x_i, x_j)$ を考えると (1, 2), (1, 3), (1, 4), (1, 5), (2, 3), (2, 4), (2, 5), (3, 4), (3, 5), (4, 5) の 10 通りあって，これは ${}_nC_2 = \dfrac{n(n-1)}{2} = {}_5C_2 = 10$ に等しい．ただし条件として数値の組を $(x_i, x_j)$ で表せば，$x_i$, $x_j$ 間に $x_i < x_j$ の関係が成立しているものとする．

次に $(x_i, x_j)$ に対応する $T_2$ の評価順位の組合わせも (3, 2), (3, 1), (3, 5), (3, 4), (2, 1), (2, 5), (2, 4), (1, 5), (1, 4), (5, 4) の 10 通りある．$T_1$ のときと同様に順位の組合わせを $(y_i, y_j)$ として，$y_i, y_j$ 間の数値の大小関係を考慮すると $y_i < y_j$ の組合わせは，

(3, 5), (3, 4), (2, 5), (2, 4), (1, 5), (1, 4)

の 6 通り，$y_i > y_j$ の組合わせは，

(3, 2), (3, 1), (2, 1), (5, 4)

の 4 通りある．$y_i < y_j$ の組合わせの個数を $A$，$y_i > y_j$ の組合わせの個数を $B$ とすれば，

$$A = 6, \quad B = 4, \quad A + B = \dfrac{n(n-1)}{2} = \dfrac{5(5-1)}{2} = 10$$

であるから，ケンドールの順位相関係数 $r_k$ は式 5-(12) により，

$$r_k = \dfrac{A - B}{\dfrac{n(n-1)}{2}} = \dfrac{6 - 4}{\dfrac{5 \times 4}{2}} = 0.2$$

となる．

ケンドールの順位相関係数 $r_k$ は，式 5-(12) から $A = 0$ のとき $-1$，$A = B$ のとき 0，$B = 0$ のとき $+1$ になるから，ほかの相関係数と同様に，

$$-1 \leqq r_k \leqq 1$$

が成立する．

## 5-3 重回帰と相関関係

### 5-3-1 重回帰方程式

5-1 の単回帰では，1 種類の独立変数 $x$ と，これに対する従属変数 $y$ との関係について述べた．この概念は，独立変数 $x$ が 2 種類以上の場合へと拡大することができる．実際に，前例で取り上げた身長と体重との関係では，体重の変動要因として，身長のほかに皮下脂肪量が考えられる．

従属変数 $y$ が $x_1, x_2, \ldots, x_i, \ldots, x_n$ を独立変数（説明変数）として，

表 5-5 最高血圧に与える塩分摂取量とエネルギー摂取量の影響

| No. | 最高血圧[1] ($y_i$) | 塩分摂取量[2] ($x_{1i}$) | エネルギー摂取量[3] ($x_{2i}$) | No. | 最高血圧 ($y_i$) | 塩分摂取量 ($x_{1i}$) | エネルギー摂取量 ($x_{2i}$) |
|---|---|---|---|---|---|---|---|
| 1 | 163 | 12 | 1,830 | 11 | 114 | 8 | 1,750 |
| 2 | 142 | 10 | 1,740 | 12 | 141 | 14 | 1,870 |
| 3 | 121 | 11 | 1,800 | 13 | 186 | 16 | 1,950 |
| 4 | 128 | 7 | 1,580 | 14 | 137 | 10 | 1,760 |
| 5 | 135 | 15 | 1,530 | 15 | 139 | 8 | 1,960 |
| 6 | 125 | 11 | 1,920 | 16 | 150 | 14 | 1,920 |
| 7 | 120 | 9 | 1,610 | 17 | 148 | 12 | 1,990 |
| 8 | 143 | 13 | 1,990 | 18 | 125 | 12 | 1,690 |
| 9 | 152 | 10 | 1,600 | 19 | 118 | 10 | 1,800 |
| 10 | 167 | 12 | 2,050 | 20 | 122 | 13 | 1,820 |

1) mmHg, 2) g/day, 3) kcal/day

$$y = \hat{y} + e = a_0 + a_1 x_1 + a_2 x_2 + \cdots + a_i + \cdots + a_p x_p + e$$

で表されるとき，残差 $e = y - \hat{y}$ の分散 $\sigma_e^2$ を最小にする定数 $a_1, a_2, \cdots, a_i, \cdots, a_p$ を $x_i$ に対する偏回帰係数(partial regression coefficient)，$a_0$ を切片といい，

$$\hat{y} = a_0 + a_1 x_1 + a_2 x_2 + \cdots + a_i x_i + \cdots + a_p x_p$$

を重回帰方程式(multiple regression equation)とよぶ．

　偏回帰係数の計算には，ベクトル(vector)および行列(matrix)表示によるマトリックス代数が用いられる．しかしながら，ベクトルおよびマトリックスについては基礎知識が必要であるから，ここでは単回帰方程式のときと同じ方法により回帰係数を求めることにする．そこで計算を簡単にするために，独立変数を2種類に限定し($p=2$)，**表 5-5** に示した事例により説明する．

　重回帰方程式が $\hat{y} = a_0 + a_1 x_{1i} + a_2 x_{2i}$ で与えられるとき，実測値 $y_i$ に対して，

$$y_i - \hat{y}_i = y_i - (a_0 + a_1 x_{1i} + a_2 x_{2i}) = e_i \quad \cdots\cdots 5\text{-}(13)$$

が成立するものとする(**図 5-5**)．このとき，残差 $e_i$ の平方和を $S_e$ とおいて，

$$S_e = \sum e_i^2 = \sum \{y_i - (a_0 + a_1 x_{1i} + a_2 x_{2i})\}^2$$

を最小にする $a_0, a_1, a_2$ を最小2乗法により求めればよい．

　残差平方和 $S_e$ を定数 $a_0, a_1, a_2$ でそれぞれ偏微分すれば，

$$\frac{\partial S_e}{\partial a_0} = -2 \sum (y_i - a_0 - a_1 x_{1i} - a_2 x_{2i}) = 0 \quad \cdots\cdots 5\text{-}(14)\text{-}1$$

$$\frac{\partial S_e}{\partial a_1} = -2 \sum x_{1i}(y_i - a_0 - a_1 x_{1i} - a_2 x_{2i}) = 0 \quad \cdots\cdots 5\text{-}(14)\text{-}2$$

$$\frac{\partial S_e}{\partial a_2} = -2 \sum x_{2i}(y_i - a_0 - a_1 x_{1i} - a_2 x_{2i}) = 0 \quad \cdots\cdots 5\text{-}(14)\text{-}3$$

となるから，これにより次の正規方程式，

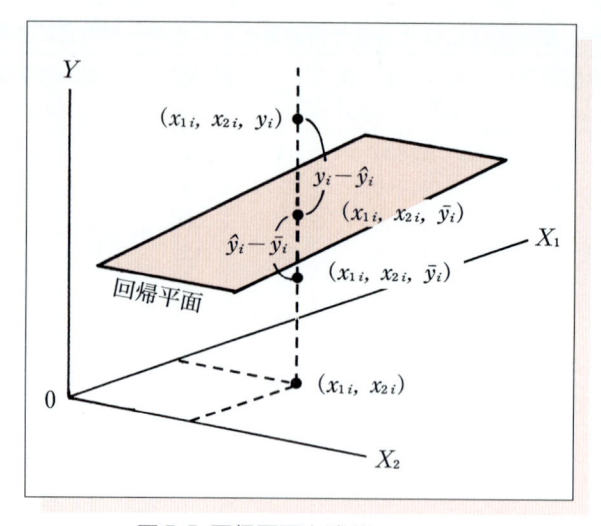

図 5-5 回帰平面と残差 $\hat{y}_i - y_i = e_i$

$$\begin{cases} \sum y_i = na_0 + a_1\sum x_{1i} + a_2\sum x_{2i} & \cdots\cdots\cdots\text{5-(15)-1} \\ \sum x_{1i}y_i = a_0\sum x_{1i} + a_1\sum x_{1i}^2 + a_2\sum x_{1i}x_{2i} & \cdots\cdots\cdots\text{5-(15)-2} \\ \sum x_{2i}y_i = a_0\sum x_{2i} + a_1\sum x_{1i}x_{2i} + a_2\sum x_{2i}^2 & \cdots\cdots\cdots\text{5-(15)-3} \end{cases}$$

が成立する.

ここで式 5-(15)-1 を,

$$a_0 = \frac{\sum y_i - a_1\sum x_{1i} - a_2\sum x_{2i}}{n} = \bar{y} - a_1\bar{x}_1 - a_2\bar{x}_2 \quad\cdots\cdots\cdots\text{5-(15)-4}$$

と変形して,これを式 5-(15)-2,5-(15)-3 に代入すれば $a_1$,$a_2$ についての 2 元連立方程式,

$$\begin{cases} \sum x_{1i}y_i - \bar{y}\sum x_{1i} = a_1(\sum x_{1i}^2 - \bar{x}_1\sum x_{1i}) + a_2(\sum x_{1i}x_{2i} - \bar{x}_2\sum x_{1i}) & \cdots\cdots\text{5-(15)-5} \\ \sum x_{2i}y_i - \bar{y}\sum x_{2i} = a_1(\sum x_{1i}x_{2i} - \bar{x}_1\sum x_{2i}) + a_2(\sum x_{2i}^2 - \bar{x}_2\sum x_{2i}) & \cdots\cdots\text{5-(15)-6} \end{cases}$$

が得られる.

ここで**表 5-5** から各変数の和,平方和,積和を計算すれば,

$$\sum x_{1i} = 227 \quad \sum x_{2i} = 36,160 \quad \sum y_i = 2,776$$
$$\sum x_{1i}^2 = 2,687 \quad \sum x_{2i}^2 = 65,811,000 \quad \sum x_{1i}x_{2i} = 412,610$$
$$\sum x_{1i}y_i = 31,952 \quad \sum x_{2i}y_i = 5,042,920 \quad \sum y_i^2 = 391,850$$

であるから,これらを式 5-(15)-5,5-(15)-6 に代入して,

$$\begin{cases} 444.4 = 110.55\,a_1 + 2,194\,a_2 \\ 23,912 = 2,194\,a_1 + 433,720\,a_2 \end{cases}$$

から $a_1 = 3.2522$,$a_2 = 0.0387$ を得る.さらにこれらの値を式 5-(15)-4 に代入して,$a_0 = 31.9524$

を得る.

偏回帰係数 $a_1$, $a_2$ について注意を要する点は，その「絶対値の大きさによる評価」を避けることである．たとえば，**表 5-5** の食塩摂取量 $x_1$ の単位を g/day から mg/day に変更することにより，$a_1 = 3.2522$ から $a_1 = 0.0032522$ になってしまうからである．

したがって，偏回帰係数の大きさを測定単位によって左右されないようにするためには，変量の標準化が必要になる．各変量の標準化による重回帰方程式の計算は次のように行う．はじめに原回帰方程式を変形して，

$$\hat{y}_i = a_0 + a_1 x_{1i} + a_2 x_{2i} = \bar{y} + a_1(x_{1i} - \bar{x}_1) + a_2(x_{2i} - \bar{x}_2) \qquad (a_0 = \bar{y} - a_1 \bar{x}_1 - a_2 \bar{x}_2)$$

としてから $\bar{y}$ を左辺に移行し，次の変換を行う．

$$\frac{(\hat{y}_i - \bar{y})}{\sigma_y} = \frac{1}{\sigma_y}\left\{ a_1 \frac{\sigma_{x_1}}{\sigma_{x_1}}(x_{1i} - \bar{x}_1) + a_2 \frac{\sigma_{x_2}}{\sigma_{x_2}}(x_{2i} - \bar{x}_2) \right\} = a_1 \frac{\sigma_{x_1}}{\sigma_y} \cdot \frac{(x_{1i} - \bar{x}_1)}{\sigma_{x_1}} + a_2 \frac{\sigma_{x_2}}{\sigma_y} \cdot \frac{(x_{2i} - \bar{x}_2)}{\sigma_{x_2}}$$

上式の右辺の係数部分は，

$$a_1 \frac{\sigma_{x_1}}{\sigma_y} = a_1 \sqrt{\frac{\frac{\sum(x_{1i} - \bar{x}_1)^2}{n}}{\frac{\sum(\hat{y}_i - \bar{y})^2}{n}}} = a_1 \sqrt{\frac{\sum(x_{1i} - \bar{x}_1)^2}{\sum(\hat{y}_i - \bar{y})^2}} \quad \cdots\cdots 5\text{-}(16)\text{-}1$$

$$a_2 \frac{\sigma_{x_2}}{\sigma_y} = a_2 \sqrt{\frac{\frac{\sum(x_{2i} - \bar{x}_2)^2}{n}}{\frac{\sum(\hat{y}_i - \bar{y})^2}{n}}} = a_2 \sqrt{\frac{\sum(x_{2i} - \bar{x}_2)^2}{\sum(\hat{y}_i - \bar{y})^2}} \quad \cdots\cdots 5\text{-}(16)\text{-}2$$

であるから，原回帰方程式の偏回帰係数と $x_1$, $x_2$, $y$ の偏差平方和から標準化後の新係数を得ることができる．ここで標準化後の各変量および係数部分を，

$$\frac{\hat{y}_i - \bar{y}}{\sigma_y} = \hat{y}', \quad \frac{x_{1i} - \bar{x}_1}{\sigma_{x_1}} = x'_{1i}, \quad \frac{x_{2i} - \bar{x}_2}{\sigma_{x_2}} = x'_{2i}$$

$$a_1 \frac{\sigma_{x_1}}{\sigma_y} = a_1', \quad a_2 \frac{\sigma_{x_2}}{\sigma_y} = a_2'$$

とおけば，新変量についての回帰方程式は，

$$\hat{y}_i' = a_1' x'_{1i} + a_2' x'_{2i}$$

となる．このとき $a_1'$, $a_2'$ を標準偏回帰係数(standardized partial regression coefficient)とよぶ．

**表 5-5** から求めた重回帰方程式に対する標準偏回帰係数は，それぞれ，

$$a_1' = 3.2522 \sqrt{\frac{110.55}{2,371.1}} = 0.7022$$

$$a_2' = 0.0387 \sqrt{\frac{433,720}{2,371.1}} = 0.5234$$

である.

標準偏回帰係数は，独立変量 $x'$ が1標準偏差 $\sigma_x$ だけ移動したときの $y'$ の変化量を表す．したがって**表5-5**の例では，最高血圧に与える食事の影響はカロリー摂取量よりも塩分摂取量のほうが大きいことがわかる．しかし独立変量間には，通常相関関係がみられるので，この結果だけでは十分ではなく，後述する重相関係数や偏相関係数を調べなくてはならない．

### 5-3-2 重相関係数

「観測値 $y_i$ とその平均値 $\bar{y}$ との差 $(y_i-\bar{y})$」は，「回帰方程式による予測値 $\hat{y}_i$ と平均値 $\bar{y}$ との差 $(\hat{y}_i-\bar{y})$」と「観測値 $y_i$ と回帰方程式による予測値 $\hat{y}_i$ との差 $(y_i-\hat{y}_i)$」に分解することができる(**図5-4**). すなわち，

$$(y_i-\bar{y})=(\hat{y}_i-\bar{y})+(y_i-\hat{y}_i)=(\hat{y}_i-\bar{y})+e_i \quad\cdots\cdots 5\text{-}(17)$$

が成立する．

ここで，重回帰方程式のときと同様に独立変量 $x$ の項数を $p=2$ とすれば，式 5-(13), 5-(15)-4 から残差 $e_i$ の総和 $\sum e_i$ は，

$$\begin{aligned}\sum e_i &= \sum(y_i-\hat{y}) = \sum\{y_i-(a_0+a_1x_{1i}+a_2x_{2i})\} \\ &= \sum\{y_i-(\bar{y}-a_1\bar{x}_1-a_2\bar{x}_2)-(a_1x_{1i}+a_2x_{2i})\} \\ &= \sum\{(y_i-\bar{y})-a_1(x_{1i}-\bar{x}_1)-a_2(x_{2i}-\bar{x}_2)\}=0\end{aligned}$$

となる．さらに式 5-(13), 5-(14)-2 から，

$$\sum\bar{x}_1\{(y_i-\bar{y})-a_1(x_{1i}-\bar{x}_1)-a_2(x_{2i}-\bar{x}_2)\}=\sum\bar{x}_1 e_i=0$$
$$\sum x_{1i}\{(y_i-\bar{y})-a_1(x_{1i}-\bar{x}_1)-a_2(x_{2i}-\bar{x}_2)\}=\sum x_{1i}e_i=0$$

であるから，

$$\sum x_{1i}e_i-\sum\bar{x}_1 e_i=\sum(x_{1i}-\bar{x}_1)e_i=0$$

独立変量 $x_2$ についても，同様の理由により，

$$\sum(x_{2i}-\bar{x}_2)e_i=0$$

となるから，次の式,

$$\sum(\hat{y}_i-\bar{y})e_i=\sum\{a_1(x_{1i}-\bar{x}_1)+a_2(x_{2i}-\bar{x}_2)\}e_i=0$$

が成立する．

以上の結果から，式 5-(17) の平方和は，

$$\begin{aligned}\sum(y_i-\bar{y})^2 &= \sum\{(\hat{y}_i-\bar{y})+e_i\}^2 = \sum(\hat{y}_i-\bar{y})^2+2\sum(\hat{y}_i-\bar{y})e_i+\sum e_i^2 \\ &= \sum(\hat{y}_i-\bar{y})^2+\sum e_i^2 \quad\cdots\cdots 5\text{-}(18)\end{aligned}$$

に分解される．右辺の第1項は，回帰からの予測値 $\hat{y}_i$ と $y_i$ の平均 $\bar{y}$ との差の平方和で回帰平方和とよばれ，第2項は残差平方和とよばれる．次に式 5-(18) の両辺を左辺 $\sum(y_i-\bar{y})^2$ で割れば，

$$1=\frac{\sum(\hat{y}_i-\bar{y})^2}{\sum(y_i-\bar{y})^2}+\frac{\sum e_i^2}{\sum(y_i-\bar{y})^2}$$

となるから右辺の第1項を $R^2$ と置くと次の式,

$$R^2=1-\frac{\sum e_i^2}{\sum(y_i-\bar{y})^2} \quad\cdots\cdots 5\text{-}(19)\text{-}1$$

が得られる．この $R^2$ を決定係数(coefficient of determination)または寄与率とよぶ．式5-(18)から，残差平方和 $\sum e_i^2$ が小さくなるほど回帰方程式の当てはまりがよくなることがわかる．

ここで式5-(17)から，

$$\sum(y_i-\bar{y})(\hat{y}_i-\bar{y})=\sum\{(\hat{y}_i-\bar{y})+e_i\}(\hat{y}_i-\bar{y})=\sum(\hat{y}_i-\bar{y})^2$$

となるので，式5-(19)-1 は式5-(18)の結果と合わせて,

$$R^2=\frac{\sum(y_i-\bar{y})^2-\sum e_i^2}{\sum(y_i-\bar{y})^2}=\frac{\sum(\hat{y}_i-\bar{y})^2+\sum e_i^2-\sum e_i^2}{\sum(y_i-\bar{y})^2}$$

$$=\frac{\sum(\hat{y}_i-\bar{y})^2}{\sum(y_i-\bar{y})^2}=\frac{\sum(y_i-\bar{y})(\hat{y}_i-\bar{y})}{\sum(y_i-\bar{y})^2} \quad\cdots\cdots 5\text{-}(19)\text{-}2$$

のように変形できる．そこで式5-(19)-2 の分子と分母に $\sum(\hat{y}_i-\bar{y})^2$ を乗じて,

$$R^2=\frac{\{\sum(y_i-\bar{y})(\hat{y}_i-\bar{y})\}^2}{\sum(y_i-\bar{y})^2\sum(\hat{y}_i-\bar{y})^2} \quad\cdots\cdots 5\text{-}(19)\text{-}3$$

が得られる．

式5-(19)-3 の平方根,

$$\sqrt{R^2}=R=\frac{\sum(y_i-\bar{y})(\hat{y}_i-\bar{y})}{\sqrt{\sum(y_i-\bar{y})^2\sum(\hat{y}_i-\bar{y})^2}} \quad\cdots\cdots 5\text{-}(20)\text{-}1$$

を重相関係数(multiple correlation coefficient)という．重相関係数 $R$ のもつ意味は式の形から，観測値 $y_i$ と重回帰方程式による予測値 $\hat{y}_i$ との間の相関関係を表したものであり，観測値 $y_i$ と予測値 $\hat{y}_i$ が完全に一致すれば $R=1$ になる．また式5-(20)-1 は $x$ の項数に関係なく成立するから $p=1$，つまり単相関にも当てはまることになる．さらに $\sqrt{R^2}=R$ の関係から重相関係数 $R$ は常に正である．

$R$ の計算には，次の2つの計算式が用いられる．

① 重回帰方程式 $y$ の偏回帰係数 $a_1$，$a_2$ がわかっているとき,

$$R=\sqrt{\frac{a_1 S_{x_1 y}+a_2 S_{x_2 y}}{S_{yy}}} \quad\cdots\cdots 5\text{-}(20)\text{-}2$$

ただし,

$$S_{x_1y} = \sum(x_{1i}-\bar{x}_1)(y_i-\bar{y}) = \sum x_{1i}y_i - \frac{(\sum x_{1i})(\sum y_i)}{n}$$

$$S_{x_2y} = \sum(x_{2i}-\bar{x}_2)(y_i-\bar{y}) = \sum x_{2i}y_i - \frac{(\sum x_{2i})(\sum y_i)}{n}$$

$$S_{yy} = \sum(y_i-\bar{y})^2 = \sum y_i^2 - \frac{(\sum y_i)^2}{n}$$

② 重回帰方程式 $y$ の偏回帰係数 $a_1$, $a_2$ が不明のとき,

$$R = \sqrt{\frac{(r_{x_1y})^2+(r_{x_2y})^2-2r_{x_1x_2}\cdot r_{x_1y}\cdot r_{x_2y}}{1-(r_{x_1x_2})^2}} \quad \cdots\cdots 5\text{-}(20)\text{-}3$$

ただし $r_{x_1y}$ は $x_{1i}$, $y_i$ 間, $r_{x_2y_i}$ は $x_{2i}$, $y_i$ 間, $r_{x_1x_2}$ は $x_1$, $x_2$ 間の単相関係数である. 実際に重相関係数を計算するときは, この式を用いるとよい[*12].

データ数を $n$, 変量の項数を $p$ としたとき,

$$R' = \sqrt{R^2 - \frac{p(1-R^2)}{n-p-1}} = \sqrt{1-\frac{(n-1)(1-R^2)}{n-p-1}} \quad \cdots\cdots 5\text{-}(20)\text{-}4$$

を自由度調整済み重相関係数という. $\sqrt{\ }$ 内の $(1-R^2)$ は式 5-(19)-1 から $y_i$ の偏差平方和に対する残差平方和の割合, $(n-p-1)$ は残差平方和の自由度, $p$ は回帰平方和の自由度である.

式 5-(20)-4 から常に $R' < R$ であり, $p$ が大きいほどその差は広がる. そして,

$$R^2 \leq \frac{p}{n-1}$$

のとき $\sqrt{\ }$ 内は 0 または負の値になる. このようなときには, 変量 $x_1$, $x_2$, ……, $x_p$ によって $y$ の変動を説明することはできないと解釈する.

例題6: 式 5-(20)-2 により 表5-5 から $y$ についての重相関係数 $R$ を計算し, 次に自由度調整済み重相関係数 $R'$ を求めよ.

解答: 5-3-1 の重回帰方程式の計算 (p.82) から,

$$a_1 S_{x_1y} = a_1\left\{\sum x_{1i}y_i - \frac{(\sum x_{1i})(\sum y_i)}{n}\right\} = 1,445.28$$

$$a_2 S_{x_2y} = a_2\left\{\sum x_{2i}y_i - \frac{(\sum x_{2i})(\sum y_i)}{n}\right\} = 925.39$$

$$S_{y^2} = \sum y_i^2 - \frac{(\sum y_i)^2}{n} = 6,541.2$$

---

[*12] 独立変量が 2 種類のとき, 重相関係数 $R$ は $r_{y\cdot x_1x_2}$ のように表すことがある.

が得られるから，式 5-(20)-2 により，

$$R = \sqrt{\frac{1,445.28 + 925.39}{6,541.2}} = 0.602$$

次に自由度調整済み重相関係数 $R'$ は式 5-(20)-4 により，

$$R' = \sqrt{1 - \frac{(20-1) \cdot (1 - 0.602^2)}{20 - 2 - 1}} = 0.536$$

を得る．

### 5-3-3 偏相関係数

重回帰のなかから特定の変量 $x_j$ を選び，変量 $y$ との相関関係を調べようとする場合，$x_j$ 以外の独立変量の影響を取り除かなければならない．このようなほかの独立変量の影響を除去後の $x_j$，$y$ 間の相関関係を偏相関といい，この相関係数を偏相関係数（partial correlation coefficient）という．偏相関係数は次のようにして求めればよい．

重回帰のときと同様に独立変量を $x_1$，$x_2$，従属変量を $y$ として $x_1$，$y$ 間の偏相関係数を得るには，最初に次の変量間の単回帰方程式，

$$x_1 \text{ の } x_2 \text{ に対する単回帰}：\hat{x}_1 = a + bx_2 \quad \text{①}$$
$$y \text{ の } x_2 \text{ に対する単回帰}：\hat{y} = c + dx_2 \quad \text{②}$$

を求める．次に式 ①，② により，$x_1$，$y$ のデータを修正して，

$$x_{1i}^\dagger = x_{1i} - \hat{x}_{1i} = x_{1i} - (a + bx_{2i})$$
$$y_i^\dagger = y_i - \hat{y}_i = y_i - (c + dx_{2i})$$

から得られた新変量 $x_{1i}^\dagger$，$y_i^\dagger$ 間の相関係数を計算すればよい．これが求める偏相関係数である．

偏相関係数を表すには，たとえば上述の例では $r_{x_1 y \cdot x_2}$ と書く[*13]．この記号のもつ意味は $x_2$ の影響を除去後の $x_1$，$y$ 間の相関係数ということである．

実際に偏相関係数を計算するには次の式が用いられる．

① 偏回帰係数の計算から平方和 $Sx_1^2$，$Sx_2^2$，$Sy^2$ および積和 $Sx_1x_2$，$Sx_1y$，$Sx_2y$ がわかっているとき[*14]，

---

[*13] 記号 $r_{x_1 y \cdot x_2}$ にある（・）はドット（dot）と読む．
[*14] $Sx_1^2 = \Sigma(x_{1i} - \bar{x}_1)^2 = \Sigma x_{1i}^2 - (\Sigma x_{1i})^2 / n$
$Sx_2^2 = \Sigma(x_{2i} - \bar{x}_2)^2 = \Sigma x_{2i}^2 - (\Sigma x_{2i})^2 / n$
$Sy^2 = \Sigma(y_i - \bar{y})^2 = \Sigma y_i^2 - (\Sigma y_i)^2 / n$
$Sx_1x_2 = \Sigma(x_{1i} - \bar{x}_1)(x_{2i} - \bar{x}_2) = \Sigma x_{1i}x_{2i} - (\Sigma x_{1i})(\Sigma x_{2i}) / n$
$Sx_1y = \Sigma(x_{1i} - \bar{x}_1)(y_i - \bar{y}) = \Sigma x_{1i}y_i - (\Sigma x_{1i})(\Sigma y_i) / n$
$Sx_2y = \Sigma(x_{2i} - \bar{x}_2)(y_i - \bar{y}) = \Sigma x_{2i}y_i - (\Sigma x_{2i})(\Sigma y_i) / n$

$$r_{x_1y\cdot x_2} = \frac{Sx_2^2 \cdot Sx_1y - Sx_1x_2 \cdot Sx_2y}{\sqrt{\{Sx_1^2 Sy^2 - (Sx_2y)^2\}\{Sx_1^2 Sx_2^2 - (Sx_1x_2)^2\}}} \quad \cdots\cdots 5\text{-}(21)\text{-}1$$

$$r_{x_2y\cdot x_2} = \frac{Sx_1^2 \cdot Sx_2y - Sx_1x_2 \cdot Sx_1y}{\sqrt{\{Sx_1^2 Sy^2 - (Sx_1y)^2\}\{Sx_1^2 Sx_2^2 - (Sx_1x_2)^2\}}} \quad \cdots\cdots 5\text{-}(21)\text{-}2$$

② 重回帰方程式から単相関係数 $r_{x_1x_2}$, $r_{x_1y}$, $r_{x_2y}$ がわかっているとき,

$$r_{x_1y\cdot x_2} = \frac{r_{x_1y} - r_{x_1x_2} \cdot r_{x_2y}}{\sqrt{\{1-(r_{x_2y})^2\}\{1-(r_{x_1x_2})^2\}}} \quad \cdots\cdots 5\text{-}(21)\text{-}3$$

$$r_{x_2y\cdot x_1} = \frac{r_{x_2y} - r_{x_1x_2} \cdot r_{x_1y}}{\sqrt{\{1-(r_{x_1y})^2\}\{1-(r_{x_1x_2})^2\}}} \quad \cdots\cdots 5\text{-}(21)\text{-}4$$

なお，式 5-(21)-1，5-(21)-2 のほうが式 5-(21)-3，5-(21)-4 に比べて計算誤差が少ない．また $x$ の項数 $p$ が 3（変数が 3 種類）のときには，たとえば $x_2$, $x_3$ の影響を除去後の $x_1$, $y$ 間の偏相関係数を求めるには，1 次の偏相関係数 $r_{x_1y\cdot x_2}$, $r_{x_3y\cdot x_2}$, $r_{x_1x_3\cdot x_2}$ を計算しておいて，次の式,

$$r_{x_1y\cdot x_2x_3} = \frac{r_{x_1y\cdot x_2} - r_{x_3y\cdot x_2} r_{x_1x_3\cdot x_2}}{\sqrt{\{1-(r_{x_3y\cdot x_2})^2\}\{1-(r_{x_1x_3\cdot x_2})^2\}}}$$

によって得ることができる．しかし計算が繁雑なうえに誤差が大きくなるので，必要に応じて，市販の計算プログラムを用い，パーソナルコンピュータにより計算を行うとよい．

**例題 7**：表 5-5 から式 5-(21)-1 により，エネルギー摂取量の影響を除去後の最高血圧（$y$）と塩分摂取量（$x_1$）間の偏相関係数を求めよ．

**解　答**：表 5-5 の各変数の和，平方和，積和を用い，

$Sx_1^2 = 110.55$　　$Sx_2^2 = 433,720$　　$Sy^2 = 6,541.2$
$Sx_1x_2 = 2,194$　　$Sx_1y = 444.4$　　$Sx_2y = 23,912$

を求め式 5-(21)-1 から，

$$r_{x_1y\cdot x_2} = \frac{(433,720 \times 444.4) - (2,194 \times 23,912)}{\sqrt{(433,720 \times 6,541.2 - 23,912^2) \times (110.55 \times 433,720 - 2,194^2)}} = 0.449$$

を得る．

## 演習問題

**問題 1**　2 章，表 2-1 の 2 列目にある 25 名のデータを用い，身長および体重間の 1 次回帰方程式 $y = a_0 + a_i x$ と相関係数 $r$ を求めよ．

**問題 2**　問題 1 のデータを用い，2 次回帰方程式 $y = a_0 + a_1 x + a_2 x^2$ を当てはめて，正規方程式お

およひ回帰係数を求めよ.

問題 3　**問題 1** のデータを用い，スピアマンの順位相関係数 $r_s$ を求めよ.

問題 4　**表 5-5** にある No. 1 から No. 10 までのデータを用い，重回帰方程式を求めよ.

問題 5　前問で得られた偏回帰係数の標準化をせよ.

問題 6　**問題 4** のデータを用い，決定係数 $R^2$，重相関係数 $R$ および自由度調整済み重相関係数 $R'$ を求めよ.

問題 7　**問題 4** のデータを用い，偏相関係数 $r_{x_1y \cdot x_2}$ および $r_{x_2y \cdot x_1}$ を求めよ.

問題 8　ある研究所が 30 世帯について行った調査結果から，身長についての父子（男子）間の相関係数は $r_1 = 0.402$，母子（男子）間の相関係数は $r_2 = 0.785$，夫婦間の相関係数は $r_3 = 0.350$ であることがわかった．この結果から，父親の影響を除去後の母子間の偏相関係数を求めよ.

# 6章 推 定

　標本特性値から，その標本が抽出された母集団特性値(母数)を推定することを統計的推定(statistical estimation)という．たとえば，標本から得られた統計量 $\bar{x}$, $s^2$ などから母集団の未知母数 $\mu$, $\sigma^2$ などを標本分布法則に基づいて推定することである．

　推定には2通りあって，そのひとつは母数をただひとつの値で推定する点推定(point estimation)であり，ほかのひとつは所定の高い確率で母数を含むような一定の区間を定めて推定する区間推定(interval estimation)である．

　この章では，3章および4章で学んだ確率分布と標本分布法則を使って，推定の方法を考えていくことにする．

## 6-1 点推定

　点推定の場合，母数の推定法には次のようなものがある．

### 6-1-1 不偏推定量と不偏推定値

　大きさ $N$ の母集団から，$n$ 個の標本を任意抽出して得られる標本平均 $\bar{X}$ の期待値 $E(\bar{X})$ と母平均 $\mu$ との間には**定理4-1**により，

$$E(\bar{X})=\mu$$

という関係が成立する．このとき，標本平均 $\bar{X}$ は母平均 $\mu$ の**不偏推定量**(unbiased estimator)であるといい，実際のデータから得られる標本平均の実現値 $\bar{x}$ を母平均 $\mu$ の**不偏推定値**(unbiased estimate)という．

　分散では，

$$U^2=\frac{1}{n-1}\sum(X_i-\bar{X})^2$$

を母分散 $\sigma^2$ の不偏推定量，その実現値，

$$u^2=\frac{1}{n-1}\sum(x_i-\bar{x})^2$$

を不偏推定値という．

　以上のような母数と推定量との関係を一般化して未知母数を $\theta$，$\theta$ の推定量を $\hat{\theta}$ で表せば，$\theta$ に

一致するような $\hat{\theta}$ の期待値 $E(\hat{\theta})$ について，関係式 $E(\hat{\theta})=\theta$ が成立するとき，$\hat{\theta}$ を不偏推定量といい，$\hat{\theta}$ の実現値を不偏推定値という．

### 6-1-2 一致推定量

4章でとりあげた女子学生の身長の問題で，標本 $n$ を大きくすればするほど標本平均 $\bar{x}$ は母平均 $\mu$ に近づき，$n=N$ とおけば $\bar{x}=\mu$ となって，標本平均 $\bar{x}$ は完全に母平均 $\mu$ と一致することになる．また，定理 4-7 から標本分散 $S^2$ と母分散 $\sigma^2$ との間に関係式，

$$S^2 = \frac{n-1}{n}\sigma^2 = \left(1-\frac{1}{n}\right)\sigma^2$$

が成立するから，$n\to\infty$ とすることによって，標本分散 $S^2$ は限りなく母分散 $\sigma^2$ に近づくことがわかる．

以上のことを一般化して，母集団の未知母数 $\theta$（$\mu$, $\sigma^2$, $p$ など）と $\theta$ の推定量 $\hat{\theta}$ との間に，任意の小さな正の数 $\varepsilon$ [*1] に対して次の関係式，

$$\lim_{n\to\infty} \Pr\{|\hat{\theta}-\theta|\geq\varepsilon\}=0$$

または，余事象の関係式，

$$\lim_{n\to\infty} \Pr\{|\hat{\theta}-\theta|<\varepsilon\}=1$$

が成立するとき，統計量 $\hat{\theta}$ は母数 $\theta$ に確率収束(converge in probability)するといい，このような性質を推定量 $\hat{\theta}$ の一致性(consistency)，$\hat{\theta}$ を母数 $\theta$ の一致推定量(consistent estimator)という．

### 6-1-3 有効推定量

$E(X)$，$U^2$ などの不偏推定量を記号 $\hat{\theta}$ で表すことにする．$n$ 個の不偏推定量 $\hat{\theta}_1$，$\hat{\theta}_2$，……，$\hat{\theta}_i$，……，$\hat{\theta}_n$ があるとき，$\hat{\theta}_i$ のすべてが同じ精度をもっているとは限らない．そこで，より精度の高い $\hat{\theta}$ を得るための規準として，$\hat{\theta}$ の分散が考えられる．$\hat{\theta}$ の分散が小さければ小さいほど，母数 $\theta$ に密集した分布になるからである．

いま 2 つの $\hat{\theta}_1$，$\hat{\theta}_2$ があって，その分散が，$V(\hat{\theta}_1)$，$V(\hat{\theta}_2)$ であったとする．このとき，もしも $V(\hat{\theta}_1)<V(\hat{\theta}_2)$ であれば，$\hat{\theta}_1$ のほうが $\hat{\theta}_2$ よりも精度が高いことになる．このことを $\hat{\theta}_1$ は $\hat{\theta}_2$ よりも有効(more efficient)であるという．これを一般化して $n$ 個の不偏推定量 $\hat{\theta}_1$，$\hat{\theta}_2$，……，$\hat{\theta}_i$，……，$\hat{\theta}_n$ のなかで最小の分散 $V(\hat{\theta})$ をもつ不偏推定量 $\hat{\theta}_i$ を有効推定量(efficient estimator)という．有効推定量は，最良不偏推定量または最小分散不偏推定量ともいわれる．実際には，有効で不偏な推定値を得たいのだが，常にそのような推定値が得られるとは限らない．

### 6-1-4 最尤法（最尤推定法）

前項では有効推定量の条件について述べたが，次に「最も好ましい」推定値を得るための最尤

---

[*1] $\varepsilon$ はアルファベットの e に相当するギリシャ文字で ei または epsilon と読むが，統計では後者のほうをとってイプシロンと読むことが多い

法(maximum likelihood method)として知られている方法について説明する．

**(1) 尤度関数**

関数の型はわかっているが，母数が不明な母集団から大きさ $n$ の標本を抽出したとする．未知母数を $\theta$ とおいて，$\theta$ の値を変化させれば，これに伴って標本値 $x_1$, $x_2$, ……, $x_n$ も変動することが予想される．こうしたことから $x_1$, $x_2$, ……, $x_n$ が知られているとき，$f(x_1, x_2, ……, x_n ; \theta)$ を未知母数 $\theta$ だけの関数とみなして，これを尤度関数(likelihood function)といい，記号 $L(\theta)$ で表す．

母集団分布が離散型であるとき，標本値が $x_1$, $x_2$, ……, $x_n$ である確率は，

$$L(\theta) = \Pr\{X_1 = x_1, X_2 = x_2, ……, X_n = x_n\} = f(x_1, x_2, ……, x_n ; \theta)$$

で与えられる．特に標本が復元抽出であるとき，$X_1, X_2, ……, X_n$ は独立であるから，$\Pr\{X = x\}$ を $f(x ; \theta)$ で表すことによって乗積

$$L(\theta) = \prod_{i=1}^{n} f(x_i ; \theta) = f(x_1 ; \theta) f(x_2 ; \theta) …… f(x_i ; \theta) …… f(x_n ; \theta)$$

となる[*2]．

母集団分布が連続型のときも同様に，標本値 $x_1$, $x_2$, ……, $x_n$ に対する同時確率分布の確率密度 $f(x_1, x_2, ……, x_n ; \theta)$ を $L(\theta)$ で表せば，復元抽出のときの尤度関数は，

$$L(\theta) = \prod_{i=1}^{n} f(x_i ; \theta) = f(x_1 ; \theta) f(x_2 ; \theta) …… f(x_i ; \theta) …… f(x_n ; \theta)$$

で与えられる．

**(2) 最尤推定値**

尤度関数 $L(\theta)$ を最大にする $\theta = \hat{\theta}$ が存在するとき，$\hat{\theta}$ を $\theta$ の最尤推定値(maximum likelihood estimate)といい，標本値の組 $(x_1, x_2, ……, x_n)$ に対応する標本変量 $(X_1, X_2, ……, X_n)$ に置き換えたときの統計量 $\hat{\theta} = \hat{\theta}(X_1, X_2, ……, X_n)$ を最尤推定量(maximum likelihood estimator)という．

最尤推定値 $\hat{\theta}$ の計算方法には，代数的解法と偏微分法による解法との2つがあるが，後者のほうが計算が簡単なので，本書では偏微分法を中心に説明を行う．

一般の確率関数，または密度関数では，最尤推定値 $\hat{\theta}$ は尤度関数 $L(\theta)$ を $\theta$ で偏微分して0とおくことによって得られる．すなわち，

$$\frac{\partial L(\theta)}{\partial \theta} = 0$$

の根として求められる．ところで，$L(\theta)$ の対数をとって偏微分しても，$\theta$ の同じ値で最大値になるから，

$$\frac{\partial \log L(\theta)}{\partial \theta} = 0$$

---

[*2] $\prod$ は乗積に用いられる記号であり，ギリシャ文字 $\pi$ (パイ：pi)の大文字である．

の根として $\hat{\theta}$ を求めるほうが計算が容易であることが多い．以下例題により，$\hat{\theta}$ の計算方法を説明する．

**例題1**：標本 $x$ が2項分布，
$$f(x, p) = {}_nC_x p^x (1-p)^{n-x}$$
に従っているとすれば，$p$ の最尤推定量 $\hat{p}$ は標本比率 $p = \dfrac{x}{n}$ であることを証明せよ．

**解　答**：母数 $p$ の尤度関数 $L(p)$ は，
$$L(p) = {}_nC_x p^x (1-p)^{n-x}$$
であるから，両辺の対数をとって，
$$\log L(p) = \log {}_nC_x + x \log p + (n-x) \log(1-p)$$
次に $p$ で偏微分して 0 とおけば，
$$\frac{\partial \log L(p)}{\partial p} = \frac{x}{p} - \frac{n-x}{1-p} = 0 \qquad \therefore p = \frac{x}{n}$$
したがって $p$ の最尤推定量 $\hat{p}$ は，標本比率 $\hat{p} = \dfrac{x}{n}$ である．

**例題2**：標本値 $x_1, x_2, \ldots, x_n$ がポアソン分布，
$$f(x ; \lambda) = \frac{\lambda^x}{x!} e^{-\lambda}$$
からの任意標本であるとき，母数 $\lambda$ の最尤推定値 $\hat{\lambda}$ を求めよ．

**解　答**：尤度関数 $L(\lambda)$ は，
$$L(\lambda) = \frac{\lambda^{x_1} e^{-\lambda}}{x_1!} \cdot \frac{\lambda^{x_2} e^{-\lambda}}{x_2!} \cdots \frac{\lambda^{x_n} e^{-\lambda}}{x_n!} = \frac{\lambda^{(x_1+x_2+\cdots+x_n)} \cdot e^{-n\lambda}}{x_1! \cdot x_2! \cdots x_n!} = \frac{\lambda^{n\bar{x}} \cdot e^{-n\lambda}}{x_1! \cdot x_2! \cdots x_n!}$$
であるから，$L(\lambda)$ を $\lambda$ で偏微分して 0 とおけば，
$$\frac{\partial L(\lambda)}{\partial \lambda} = \frac{(n\bar{x}) \cdot \lambda^{n\bar{x}-1} \cdot e^{-n\lambda} + \lambda^{n\bar{x}} \cdot (-n) e^{-n\lambda}}{x_1! \cdot x_2! \cdots x_n!} = \frac{e^{-n\lambda} \cdot n \cdot \lambda^{n\bar{x}} \left(\dfrac{\bar{x}}{\lambda} - 1\right)}{x_1! \cdot x_2! \cdots x_n!} = 0$$

となって，この条件を満たすためには（　）内が 0 でなければならないから，
$$\frac{\bar{x}}{\lambda} - 1 = 0, \quad \lambda = \bar{x}$$
ゆえに，母数 $\lambda$ の最尤推定値 $\hat{\lambda}$ は，$\hat{\lambda} = \bar{x}$ で与えられる．

**例題3**：標本値 $x_1$, $x_2$, ……, $x_n$ が正規分布 $N(\mu, \sigma^2)$ からの任意標本であるとき，母平均 $\mu$ と母分散 $\sigma^2$ の最尤推定値 $\hat{\mu}$ および $\hat{\sigma}^2$ を求めよ．　❖

**解　答**：正規分布 $N(\mu, \sigma^2)$ の確率密度関数は，

$$f(x) = \frac{1}{\sigma\sqrt{2\pi}} e^{-\frac{(x-\mu)^2}{2\sigma^2}}$$

であるから，尤度関数 $L(\mu, \sigma)$ は，

$$L(\mu, \sigma) = \left\{\frac{1}{\sigma\sqrt{2\pi}} e^{-\frac{(x_1-\mu)^2}{2\sigma^2}}\right\}\left\{\frac{1}{\sigma\sqrt{2\pi}} e^{-\frac{(x_2-\mu)^2}{2\sigma^2}}\right\}\cdots\left\{\frac{1}{\sigma\sqrt{2\pi}} e^{-\frac{(x_n-\mu)^2}{2\sigma^2}}\right\}$$

$$= \frac{1}{\sigma^n(2\pi)^{\frac{n}{2}}} e^{-\frac{1}{2\sigma^2}\sum_{i=1}^{n}(x_i-\mu)^2}$$

で与えられる．ここで尤度関数 $L(\mu, \sigma)$ の対数をとれば，

$$\log L(\mu, \sigma) = -\frac{n}{2}\log(2\pi) - n\log\sigma - \frac{1}{2\sigma^2}\sum_{i=1}^{n}(x_i-\mu)^2$$

となるから，$\mu$ および $\sigma$ で別々に偏微分してそれぞれを0とおけば，

$$\frac{\partial L(\mu, \sigma)}{\partial \mu} = \frac{1}{\sigma^2}\sum_{i=1}^{n}(x_i-\mu) = 0 \quad\cdots\cdots\text{(a)}$$

$$\frac{\partial L(\mu, \sigma)}{\partial \sigma} = -\frac{n}{\sigma} + \frac{1}{\sigma^3}\sum_{i=1}^{n}(x_i-\mu)^2 = 0 \quad\cdots\cdots\text{(b)}$$

式(a)は，$\sum(x_i-\mu) = \sum x_i - n\mu = 0$，$\sum x_i = n\mu$ となるから母数 $\mu$ の最尤推定値 $\hat{\mu}$ は，

$$\hat{\mu} = \frac{\sum x_i}{n} = \bar{x} \quad\cdots\cdots\text{(c)}$$

式(b)および(c)から，

$$n = \frac{1}{\sigma^2}\sum(x_i-\mu)^2 = \frac{1}{\sigma^2}\sum(x_i-\bar{x})^2$$

ゆえに母数 $\sigma^2$ の最尤推定値 $\hat{\sigma}^2$ は，

$$\hat{\sigma}^2 = \frac{1}{n}\sum(x_i-\bar{x})^2$$

となる．ただし，最尤推定値 $\sigma^2$ は不偏分散推定値 $u^2$ と一致しないので注意を要する．　❖

**例題4**：A病院で入院中の脳卒中発作者10名と対照群20名について父親の脳卒中発作の有無を調べたところ，表のような結果を得た．「患者の発作の有無と父親の発作の有無とは無関係(独立)である」という前提条件のもとで，表の各度数に対する最尤推定値を

求めよ．

| 区　分 | 父親の発作あり | 父親の発作なし | 計 |
|---|---|---|---|
| 脳卒中発作者 | 5 | 5 | 10 |
| 対照群 | 4 | 16 | 20 |
| 計 | 9 | 21 | 30 |

**解　答**：問題を一般化するために入院中の患者の脳卒中発作の有無を属性 $A(A_1, A_2)$，父親の発作の有無を属性 $B(B_1, B_2)$，それぞれの度数を $a, b, c, d$ として，次のような $2\times 2$ 分割表を作成する．

|  | $B_1$ | $B_2$ | 計 |
|---|---|---|---|
| $A_1$ | $a$ | $b$ | $a+b$ |
| $A_2$ | $c$ | $d$ | $c+d$ |
| 計 | $a+c$ | $b+d$ | $n=a+b+c+d$ |

度数 $a, b, c, d$ に対応する期待度数(最尤推定値)をそれぞれ $\hat{a}, \hat{b}, \hat{c}, \hat{d}$ とすれば，各期待度数は，

$$\hat{a}=n\Pr\{A_1\cap B_1\}=n\Pr\{A_1\}\cdot\Pr\{B_1\},\ \hat{b}=n\Pr\{A_1\cap B_2\}=n\Pr\{A_1\}\cdot\Pr\{B_2\},$$
$$\hat{c}=n\Pr\{A_2\cap B_1\}=n\Pr\{A_2\}\cdot\Pr\{B_1\},\ \hat{d}=n\Pr\{A_2\cap B_2\}=n\Pr\{A_2\}\cdot\Pr\{B_2\}$$

で与えられる．ここで，

$$\Pr\{A_1\}=p,\ \Pr\{B_1\}=p'$$

とおけば，

$$\Pr\{A_2\}=1-p,\ \Pr\{B_2\}=1-p'$$

となって，各期待度数 $\hat{a}, \hat{b}, \hat{c}, \hat{d}$ は2つの未知母数 $p, p'$ を含むことがわかる．

したがって表の度数に対する尤度関数は，

$$\begin{aligned}&L(\Pr\{A_1\},\ \Pr\{A_2\},\ \Pr\{B_1\},\ \Pr\{B_2\})\\&=[\Pr\{A_1\cap B_1\}]^a[\Pr\{A_1\cap B_2\}]^b[\Pr\{A_2\cap B_1\}]^c[\Pr\{A_2\cap B_2\}]^d\\&=\{pp'\}^a\{p(1-p')\}^b\{(1-p)p'\}^c\{(1-p)(1-p')\}^d\\&=p^{a+b}(1-p)^{c+d}(p')^{a+c}(1-p')^{b+d}\end{aligned}$$

となって，$p^{a+b}(1-p)^{c+d}$ および $(p')^{a+c}(1-p')^{b+d}$ に対するそれぞれの最尤推定値 $p=\hat{p},\ p'=\hat{p}'$ は，

$$\log L(p)=(a+b)\log p+(c+d)\log(1-p)$$
$$\log L(p')=(a+c)\log p'+(b+d)\log(1-p')$$

から，

$$\frac{\partial \log(p)}{\partial p} = \frac{a+b}{p} - \frac{c+d}{1-p} = 0 \qquad \therefore p = \frac{a+b}{a+b+c+d} = \frac{a+b}{n}, \quad 1-p = \frac{c+d}{n}$$

$$\frac{\partial \log(p')}{\partial p'} = \frac{a+c}{p'} - \frac{b+d}{1-p'} = 0 \qquad \therefore p' = \frac{a+c}{a+b+c+d} = \frac{a+c}{n}, \quad 1-p' = \frac{b+d}{n}$$

となるので，$a$, $b$, $c$, $d$ に対応する期待度数は，それぞれ，

$$\hat{a} = npp' = n\frac{a+b}{n} \times \frac{a+c}{n} = \frac{(a+b)(a+c)}{n}$$

$$\hat{b} = np(1-p') = n\frac{a+b}{n} \times \frac{b+d}{n} = \frac{(a+b)(b+d)}{n}$$

$$\hat{c} = n(1-p)p' = n\frac{c+d}{n} \times \frac{a+c}{n} = \frac{(c+d)(a+c)}{n}$$

$$\hat{d} = n(1-p)(1-p') = n\frac{c+d}{n} \times \frac{b+d}{n} = \frac{(c+d)(b+d)}{n}$$

で与えられる．ここで，実測値から各実測度数に対する最尤推定値，

$$\hat{a} = \frac{10 \times 9}{30} = 3 \qquad \hat{b} = \frac{10 \times 21}{30} = 7 \qquad \hat{c} = \frac{20 \times 9}{30} = 6 \qquad \hat{d} = \frac{20 \times 21}{30} = 14$$

が得られる．

## 6-2 区間推定法

### 6-2-1 信頼係数と信頼区間

正規母集団 $N(\mu, \sigma^2)$ から任意抽出した $n$ 個の標本 $x_1, x_2, \ldots, x_n$ の平均を $\bar{x}$ とすれば，統計量，

$$z = \frac{\bar{x} - \mu}{\frac{\sigma}{\sqrt{n}}} \quad \cdots\cdots\cdots\cdots\cdots\cdots\cdots\cdots\cdots\cdots\cdots\cdots\cdots\cdots\cdots\cdots\cdots\cdots\cdots\cdots 6\text{-}(1)$$

は定理 4-3 によって標準正規分布 $N(0, 1^2)$ に従う．ここで統計量 $z$ もひとつの変量であって，正規分布の基本的性質[*3]から，式 6-(1) は，

$$|\bar{x} - \mu| = z\frac{\sigma}{\sqrt{n}}$$

のように表すことができる．さらに，図 4-1 にみられるように標本平均 $\bar{x}$ の分布は，母平均 $\mu$ ±

---

[*3] 3章2節 p.p. 44-45 参照のこと．

$2 \times \dfrac{\sigma}{\sqrt{n}}$ の範囲に全体の 96%$\left(\dfrac{24}{25}=0.96\right)$が含まれており，式，

$$\Pr\left\{|\bar{x}-\mu| \leqq z\dfrac{\sigma}{\sqrt{n}}\right\} = \Phi(z) = \int_{-z}^{z}\dfrac{1}{\sqrt{2\pi}}e^{-\frac{z^2}{2}}dz \quad \cdots\cdots\cdots\cdots 6\text{-}(2)$$

に $z=2$ を与えたときの $\Phi(z)$ の値，

$$\Pr\left\{|\bar{x}-\mu| \leqq 2\dfrac{\sigma}{\sqrt{n}}\right\} = \Pr\{|\bar{x}-\mu| \leqq 4.5\} = 0.955$$

にほぼ等しい．ここで式 6-(2) の左辺を

$$\Pr\left\{\mu - z\dfrac{\sigma}{\sqrt{n}} \leqq \bar{x} \leqq \mu + z\dfrac{\sigma}{\sqrt{n}}\right\} \quad \cdots\cdots\cdots\cdots 6\text{-}(3)\text{-}1$$

のように書き直すことにより，$\bar{x}$ の範囲を表わすことができる．

以上は，標本平均 $\bar{x}$ の分布が中心であったが，次に母平均 $\mu$ を中心にして標本平均 $\bar{x}$ との関係をみることにする．ここで式 6-(3)-1 は，次のように書き換えることができる．

$$\Pr\left\{\bar{x} - z\dfrac{\sigma}{\sqrt{n}} \leqq \mu \leqq \bar{x} + z\dfrac{\sigma}{\sqrt{n}}\right\} \quad \cdots\cdots\cdots\cdots 6\text{-}(3)\text{-}2$$

この式から明らかなように，区間 $\left(x - z\dfrac{\sigma}{\sqrt{n}},\ x + z\dfrac{\sigma}{\sqrt{n}}\right)$ は，確率 $\Phi(z)$ の割合で母数 $\mu$ を含むことになる．たとえば，$\Phi(z)$ は，$z=1.96$ のとき，

$$\Pr\left\{\bar{x} - 1.96\dfrac{\sigma}{\sqrt{n}} \leqq \mu \leqq \bar{x} + 1.96\dfrac{\sigma}{\sqrt{n}}\right\} = \int_{-1.96}^{1.96}\dfrac{1}{\sqrt{2\pi}}e^{-\frac{z^2}{2}}dz = 0.950$$

$z=2.58$ のとき，

$$\Pr\left\{\bar{x} - 2.58\dfrac{\sigma}{\sqrt{n}} \leqq \mu \leqq \bar{x} + 2.58\dfrac{\sigma}{\sqrt{n}}\right\} = \int_{-2.58}^{2.58}\dfrac{1}{\sqrt{2\pi}}e^{-\frac{z^2}{2}}dz = 0.990$$

となって，$z=1.96$ のとき 95.0%，$z=2.58$ では 99.0% の確率で，この範囲は母数 $\mu$ を含むことになる[*4]．このとき，区間 $\left(\bar{x} - 1.96\dfrac{\sigma}{\sqrt{n}},\ \bar{x} + 1.96\dfrac{\sigma}{\sqrt{n}}\right)$ を母平均 $\mu$ の信頼係数(confidence coefficient) 95% の信頼区間(confidence interval)，区間 $\left(\bar{x} - 2.58\dfrac{\sigma}{\sqrt{n}},\ \bar{x} + 2.58\dfrac{\sigma}{\sqrt{n}}\right)$ を母平均 $\mu$ の信頼係数 99% の信頼区間という．また，区間の両端点 $\bar{x} - z\dfrac{\sigma}{\sqrt{n}}$ および $\bar{x} + z\dfrac{\sigma}{\sqrt{n}}$ を信頼限界(confidence limit)という．

標準正規分布 $N(0,\ 1^2)$ について，$t$ 分布のときと同様に[*5]，

$$\Pr\{|z| > z(\alpha)\} = \alpha$$

とおくことによって信頼区間を，

$$\Phi(z) = \int_{-z(\alpha)}^{z(\alpha)}\dfrac{1}{\sqrt{2\pi}}e^{-\frac{z^2}{2}}dz$$

---

[*4] 図 3-9 e，3-9 f (p. 46) 参照のこと．
[*5] 図 4-6 (p. 61) 参照のこと．

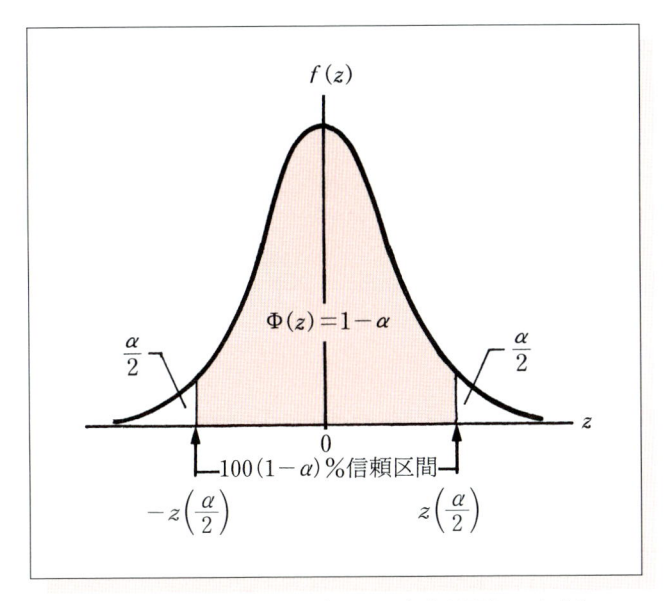

図 6-1 母平均 $\mu$ の信頼区間（$\sigma^2$ が既知のとき）

のように表すことができる．

ところで，標準正規分布表(p.203)は，$\alpha$ 点に対する片側（上側）確率 $\Pr\{z>z(\alpha)\}=\alpha$ を表したものである．したがって，信頼係数 $100(1-\alpha)\%$ に対する $z$ 値を表から求めるには，片側確率 $\dfrac{\alpha}{2}$ に対する $z$ 値でなければならない（**図 6-1**）．たとえば，信頼係数 $95\%$ に対する $\alpha$ 点は関係式，

$$\Phi(z)=0.95=1-\alpha=1-2\times\left(\dfrac{\alpha}{2}\right)=1-2\alpha'$$

から $\alpha'=\dfrac{1-0.95}{2}=0.025$ となるので，付表1 (p.203) により，$\alpha'=0.025$ に対する標準正規分布の $\alpha$ 点 $z(\alpha')=z(0.025)=1.96$ を求めればよい．

以上の理由から，式 6-(3)-2 は，

$$\Pr\left\{\bar{x}-z\left(\dfrac{\alpha}{2}\right)\dfrac{\sigma}{\sqrt{n}}\leqq\mu\leqq\bar{x}+z\left(\dfrac{\alpha}{2}\right)\dfrac{\sigma}{\sqrt{n}}\right\}=1-\alpha \quad \cdots\cdots 6\text{-}(3)\text{-}3$$

のように表すことができる．式 6-(3)-3 によって，任意の信頼係数 $100(1-\alpha)\%$ に対する信頼区間を得ることが可能になる．

## 6-2-2 母平均 $\mu$ の区間推定

**（1）母分散 $\sigma^2$ がわかっている正規母集団の母平均 $\mu$ の区間推定**

この問題については 6-2-1 で詳述したとおりであるが，理解を深めるために例題により説明をすることにする．

**例題 5**：H大学女子学生 10 名の身長平均 $\bar{x}=159.2$ cm であった．この集団の身長の母分散が $\sigma^2=9.92$ であるとき，母平均 $\mu$ の信頼係数 $95\%$ に対する信頼区間および信頼限界を求めよ．

**解　答**：信頼係数 95%に対する信頼区間は $\left(\bar{x}-1.96\dfrac{\sigma}{\sqrt{n}},\ \bar{x}+1.96\dfrac{\sigma}{\sqrt{n}}\right)$ であるから，

$$\bar{x}-1.96\frac{\sigma}{\sqrt{n}}=159.2-1.96\sqrt{\frac{9.92}{10}}=157.2\ (\mathrm{cm})$$

$$\bar{x}+1.96\frac{\sigma}{\sqrt{n}}=159.2+1.96\sqrt{\frac{9.92}{10}}=161.2\ (\mathrm{cm})$$

ゆえに，信頼係数 95%に対する母平均 $\mu$ の信頼区間は，

$$157.2 \leqq \mu \leqq 161.2$$

であり，95%信頼限界の上限は 161.2 cm，下限は 157.2 cm である．　❖

**（2）母分散 $\sigma^2$ が不明な正規母集団の母平均 $\mu$ の区間推定**

この場合には，標準正規分布の $z$ 値に変えて $t$ 分布の $t$ 値を用いることになる[*6]．母分散 $\sigma^2$ がわかっているときには，式 6-(1) の統計量，

$$z=\frac{\bar{x}-\mu}{\dfrac{\sigma}{\sqrt{n}}}$$

を用いたが，母分散 $\sigma^2$ が不明のときには，$z$ に変えて式 4-(5) の統計量，

$$t=\frac{\bar{x}-\mu}{\dfrac{u}{\sqrt{n}}}$$

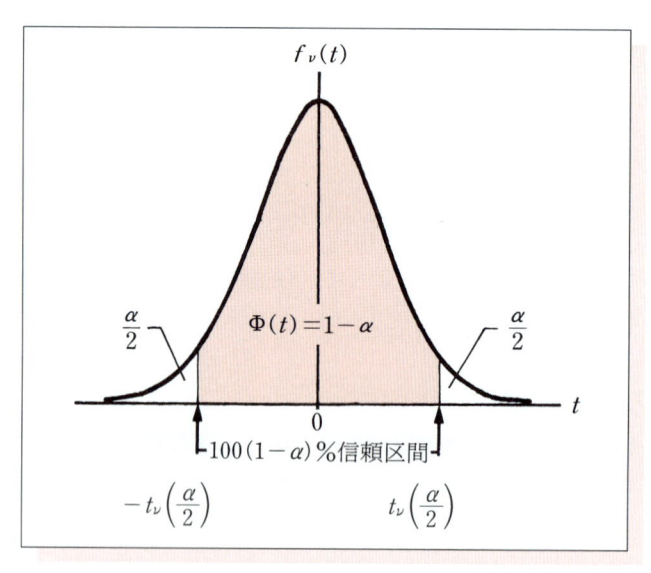

図 6-2　母平均 $\mu$ の信頼区間（$\sigma^2$ が不明のとき）

---

[*6] pp. 60–61 参照のこと．

を用いる．この場合統計量 $\Phi(t)$ は，式 6-(2) に準じて，

$$\Pr\left\{|\bar{x}-\mu| \leqq t_\nu\left(\frac{\alpha}{2}\right)\frac{u}{\sqrt{n}}\right\}=1-\alpha=\Phi(t) \quad \cdots\cdots\cdots 6\text{-}(4)$$

のようになる．ただし，$t_\nu\left(\frac{\alpha}{2}\right)$ は $t$ 分布の $\alpha$ 点に対する $t$ 値であり，(1) と同様 $\Phi(t)=1-\alpha$ を 100 倍したものが信頼係数(%)である．

ここで，$\alpha$ と $\Phi(t)$ との関係について簡単に説明をする．**図6-2** に示したように $\frac{\alpha}{2}=\alpha'$ に対する $t$ 分布の確率密度関数 $f(t)$ の積分は，

$$\int_{-\infty}^{-t\nu(\alpha')}f(t)dt=\int_{t\nu(\alpha')}^{\infty}f(t)dt=\alpha'=\frac{\alpha}{2}$$

であるから，$\Phi(t)$ は $f(t)$ の全積分から区間 $(-\infty \sim -t_\nu(\alpha),\ t_\nu(\alpha)\sim \infty)$ を除いた値，

$$\Phi(t)=\int_{-\infty}^{\infty}f(t)dt-\left(\int_{-\infty}^{-t\nu(\alpha')}f(t)dt+\int_{t\nu(\alpha')}^{\infty}f(t)dt\right)=1-\alpha$$

になる．したがって，信頼係数 $100(1-\alpha)$% に対する $t$ 分布の $\alpha$ 点は，$0\pm t_\nu(\alpha')=0\pm t_\nu\left(\frac{\alpha}{2}\right)$ である．

$t$ 分布のパラメータは自由度 $\nu$ により異なった値をとるから，$t_\nu(\alpha')$ は $t$ 分布表によって求めなければならない．$t$ 分布表は，縦に自由度 $\nu$，横に $\alpha$ をとっており[*7]，しかも上段の（ ）内は両側確率を表しているから，そのまま数値を読み取ればよい．たとえば自由度 $\nu=9$，$\alpha=0.01$ のとき，**付表3** から $t_\nu(\alpha)=t_9(0.01)=3.250$ である．

また，式 6-(4) は式 6-(3)-3 のときと同様に，

$$\bar{x}-t_\nu\left(\frac{\alpha}{2}\right)\frac{u}{\sqrt{n}}\leqq \mu \leqq \bar{x}+t_\nu\left(\frac{\alpha}{2}\right)\frac{u}{\sqrt{n}} \quad \cdots\cdots\cdots 6\text{-}(5)$$

と表すことができる．

**例題6**：例題5で標本数 $n=10$，標本平均 $\bar{x}=159.2$ であるが母分散 $\sigma^2$ については不明であるとする．不偏分散が $u^2=11.02$ であるとき信頼係数 99% に対する母平均 $\mu$ の信頼区間と信頼限界を求めよ．

**解 答**：式 6-(5) から，母分散 $\sigma^2$ が不明のときの信頼区間は，

$$159.2-t_\nu\left(\frac{\alpha}{2}\right)\cdot\sqrt{\frac{11.02}{10}}\leqq \mu \leqq 159.2+t_\nu\left(\frac{\alpha}{2}\right)\cdot\sqrt{\frac{11.02}{10}}$$

で与えられるから，信頼係数 $100\Phi(t)=100(1-\alpha)=99$%，すなわち $\alpha=(1-0.99)=0.01$ に対する母平均 $\mu$ の信頼区間は，$t$ 分布表から片側確率 $t_\nu\left(\frac{\alpha}{2}\right)=t_{n-1}\left(\frac{\alpha}{2}\right)=t_9(0.005)=3.250$（または両側確率 $t(0.01)=3.250$）をこれに代入して，

$$159.2-3.25\sqrt{\frac{11.02}{10}}=155.7,\quad 159.2+3.25\sqrt{\frac{11.02}{10}}=162.6$$

---

[*7] 後述の7章検定では，$\alpha$ は有意水準とよばれる．

から,

$$155.7 \text{ cm} \leqq \mu \leqq 162.6 \text{ cm}$$

信頼限界の上限は 162.6 cm, 下限は 155.7 cm である. ───────◆

$t$ 分布は, $n$ が 30 を超えると正規分布に近似するので, 母平均 $\mu$ の推定には $t_{\nu \geqq 30}(\alpha)$ に代えて正規分布の値 $z(\alpha)$ を用いることがある.

**例題7**: A 大学の女子学生について体重平均 $\mu$ は不明だが母分散は $\sigma^2 = 42.6 \text{ kg}^2$ であることがわかっている. そこで, この集団から 30 名の女子学生を任意抽出して計量した結果, 標本平均, 標本分散および不偏分散がそれぞれ $\bar{x} = 52.3 \text{ kg}$, $s^2 = 31.7$, $u^2 = 32.8$ であった. 分散 $\sigma^2$, $s^2$, $u^2$ を用いて信頼係数 95% に対する母平均 $\mu$ の信頼区間を求めるとともに, それぞれについて区間の比較をせよ. ───────◆

**解答**: 信頼係数 95% に対する $\alpha$ は 0.05 であるから, 標準正規分布では, $z\left(\dfrac{\alpha}{2}\right) = z(0.025) = 1.96$, $t$ 分布では自由度 $\nu = n-1 = 29$, $\alpha = 0.05$ のときの $t$ 値が $t_{29}(0.025) = 2.045$ である. したがって $\sigma^2$ を用いるときの母平均 $\mu$ の信頼区間は,

$$\bar{x} - 1.96\sqrt{\dfrac{\sigma^2}{n}} = 52.3 - 1.96\sqrt{\dfrac{42.6}{30}} = 50.0$$

$$\bar{x} + 1.96\sqrt{\dfrac{\sigma^2}{n}} = 52.3 - 1.96\sqrt{\dfrac{42.6}{30}} = 54.6$$

$s^2$ を用いるときは, $n \geqq 30$ なので $t_{29}(0.025)$ の代わりに $z(0.025) = 1.96$ を用いればよいから,

$$\bar{x} - 1.96\sqrt{\dfrac{s^2}{n}} = 52.3 - 1.96\sqrt{\dfrac{31.7}{30}} = 50.3$$

$$\bar{x} + 1.96\sqrt{\dfrac{s^2}{n}} = 52.3 + 1.96\sqrt{\dfrac{31.7}{30}} = 54.3$$

不偏分散 $u^2$ を用いるときは, $t$ 分布になるから,

$$\bar{x} - t_{29}(0.025)\sqrt{\dfrac{u^2}{n}} = 52.3 - 2.045\sqrt{\dfrac{32.8}{30}} = 50.2$$

$$\bar{x} + t_{29}(0.025)\sqrt{\dfrac{u^2}{n}} = 52.3 + 2.045\sqrt{\dfrac{32.8}{30}} = 54.4$$

以上の結果から母平均 $\mu$ の信頼係数 95% の信頼区間は,

$\sigma^2$ を用いたとき　　$50.0 \leqq \mu \leqq 54.6$
$s^2$ を用いたとき　　$50.3 \leqq \mu \leqq 54.3$
$u^2$ を用いたとき　　$50.2 \leqq \mu \leqq 54.4$

となって，母分散 $\sigma^2$ を用いたときの母平均 $\mu$ の推定区間に対して，不偏分散推定値 $u^2$ を用いたときの信頼区間のほうが，$s^2$ を用いたときよりも近似していることがわかる．しかし，$n \geqq 30$ のとき，それぞれの分散による信頼区間は，若干のくい違いがみられるものの，実用的にはどの方法を用いても問題はない．

## 6-2-3　2組の正規母集団における母平均 $\mu_1$，$\mu_2$ の差の区間推定

### （1）母分散 $\sigma_1{}^2$，$\sigma_2{}^2$ がわかっている場合

2組の正規母集団が $N(\mu_1,\ \sigma_1{}^2)$，$N(\mu_2,\ \sigma_2{}^2)$ であるとき，それぞれの母集団から任意抽出された標本数 $n_1$，$n_2$ の標本平均 $\bar{x}_1$，$\bar{x}_2$ について統計量，

$$z = \frac{(\bar{x}_1 - \mu_1) - (\bar{x}_2 - \mu_2)}{\sqrt{\dfrac{\sigma_1{}^2}{n_1} + \dfrac{\sigma_2{}^2}{n_2}}} = \frac{(\bar{x}_1 - \bar{x}_2) - (\mu_1 - \mu_2)}{\sqrt{\dfrac{\sigma_1{}^2}{n_1} + \dfrac{\sigma_2{}^2}{n_2}}}$$

は標準正規分布 $N(0,\ 1^2)$ する．したがって，$z$ に関して前項と同様に，

$$\Pr\left\{-z\left(\frac{\alpha}{2}\right) \leqq \frac{(\bar{x}_1 - \bar{x}_2) - (\mu_1 - \mu_2)}{\sqrt{\dfrac{\sigma_1{}^2}{n_1} + \dfrac{\sigma_2{}^2}{n_2}}} \leqq z\left(\frac{\alpha}{2}\right)\right\} = 1 - \alpha$$

であるから，

$$|\bar{x}_1 - \bar{x}_2| - z\left(\frac{\alpha}{2}\right)\sqrt{\frac{\sigma_1{}^2}{n_1} + \frac{\sigma_2{}^2}{n_2}} \leqq |\mu_1 - \mu_2| \leqq |\bar{x}_1 - \bar{x}_2| + z\left(\frac{\alpha}{2}\right)\sqrt{\frac{\sigma_1{}^2}{n_1} + \frac{\sigma_2{}^2}{n_2}} \quad \cdots 6\text{-}(6)$$

が成立する．

> **例題8**：ある製薬工場で製品中の無機銅を調べるために2つの試験方法，A法，B法を併用しており，A法の標準偏差 $\sigma_1 = 0.5\,\mu\mathrm{g}$，B法の標準偏差 $\sigma_2 = 1.1\,\mu\mathrm{g}$ であることが確認されている．ある lot の製品から50本を抽出して，そのうち，30本をA法で推定し，残り20本をB法で推定したところ，A法では $\bar{x}_1 = 12.0\,\mu\mathrm{g}$，B法では $\bar{x}_2 = 15.5\,\mu\mathrm{g}$ という結果が得られた．この lot の製品中の無機銅量について，A法およびB法による母平均の差の95%信頼区間を求めよ

**解　答**：$n_1 = 30$，$\bar{x}_1 = 12.0$，$\sigma_1{}^2 = 0.5^2$，$n_2 = 20$，$\bar{x}_2 = 15.5$，$\sigma_2{}^2 = 1.1^2$ から，$|\bar{x}_1 - \bar{x}_2| = 3.5$，$\sqrt{\dfrac{0.5^2}{30} + \dfrac{1.1^2}{20}} = 0.262$，$z(0.025) = 1.96$ である．したがって，式6-(6)から，

$$3.5 - (1.96 \times 0.262) \leqq |\mu_1 - \mu_2| \leqq 3.5 + (1.96 \times 0.262)$$

が成立するのでA法，B法による製品中の無機銅量の母平均間の差 $|\mu_1 - \mu_2|$ の95%信頼区間は上限 $4.01\,\mu\mathrm{g}$，下限 $2.99\,\mu\mathrm{g}$ である．

### （2）母分散 $\sigma^2$ が不明な場合

2組の正規母集団 $N(\mu_1, \sigma_1^2)$, $N(\mu_2, \sigma_2^2)$ があって, $\sigma_1^2 = \sigma_2^2 = \sigma^2$ であると仮定する. それぞれの母集団から, 大きさ $n_1$, $n_2$ の標本を任意抽出したときの標本平均を $\bar{x}_1$, $\bar{x}_2$, 標本分散を $s_1^2$, $s_2^2$ とすれば, 統計量,

$$t = \frac{(\bar{x}_1 - \bar{x}_2) - (\mu_1 - \mu_2)}{\sqrt{\dfrac{n_1 + n_2}{n_1 n_2}\left(\dfrac{n_1 s_1^2 + n_2 s_2^2}{n_1 + n_2 - 2}\right)}} \quad \cdots\cdots\cdots\cdots 6\text{-}(7)$$

は自由度 $\nu = n_1 + n_2 - 2$ の $t$ の分布をする. 分母の（ ）内は, 2組の正規母集団共通の分散 $\sigma^2$ に対する不偏分散推定値であるから, これを $u^2$ とおけば式 6-(4) によって,

$$\Pr\left\{\,|(\bar{x}_1 - \bar{x}_2) - (\mu_1 - \mu_2)| \leq t_\nu\left(\frac{\alpha}{2}\right)\sqrt{\frac{n_1 + n_2}{n_1 n_2} u^2}\,\right\} = \Phi(t) = 1 - \alpha$$

となるから,

$$|\bar{x}_1 - \bar{x}_2| - t_\nu\left(\frac{\alpha}{2}\right)\sqrt{\frac{n_1 + n_2}{n_1 n_2} u^2} \leq |\mu_1 - \mu_2| \leq |\bar{x}_1 - \bar{x}_2| + t_\nu\left(\frac{\alpha}{2}\right)\sqrt{\frac{n_1 + n_2}{n_1 n_2} u^2} \quad \cdots\cdots 6\text{-}(8)$$

が成立する.

### 6-2-4 母比率の区間推定

#### （1）標本比率による母比率の区間推定

標本比率から母比率を推定するときには, 通常, 正規分布推定が用いられる.

したがって, ある程度標本数が大きくなければならず[*8], 標本数が小さいときには直接, 2項分布による確率計算を行わなければならない. ここでは, 標本数 $n$ が $nP \geq 5$ の条件[*9]を満たす場合について述べる.

2項母集団の母比率を $p$, この母集団からの抽出標本数 $n$, 標本比率を $P$ とするとき統計量,

$$z = \frac{P - p}{\sqrt{\dfrac{p(1-p)}{n}}}$$

は $N(0, 1^2)$ の標準正規分布に従う. ゆえに, 母比率 $p$ の区間推定は式 6-(3)-3 に準じて,

$$P - z\left(\frac{\alpha}{2}\right)\sqrt{\frac{p(1-p)}{n}} \leq p \leq P + z\left(\frac{\alpha}{2}\right)\sqrt{\frac{p(1-p)}{n}}$$

---

[*8] 図 3-1, 3-2(p.33) にみられるように, 比率 $p$ が 0.5 から大きくかけ離れていたり, 標本数 $n$ が小さいときには, 正規分布近似しなくなるからである.
[*9] $P \leq 0.5$ のときは $nP \geq 5$, $0.5 < P < 1.0$ のときは $(1-P)$ に対しては $n(1-P) \geq 5$ とする.

で与えられる．しかし，この式からは，母比率 $p$ の推定に同じ母比率 $p$ が用いられるという矛盾を生じる．したがって，現実には標本比率 $P$ が代用される．標本比率 $P$ を用いることにより，母比率 $p$ の区間推定は近似的に，

$$P-z\left(\frac{\alpha}{2}\right)\sqrt{\frac{P(1-P)}{n}} \leqq p \leqq P+z\left(\frac{\alpha}{2}\right)\sqrt{\frac{P(1-P)}{n}} \quad \cdots\cdots 6\text{-}(9)$$

で与えられる．

**例題9**：ある地域で，高等学校の生徒 200 人を任意抽出してツベルクリン反応を調べたところ，160 人が陽性であった．この地域の高校生のツベルクリン陽性率を，信頼係数 95% で推定せよ．

**解　答**：標本数 $n=200$ 人，陽性数 160 人から標本比率は $P=\frac{160}{200}=0.8$ である．したがって母比率 $p$ の 95% 信頼区間は式 6-(9) から，

$$0.8-1.96\sqrt{\frac{0.8(1-0.8)}{200}} \leqq p \leqq 0.8+1.96\sqrt{\frac{0.8(1-0.8)}{200}}$$

である．ゆえに母比率の 95% 信頼区間は，

$$0.745 \leqq p \leqq 0.855$$

で与えられる．すなわち，この地域の高校生のツベルクリン陽性率は，信頼係数 95% に対して，信頼限界の上限は 85.5%，下限は 74.5% である．

**（2）2 組の母比率の差の区間推定**

2 組の母集団の母比率を $p_1$, $p_2$，それぞれの母集団から任意抽出した大きさ $n_1$, $n_2$ の標本の標本比率を $P_1$, $P_2$ とすれば，標本比率の差 $P_1-P_2$ は $N\left(p_1-p_2,\ V(p)\fallingdotseq\frac{P_1(1-P_1)}{n_1}+\frac{P_2(1-P_2)}{n_2}\right)$ である正規分布をする．したがって，信頼係数 $100(1-\alpha)$% に対する 2 組の母比率の差 $|p_1-p_2|$ の信頼区間は，式 6-(9) から，

$$|P_1-P_2|-z\left(\frac{\alpha}{2}\right)\sqrt{V(p)} \leqq |p_1-p_2| \leqq |P_1-P_2|+z\left(\frac{\alpha}{2}\right)\sqrt{V(p)} \quad \cdots\cdots 6\text{-}(10)$$

によって与えられる．

**例題10**：A 市の教育委員会が行った学校給食の嗜好調査（学年階層別抽出調査）の結果から，ある種の米飯給食のメニューについて，A 地区では 850 人中 765 人，B 地区では 600 人中 510 人が「好き」と答えた．両地区の母比率の差について信頼係数 95% の信頼区間を求めよ．

**解　答**：A 地区の母比率を $p_1$, B 地区の母比率を $p_2$ とする．問題から，A 地区の標本比率 $P_1=\frac{765}{850}=0.90$, B 地区の標本比率 $P_2=\frac{510}{600}=0.85$ である．母比率の差 $p_1-p_2$ の 95% 信頼区間は，式 6-(10) によって与えられるから，

$$|p_1-p_2|=0.05, \quad \sqrt{V(p)}=\sqrt{\frac{0.90(1-0.90)}{850}+\frac{0.85(1-0.85)}{600}}=0.018$$

から，両地区の母比率の差 $|p_1-p_2|$ の信頼係数 95% に対する信頼区間は，

$$0.015 \leq |p_1-p_2| \leq 0.085$$

となる．これは，ある米飯給食のメニューに対する「好み」は，A 地区のほうが B 地区に比べて，95% の確率で，1.5−8.5% 程度高いことを意味する．

## 6-2-5 母分散の区間推定

### （1）母平均 $\mu$ がわかっている場合

正規母集団 $N(\mu, \sigma^2)$ から任意抽出した $n$ 個の標本 $x_1, x_2, \ldots, x_n$ から得られた統計量，

$$x^2=\frac{1}{\sigma^2}\sum(x_i-\mu)^2=\frac{n}{\sigma^2}\cdot\frac{\sum(x_i-\mu)^2}{n}=\frac{ns^2}{\sigma^2}$$

は定理 4-8 により，自由度 $\nu=n$ の $x^2$ 分布をする．したがって，信頼係数 $100(1-\alpha)$% に対する信頼区間は，

$$\Pr\left\{\chi_\nu^2\left(1-\frac{\alpha}{2}\right)\leq x^2\leq\chi_\nu^2\left(\frac{\alpha}{2}\right)\right\}=\Pr\left\{\chi_\nu^2\left(1-\frac{\alpha}{2}\right)\leq\frac{ns^2}{\sigma^2}\leq\chi_\nu^2\left(\frac{\alpha}{2}\right)\right\}=1-\alpha$$

となるから，$1-\alpha$ に対する $x^2$ 分布の $\left(\frac{\alpha}{2}\right)$ 点，すなわち $\chi_\nu^2\left(\frac{(1-\alpha)}{2}\right)$，$\chi_\nu^2\left(\frac{\alpha}{2}\right)$ を決めることにより，母分散 $\sigma^2$ の $100(1-\alpha)$% 信頼区間は，

$$\frac{ns^2}{\chi_\nu^2\left(\frac{\alpha}{2}\right)}\leq\sigma^2\leq\frac{ns^2}{\chi_\nu^2\left(1-\frac{\alpha}{2}\right)} \quad \cdots\cdots 6\text{-}(11)$$

のように表すことができる（図 6-3）．

**例題 11**：血液中の尿酸量平均（母平均）は 4.5 mg/100 m$l$ とされている．住民検診で 10 名の尿酸量(100 m$l$ 当たりの mg 数）が 4.8, 3.9, 3.4, 6.0, 4.2, 4.9, 3.9, 3.4, 4.5, 3.9

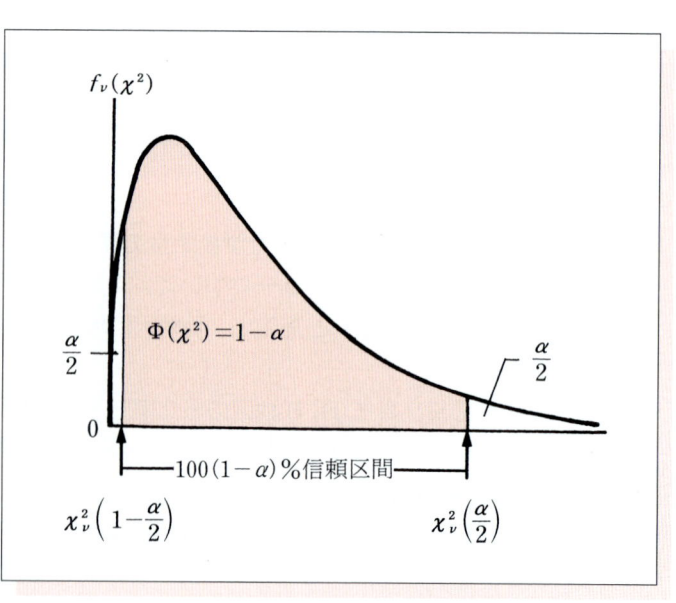

図 6-3 母分散 $\sigma^2$ の信頼区間

(mg/100 m$l$)であるとき，母分散の信頼係数 99% に対する区間推定を行え．

**解　答**：標本 $x_i$ と母平均 $\mu$ との偏差平方和 $S^2$ は，

$$ns^2 = S^2 = \sum(x_i - \mu)^2 = (4.8-4.5)^2 + (3.9-4.5)^2 + \cdots\cdots + (3.9-4.5)^2 = 6.09$$

であるから，式 6-(11) に 6.09 を代入して，

$$\frac{6.09}{\chi_\nu^2\left(\frac{\alpha}{2}\right)} \leqq \sigma^2 \leqq \frac{6.09}{\chi_\nu^2\left(1-\frac{\alpha}{2}\right)}$$

さらに，自由度 $\nu = n = 10$，$\frac{\alpha}{2} = 0.005$ に対する $\chi^2$ 値は，付表 2 から $\chi_{10}^2\left(\frac{\alpha}{2}\right) = \chi_{10}^2(0.005) = 25.188$，$\chi_{10}^2\left(1-\frac{\alpha}{2}\right) = \chi_{10}^2(0.995) = 2.156$ であるから，

$$\frac{6.09}{25.188} \leqq \sigma^2 \leqq \frac{6.09}{2.156}$$

となって信頼係数 99% に対する母分散 $\sigma^2$ の信頼区間は，

$$0.24 \leqq \sigma^2 \leqq 2.82$$

である．

### (2) 母平均が不明の場合

この場合，母平均 $\mu$ の代わりに標本平均 $\bar{x}$ を，標本分散 $s^2$ のかわりに不偏分散 $u^2$ が用いられる．

定理 4-9 により，

$$\chi^2 = \frac{1}{\sigma^2}\sum(x_i - \bar{x})^2 = \frac{(n-1)u^2}{\sigma^2}$$

であるから，$ns^2$ の代わりに $(n-1)u^2$ を用いればよい．すなわち $(1-\alpha)$ に対する母分散 $\sigma^2$ の信頼区間は，

$$\frac{(n-1)u^2}{\chi_\nu^2\left(\frac{\alpha}{2}\right)} \leqq \sigma^2 \leqq \frac{(n-1)u^2}{\chi_\nu^2\left(1-\frac{\alpha}{2}\right)} \quad \cdots\cdots 6\text{-}(12)$$

で与えられる．ただし，統計量 $\chi^2$ は不偏分散 $u^2$ を用いることによって自由度 $\nu = n-1$ の $\chi^2$ 分布に従うことになる．

**例題 12**：前問で母平均 $\mu$ が不明であるとき，母分散の信頼係数 99% に対する信頼区間はどうなるか

**解　答**：母平均が不明な場合には $\mu$ にかえて標本平均 $\bar{x}$，$ns^2 = \sum(x_i-\mu)^2$ にかえて $(n-1) \times u^2 = \sum(x_i-\bar{x})^2$ が用いられる．計算の結果，$\sum(x_i-\bar{x})^2 = 5.649$ であるから，これを式 6-(12) に代入して，

$$\frac{5.649}{\chi_\nu^2\left(\frac{\alpha}{2}\right)} \leq \sigma^2 \leq \frac{5.649}{\chi_\nu^2\left(1-\frac{\alpha}{2}\right)}$$

付表2から自由度 $\nu=n-1=9$, $\frac{\alpha}{2}=0.005$ に対する $\chi^2$ 値は $\chi_9^2(0.005)=23.589$, $\chi_9^2(0.995)=1.735$, ゆえに信頼係数99%に対する母分散 $\sigma^2$ の信頼区間は,

$$0.24 \leq \sigma^2 \leq 3.26$$

である.

## 6-2-6 母分散比の区間推定

2つの正規母集団 $N(\mu_1, \sigma_1^2)$, $N(\mu_2, \sigma_2^2)$ であるとき,それぞれの母集団から任意抽出された標本数 $n_1$, $n_2$ の標本平均を $\bar{x}_1$, $\bar{x}_2$, 不偏分散を,

$$u_1^2 \frac{\sum(x_{1i}-\bar{x}_1)^2}{n_1-1} = \frac{\sum(x_{1i}-\bar{x}_1)^2}{\nu_1}, \quad u_2^2 = \frac{\sum(x_{2i}-\bar{x}_2)^2}{n_2-1} = \frac{\sum(x_{2i}-\bar{x}_2)^2}{\nu_2}$$

とすれば,統計量,

$$F = \frac{\frac{u_1^2}{\sigma_1^2}}{\frac{u_2^2}{\sigma_2^2}} \quad \cdots\cdots\cdots\cdots\cdots\cdots\cdots\cdots\cdots\cdots\cdots\cdots\cdots\cdots\cdots\cdots\cdots 6\text{-}(13)$$

は,自由度対 $(\nu_2, \nu_1)$ の $F$ 分布をする.したがって,この分布が $1-\alpha$ の間にある確率は,

$$\Pr\left\{ F_{\nu_2}^{\nu_1}\left(1-\frac{\alpha}{2}\right) \leq F \leq F_{\nu_2}^{\nu_1}\left(\frac{\alpha}{2}\right) \right\} = 1-\alpha$$

であるから,式6-(13)を代入すれば,

$$\Pr\left\{ F_{\nu_2}^{\nu_1}\left(1-\frac{\alpha}{2}\right) \leq \frac{\frac{u_1^2}{\sigma_1^2}}{\frac{u_2^2}{\sigma_2^2}} \leq F_{\nu_2}^{\nu_1}\left(\frac{\alpha}{2}\right) \right\} = 1-\alpha$$

となって, $\frac{u_1^2}{u_2^2} = F_0$ とおけば,

$$Pr\left\{ \frac{F_0}{F_{\nu_2}^{\nu_1}\left(\frac{\alpha}{2}\right)} \leq \frac{\sigma_1^2}{\sigma_2^2} \leq \frac{F_0}{F_{\nu_2}^{\nu_1}\left(1-\frac{\alpha}{2}\right)} \right\} = 1-\alpha$$

さらに**定理4-15**から上式は,

$$Pr\left\{ \frac{F_0}{F_{\nu_2}^{\nu_1}\left(\frac{\alpha}{2}\right)} \leq \frac{\sigma_1^2}{\sigma_2^2} \leq F_0 \cdot F_{\nu_1}^{\nu_2}\left(\frac{\alpha}{2}\right) \right\} = 1-\alpha$$

となる.したがって, $1-\alpha$ に対する $\frac{\alpha}{2}$ 点 $F_{\nu_2}^{\nu_1}\left(1-\frac{\alpha}{2}\right)$, $F_{\nu_2}^{\nu_1}\left(\frac{\alpha}{2}\right)$ を決めることにより,母分散比

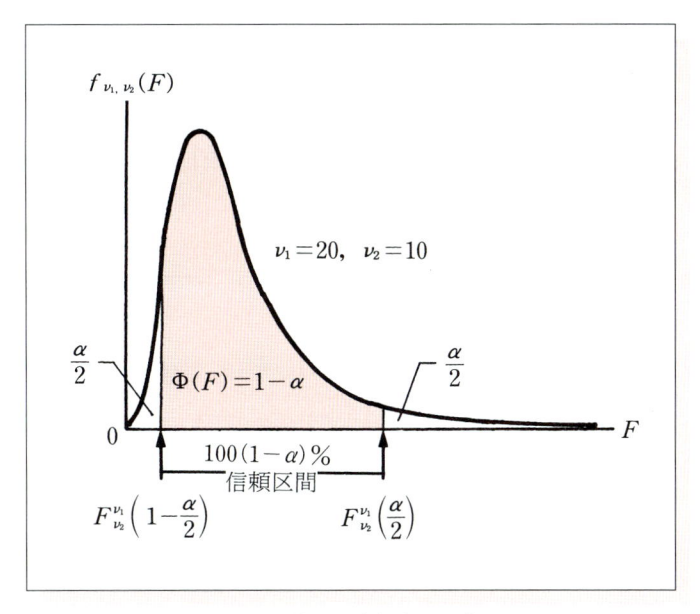

図 6-4 分散比 $\sigma_1^2/\sigma_2^2$ の信頼区間

$\dfrac{\sigma_1^2}{\sigma_2^2}$ の $100(1-\alpha)\%$ 信頼区間は，

$$\frac{F_0}{F_{\nu_2}^{\nu_1}\left(\dfrac{\alpha}{2}\right)} \leqq \frac{\sigma_1^2}{\sigma_2^2} \leqq F_0 \cdot F_{\nu_1}^{\nu_2}\left(\dfrac{\alpha}{2}\right) \quad \cdots\cdots 6\text{-}(14)$$

のように表すことができる(図6-4)．

**例題 13**：A高等学校の進学志望者のなかから，理系志望 15 名，文系志望 10 名を任意抽出して数学の点数を調べたところ，理系志望者では不偏分散 $u_1^2 = 9.02$，文系志望者では不偏分散 $u_2^2 = 8.22$ であった．この学校の進学志望者全体の母分散比 $\dfrac{\sigma_1^2}{\sigma_2^2}$ を信頼係数 95% で区間推定せよ．

**解　答**：$F_0 = \dfrac{u_1^2}{u_2^2} = 1.10$，付表4-2から $F_{\nu_2}^{\nu_1}\left(\dfrac{\alpha}{2}\right) = F_{n_2-1}^{n_1-1}\left(\dfrac{\alpha}{2}\right) = F_9^{14}(0.025) = 3.81$，$F_{\nu_1}^{\nu_2} = F_{14}^9 (0.025) = 3.21$ であるから，

$$\frac{F_0}{F_9^{14}(0.025)} = \frac{1.10}{3.81} = 0.29, \quad F_0 \cdot F_{14}^9(0.025) = 1.10 \times 3.21 = 3.53$$

ゆえに，母分散比 $\dfrac{\sigma_1^2}{\sigma_2^2}$ の信頼係数 95% に対する信頼区間は式 6-(14) より，

$$0.29 \leqq \frac{\sigma_1^2}{\sigma_2^2} \leqq 3.53$$

である．

### 6-2-7 ポアソン分布の母数 $\lambda$ の区間推定

母数 $\lambda$ の区間推定には，次の2つの関係式が用いられる．

**（1）精 密 法**

ポアソン母集団から大きさ $n$ の任意標本 $x_1, x_2, \cdots\cdots, x_n$ を抽出したとき，ポアソン分布と $\chi^2$ 分布との関係から，母数 $\lambda$ の $100(1-\alpha)$% 信頼区間は，

$$\frac{\chi^2_{\nu_1}\left(1-\frac{\alpha}{2}\right)}{2n} \leqq \lambda \leqq \frac{\chi^2_{\nu_2}\left(\frac{\alpha}{2}\right)}{2n} \quad\cdots\cdots\cdots\cdots 6\text{-}(15)$$

で与えられる．ただし，自由度 $\nu_1 = 2k$，$\nu_2 = 2(k+1)$，$k = x_1 + x_2 + \cdots\cdots x_n$ である．

**（2）近 似 法**

ポアソン分布は $\lambda \geqq 5$ のとき，正規分布に近似する（**図3-3**）．この性質を利用して，次の式より母数 $\lambda$ の区間推定を行う[*10]．

$$\bar{x} - z\left(\frac{\alpha}{2}\right)\sqrt{\frac{\bar{x}}{n}} \leqq \lambda \leqq \bar{x} + z\left(\frac{\alpha}{2}\right)\sqrt{\frac{\bar{x}}{n}} \quad\cdots\cdots\cdots\cdots 6\text{-}(16)$$

**例題14**：細菌浮遊液中の菌量を測定するために，血球計算盤を用いて菌数を数えたところ，5小区間の菌数がそれぞれ 7, 7, 8, 11, 12 個であった．各小区間中の菌数がポアソン分布に従うものとして，母平均 $\lambda$ の 95% 信頼区間を ① 精密法，② 近似法により求めよ．

**解　答**：① 精密法：$k = \sum x_i = 7+7+8+11+12 = 45$ であるから，自由度 $\nu_1 = 2k = 90$，$\nu_2 = 2(k+1) = 92$ となって，$\chi^2$ 表より，$\chi^2_{90}(0.975) = 65.6$ 直線補間法によって，$\chi^2_{90}(0.025)$，$\chi^2_{100}(0.025)$ から $\chi^2_{92}(0.025) = 120.4$ が得られる．したがって，式 6-(15) によって，

$$\frac{\chi^2_{\nu_1}\left(1-\frac{\alpha}{2}\right)}{2n} = \frac{\chi^2_{90}(0.975)}{2 \times 5} = 6.56$$

$$\frac{\chi^2_{\nu_2}\left(\frac{\alpha}{2}\right)}{2n} = \frac{\chi^2_{92}(0.025)}{2 \times 5} = 12.04$$

であるから母平均 $\lambda$ の 95% 信頼区間は，次の式により表される．

$$6.56 \leqq \lambda \leqq 12.04$$

なお，母平均の最尤推定値は，例題2により $\lambda = \bar{x}$ であるから，$\dfrac{\sum x_i}{n} = \dfrac{45}{5} = 9.0$ である．

② 近似法：$\lambda \geqq 5$ であるから，式 6-(16) により，

$$\bar{x} - z\left(\frac{\alpha}{2}\right)\sqrt{\frac{\bar{x}}{n}} = 9.0 - 1.96 \times \sqrt{\frac{9.0}{5}} = 6.37$$

$$\bar{x} + z\left(\frac{\alpha}{2}\right)\sqrt{\frac{\bar{x}}{n}} = 9.0 + 1.96 \times \sqrt{\frac{9.0}{5}} = 11.63$$

---

[*10] ポアソン分布では，母平均および母分散がともに $\lambda$ であるから，母平均を推定することは同時に母分散を推定することでもある．

となって，$\lambda = \bar{x}$ の 95% 信頼区間は，次の式により表すことができる．

$$6.37 \leq \lambda \leq 11.63$$

## 6-2-8 オッズ比 $\widehat{OR}$ の区間推定

例題 4 に示した $2 \times 2$ 分割表で，交差積 $a \cdot d$，$b \cdot c$ の比 $\dfrac{a \cdot d}{b \cdot c}$ をオッズ比 (odds-ratio)，または交差積比 (cross product ratio) といい，記号 $OR$ で表される．

オッズ比は，$OR = 1$ のとき無関連性を表すので，疫学調査に用いられることが多く，とくに患者・対照研究 (case-control study) に欠かすことができない．ゆえに本書では，オッズ比 $OR$ の信頼区間の計算方法について，簡単に触れておく．

標本からのオッズ比を $OR$，その期待値を $\widehat{OR}$ とすれば，信頼係数 $100(1-\alpha)$% に対する $OR$ の信頼区間は近似的に，

$$e^{k_{\min}} \leq OR \leq e^{k_{\max}}$$

で表される．ただし，

$$OR = \frac{a \cdot d}{b \cdot c} = k$$

$$k_{\min} = l_n{}^{*11} k - z\left(\frac{\alpha}{2}\right) \sqrt{\frac{1}{a} + \frac{1}{b} + \frac{1}{c} + \frac{1}{d}}$$

$$k_{\max} = l_n k + z\left(\frac{\alpha}{2}\right) \sqrt{\frac{1}{a} + \frac{1}{b} + \frac{1}{c} + \frac{1}{d}}$$

である．

**例題 15**：例題 4 の $2 \times 2$ 分割表からオッズ比 $OR$ の 95% 信頼係数に対する信頼区間を求める．

**解　答**：表から，$OR = k = \dfrac{a \cdot d}{b \cdot c} = \dfrac{5 \times 16}{5 \times 4} = 4$

$$k_{\min} = l_n 4 - 1.96 \sqrt{\frac{1}{5} + \frac{1}{5} + \frac{1}{4} + \frac{1}{16}} = -0.268$$

$$k_{\max} = l_n 4 + 1.96 \sqrt{\frac{1}{5} + \frac{1}{5} + \frac{1}{4} + \frac{1}{16}} = 3.041$$

ゆえに 95% 信頼係数に対するオッズ比 $OR$ の信頼区間は，

$$e^{-0.268} = 0.765 \leq OR \leq e^{3.041} = 20.926$$

である．

---

[*11] 自然対数を表す記号は $\log_e$，$\ln$，$l_n$ などがあるが，ここでは記号として $l_n$ を用いることにした．ただし p.38 では，ポアソン分布の説明のために，例外として $\log_e$ を用いた．

## 演習問題

**問題1** 第4章，表4-1の身長平均 $\bar{x}_i$ の分散 $s_i^2$ は表4-2に示したとおりである．これら25個の身長平均 $\bar{x}_i$ のなかから，有効推定値を選び出せ．

**問題2** A薬の効果を調べるために投与実験を行って表の結果を得た．薬剤の種類とその効果との間に因果関係はないという条件下で，期待度数の最尤推定値を求めよ．

|     | 無効 | やや有効 | 有効 | 計 |
|-----|------|---------|------|-----|
| A薬 | 4    | 9       | 16   | 29  |
| 偽薬 | 9    | 12      | 9    | 30  |
| 計  | 13   | 21      | 25   | 59  |

**問題3** S市では，過去のデータから20代女性の1日当たりエネルギー摂取量の標準偏差 $\sigma$ が330 kcalであることが知られている．そこで，この地域の同年代の女性10名を抽出して調査を行ったところ，2,100, 1,650, 1,700, 2,300, 2,100, 1,300, 2,450, 1,500, 1,900, 1,950 kcal という結果が得られた．この結果から，S市の同年代女性の1日当たりエネルギー摂取量の99%信頼限界を推定せよ．

**問題4** 問題3の調査データから，母分散 $\sigma^2$ を信頼係数95%で区間推定せよ．

**問題5** 前問で母標準偏差 $\sigma$ が不明であるとき，母平均 $\mu$ の95%信頼区間を求めよ．

**問題6** ある高等学校で数学の試験を行い，表に示した結果を得た．この成績から，真の平均点の点差を信頼係数95%で区間推定せよ．

| 性別 | 人数 | 平均点 | 標準偏差：$s$ |
|------|------|--------|---------------|
| 男子 | 22   | 80     | 10            |
| 女子 | 18   | 70     | 15            |

**問題7** 従業員数2,000名の職場の定期検診成績から，男性10名，女性15名を抽出して総コレステロール量（mg/100 m$l$）の平均値と不偏分散を求めたところ，男性では $\bar{x}_1 = 212.9$，$u_1^2 = 1,110.8$，女性では $\bar{x}_2 = 195.1$，$u_2^2 = 843.5$ であった．男女の母分散比の95%信頼限界を求めよ．

**問題8** 細菌浮遊液を1 m$l$ ずつ10本の液体培地に培養したところ，8本に細菌の増殖が認められた．浮遊液中の細菌数はポアソン分布に従うものと考え，近似法により1 m$l$ 中の細菌数に対する95%信頼限界を求めよ．

# 7章 検　定

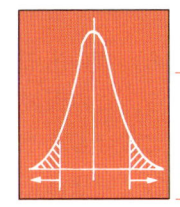

## 7-1 仮説検定

　仮説検定(statistical test of hypothesis)とは，実験や観測で得られたデータが，ある仮定した母集団から任意抽出されたものであるか否かを，データに基づいて決定する手続きをいう．

### 7-1-1 仮説検定の考え方と方法

　硬貨を続けて6回投げて，表が1回も出なかったり，逆に6回とも全部表だったとき，硬貨の正常性について疑問をもつのは当然であろう．そこで疑問を解決する方法について考えてみることにしよう．

　硬貨が正常なものであれば，表の出る確率$p$と裏の出る確率$q=1-p$はともに$\frac{1}{2}$であるから，6回続けて投げたとき表の出る回数$X$は，期待値(平均値)$np=3$を中心にして2項分布する[*1]．したがって，回数$X$の起こる確率 $\Pr\{X=x\}$ は式，

$$\Pr\{X=x\} = {}_6C_x \left(\frac{1}{2}\right)^x \left(\frac{1}{2}\right)^{6-x} = {}_6C_x \left(\frac{1}{2}\right)^6 \quad (x=0,\ 1,\ 2,\cdots\cdots,\ 6)$$

で与えられる(**表7-1**)．

　**表7-1**からわかるように，正常な硬貨を続けて6回投げたとき，表が1回も出ないか，または6回とも全部表が出る確率は，全体の3.2%にすぎない．つまり，このような事象は，正常な硬貨を続けて6回投げる試行を100回繰り返したとき，たかだか3回程度しか起こらないということである．したがって，「硬貨は正常であり，このような現象は偶然起こった」と考えるよりも，むしろ「このような現象は，硬貨が異常なために起こった」と考えるほうがより自然であろう．

**表7-1 確率 ${}_6C_x \left(\frac{1}{2}\right)^6$ と部分和**

| 表の出る回数：$X$ | 0 | 1 | 2 | 3 | 4 | 5 | 6 |
|---|---|---|---|---|---|---|---|
| $\lvert x-np \rvert : T$ | 3 | 2 | 1 | 0 | 1 | 2 | 3 |
| $x$の起こる確率 | 0.016 | 0.094 | 0.234 | 0.313 | 0.234 | 0.094 | 0.016 |
| 確率の部分和 | 0.016 | | | 0.968 | | | 0.016 |

---

[*1] 3章2節 pp.32-37 参照のこと．

統計学的には，正常か異常かの判断は次のような手続きによって行われる．事例として，前述の硬貨を投げて，表が1回も出なかった場合について考えてみることにする．

① 「硬貨は正常である．したがって，表(または裏)の出る確率は $p=\frac{1}{2}$ であるから，表の出る回数 $X$ は期待値 $E(X)=np=3$ を中心に2項分布する」という仮説を設定する．この仮説は，あるいは棄却(棄てられる，否定される)かもしれないということを意図して設けるところから，帰無仮説(null hypothesis)とよばれ，記号 $H_0$ で表す．これに対して，「硬貨は正常ではない．したがって，表(または裏)の出る確率は $p \neq \frac{1}{2}$ であるから，表の出る回数 $X$ は期待値 $E(X)=np=3$ を中心にした2項分布にはならない」という仮説を $H_0$ と同時に設定する．この仮説は，対立仮説(alternative hypothesis)とよばれ記号 $H_1$ で表す．

② 仮説を検証するために実験を行って，データから判定の基準となる統計量 $T_0$ を求める[*2]．本例の場合，表の出る回数 $X$ と期待値 $E(X)$ との差の絶対値 $|X-E(X)|$，すなわち，期待値からの偏りの大きさを統計量 $T$ とする．したがって，$X$ の実現値 $x=0$ に対する統計量は，

$$T_0 = |x-np| = 3$$

である．

③ 統計的判断基準，すなわち仮説 $H_0$ を認めない基準を設け，$H_0$ に対する棄却域(critical region)および採択域(acceptance region)を計算や統計数値表などにより決める．この判断基準は，有意水準(significant level)または危険率(critical rate)とよばれるもので，仮説 $H_0$ が正しいにもかかわらず，これを棄却する確率であり，記号 $\alpha$ で表される．通常 $\alpha$ は，0.05(5%)，0.01(1%)および0.001(0.1%)が用いられる．また，本例では仮説設定の段階で変量 $X$ が期待値 $E(X)$ に対して正の方向に偏っているか，または負の方向に偏っているかについて，制約していない[*3]．このような場合には，有意水準 $\alpha$ は期待値 $E(X)=np$ の両側に $\frac{\alpha}{2}$ ずつ2分される．

ここで，有意水準を $\alpha=0.05$ とおけば，$\Pr\{T=|x-np|>T(\frac{\alpha}{2})\} \leqq 0.05$ となるような $T(\frac{\alpha}{2})=T(0.025)$ を含む変量 $x$ の値[*4]は 表7-1 から $T=2$ ということになる．

④ ②で求めた統計量は $T_0=3$ であるから，$T_0>T(0.025)$ となって $T_0$ は棄却域に入る(図7-1)．ゆえに，帰無仮説 $H_0$ は棄却され，対立仮説 $H_1$ が採択される．すなわち，「硬貨は正常ではない」という結果が得られる．仮説 $H_0$ が棄却されたとき，検定の結果は有意(significant)であるという．

本例のように帰無仮説 $H_0$ が $E(X)=3$，対立仮説 $H_1$ が $E(X) \neq 3$ についての検定を両側検定(two-sided test)といい，有意水準 $\alpha$ は期待値 $E(X)=3$ を中心にして，両側にそれぞれ $\frac{\alpha}{2}$ ずつ設定される．これに対して，帰無仮説 $H_0$ が $E(X)=3$，対立仮説 $H_1$ が $E(X)<3$ または $E(X)>3$ であるとき，つまり領域が指定されるとき，これを片側検定(one-sided test)

---

[*2] 統計量 $T_0$ を求めるには，最適の標本分布を選ぶ必要がある．具体例については後節で説明する．

[*3] $T=|X-E(X)|$ であるから，統計量 $T$ は期待値 $E(X)$ に対して正負の方向性はなく，偏りの大きさだけである．

[*4] $T(\alpha)$ や $T(\alpha/2)$ は，6章 推定 のところで述べた $\alpha$ 点に相当する．しかし本例のように離散変量の場合は連続変量と異なり，位置を点で示すことはできない．したがって $\alpha$ 点を含む変量に対して $T(\alpha)$ を含む変量 $X$ のように表現する．たとえば，$\Sigma_6 C_x (0.5)^6$ で $_6C_0(0.5)^6 = 0.016 < T(0.025)$，$_6C_0(0.5)^6 + _6C_1(0.5)^6 = 0.110 > T(0.025)$ となるから，$T(0.025)$ に対する変量は $X=1$ ということになる．

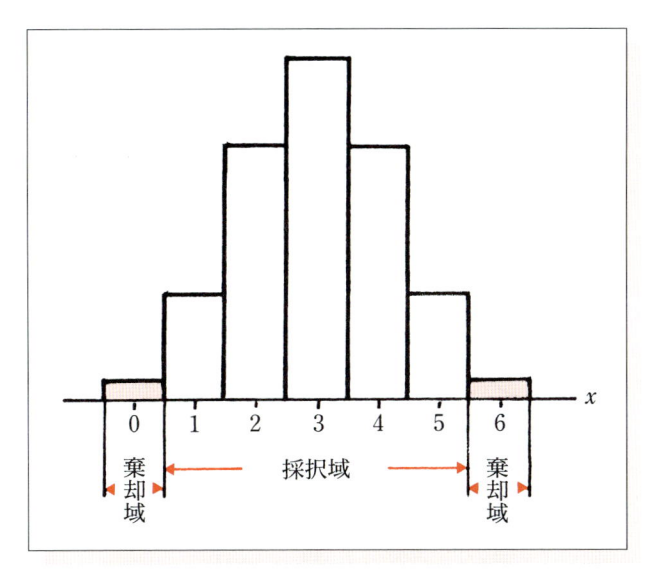

図7-1　2項分布 $_6C_x(0.5)^6$ の棄却域と採択域

といい，有意水準は不等号の方向に $\alpha$ のままで設定される．

以上のように，ある仮説に対する真偽を確率的に判断する場合，仮説 $H_0$ が正しいにもかかわらず，誤ってこれを棄却することがある．これを第1種の誤り(error of the first kind)といい，この誤りの確率が有意水準 $\alpha$ である．これに対して，仮説 $H_0$ が間違いであるにもかかわらず，棄却しない誤りを第2種の誤り(error of the second kind)といい，記号 $\beta$ で表す．

例題1：A町が5年前に行った喫煙調査によれば，成人男性の喫煙率は60%であった．その後，同町では職場単位で禁煙運動が行われており，喫煙率の低下が予想された．そこで，この町の成人男性のなかから100名を任意抽出して，アンケート調査を行ったところ，喫煙者数は54名であった．禁煙運動の効果があったと考えてよいか，有意水準 $\alpha=0.05$ で検定せよ．　❖

解　答：確率変数 $X$ は，$p=0.6$，$q=0.4$ の2項分布をする．したがって，$n=100$ のときの $T(0.05)$ を求めればよい．また，この問題は2項分布による確率計算でもよいが計算が面倒なので，期待値 $E(X)=np$，分散 $\sigma^2(X)=npq$ の正規分布近似を用いてもよい．ここでは正規分布によって検定する．

① 帰無仮説 $H_0$：喫煙者数は減少していない．$E(X)=np=100\times 0.6=60$ のままである．
　対立仮説 $H_1$：喫煙者数は減少した．すなわち $E(X)<60$ である．

② 統計量 $T_0$：調査により得られた変量 $X$ の実現値 $x=54$ を標準化する．

$$T_0=z_0=\frac{x-np}{\sqrt{npq}}=\frac{54-(100\times 0.6)}{\sqrt{100\times 0.6\times 0.4}}=-1.225$$

③ 有意水準 $\alpha=0.05$ に対する $T(\alpha)$ 点を数値表から求めて，棄却域を設定する．例題では，$E(X)<np=60$ であるから，片側検定に対する $T(\alpha)=-z(0.05)=-1.645$ となる．

④ 結論②および③から，

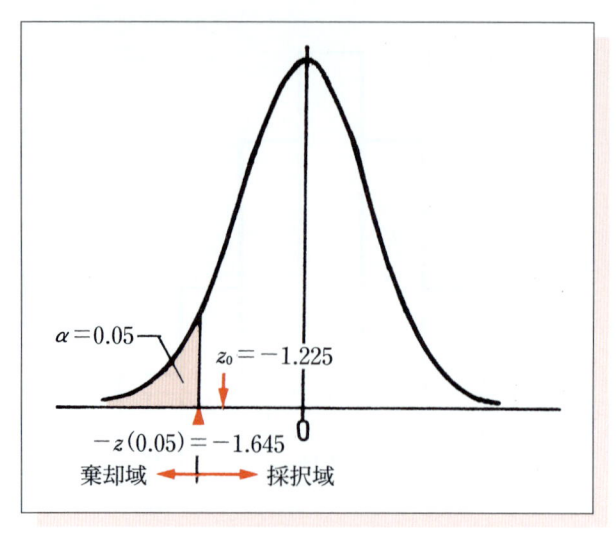

図 7-2 片側検定の棄却域と採択域

$$-z(0.05)=-1.645<z_0=-1.225 \quad \text{すなわち,} \quad z(0.05)=1.645>z_0=1.225$$

となり $z_0$ は棄却域に入らない（したがって，採択域に入る）．ゆえに $H_0$ は採択される（**図7-2**）．— ❖

なお，検定の手順は，この例題のように①〜④の手順に従って行われるが，例題によっては，この手順を省略することがある．

### 7-1-2 検定の検出力と $\beta$ の計算

第1種の誤りと第2種の誤りとの間には，**表7-2** に示した関係がある．ところで，有意水準 $\alpha$ で検定を行うとき，第2種の誤りをおかす確率をできるだけ小さくすることが望まれる．$1-\beta$ を検出力（power）といい，これは対立仮説 $H_1$ の正当性を検出する確率を意味する．したがって，仮説検定の際には，当然検出力の大きな検定法を用いる必要がある．そこで，ある検定法を用いて有意水準 $\alpha$ を与えたとき，実際に $\beta$ はどうなるか，次の事例によって考えてみることにしよう．

男女の血液が別々に立っている2台の試験管台（rack：ラック）がある．ただし，ラックの性別については不明である．そこで，ヘマトクリット値（赤血球容積率：%）を調べて性別を判定しようと考えた．ただし，女性のヘマトクリット値の平均 $\mu_0=40.1$，標準偏差 $\sigma_0=3.1$，男性では平均 $\mu_1=46.0$，標準偏差 $\sigma_1=5.2$ の正規分布をすることがわかっているとする．

この事例で，一方のラックから8本（$n=8$）を抽出したとき，これが女性のものであれば上側確率 $\alpha=0.05$ に対するヘマトクリット値 $x$ は，

表 7-2 2種類の誤り

|  | $H_0$ が真 | $H_1$ が真 |
|---|---|---|
| $H_0$ を採択 | 正しい判定 | 第2種の誤り |
| $H_0$ を棄却 | 第1種の誤り | 正しい判定 |

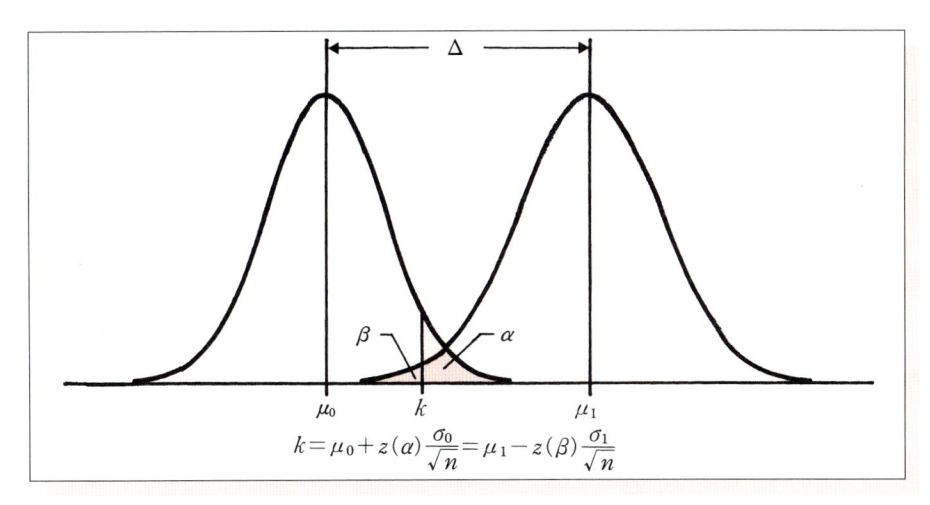

図7-3 正規分布における $\alpha$ と $\beta$ との関係

$$k = \mu_0 + z(\alpha)\frac{\sigma_0}{\sqrt{n}} = \mu_1 - z(\beta)\frac{\sigma_1}{\sqrt{n}}$$

$$x = \mu_0 + z(\alpha)\frac{\sigma_0}{\sqrt{n_0}} = 40.1 + 1.645\frac{3.1}{\sqrt{8}} = 41.9$$

である。次にこれが男性のものであれば $\alpha$ に対する $\beta$ の値は，$x=41.9$ に対する下側確率 $\Pr\{X \leqq 41.9\}$ で与えられるから，$x=41.9$ と $\mu_1=46.0$ との偏差を標準偏差 $\frac{\sigma_1}{\sqrt{n}} = \frac{\sigma_1}{\sqrt{8}}$ で標準化して，

$$z = \frac{41.9 - \mu_1}{\frac{\sigma_1}{\sqrt{n}}} = \frac{41.9 - 46.0}{\frac{5.2}{\sqrt{8}}} = -2.23$$

となるから，正規分布表より $\beta = \Pr\{z < -2.23\} \fallingdotseq 0.013(1.3\%)$ を得る.

以上，標本数 $n$ を固定しておいて $\alpha$ および $\beta$ を求めたが，次に $\alpha$ および $\beta$ の値を初めに設定しておいて，その値を得るための $n$ の大きさを求める方法を考えることにする．例として $\alpha=0.01$，$\beta=0.05$ とすれば，

$$\alpha = 0.01 = \Pr\{X > k \mid \mu = \mu_0\}, \quad \beta = 0.05 = \Pr\{X \leqq k \mid \mu = \mu_1\}$$

となる．

$Z$ を標準正規分布に従う確率変数とすれば，

$$\alpha = 0.01 = \Pr\left\{\frac{X - \mu_0}{\frac{\sigma_0}{\sqrt{n}}} \geqq \frac{k - 40.1}{\frac{3.1}{\sqrt{n}}}\right\} = \Pr\left\{z \geqq \frac{k - 40.1}{\frac{3.1}{\sqrt{n}}}\right\} \quad \cdots\cdots 7\text{-}(1)$$

$$\beta = 0.05 = \Pr\left\{\frac{X - \mu_1}{\frac{\sigma_1}{\sqrt{n}}} < \frac{k - 46.0}{\frac{5.2}{\sqrt{n}}}\right\} = \Pr\left\{z < \frac{k - 46.0}{\frac{5.2}{\sqrt{n}}}\right\} \quad \cdots\cdots 7\text{-}(2)$$

正規分布表より，$z(\alpha) = z(0.01) = 2.326$，$z(\beta) = z(0.05) = 1.645$ であるから，

$$\frac{k-40.1}{\frac{3.1}{\sqrt{n}}}=2.326 \quad\cdots\cdots\cdots\cdots\cdots\cdots\cdots\cdots\cdots\cdots\cdots\cdots\cdots\cdots\cdots\cdots\cdots\cdots\cdots\cdots\cdots\cdots\cdots\cdots\cdots\cdots\cdots 7\text{-}(3)$$

$$\frac{k-46.0}{\frac{5.2}{\sqrt{n}}}=-1.645 \quad\cdots\cdots\cdots\cdots\cdots\cdots\cdots\cdots\cdots\cdots\cdots\cdots\cdots\cdots\cdots\cdots\cdots\cdots\cdots\cdots\cdots 7\text{-}(4)$$

式 7-(3), (4) から $k$ を消去して,

$$n=\left(\frac{7.21+8.55}{46.0-40.1}\right)^2=7.14 \quad ^{*5}$$

ゆえに, 標本の大きさを $n=8>7.14$ とすれば, はじめの $\alpha$, $\beta$ の条件は満たされる.

## 7-2 適合度の検定

適合度検定とは, 実測値（実際に観測された数）と, 期待値（理論的または経験的に期待される数）との差（くい違い）の大きさにより, 両者が同一の分布関係にあるか否かを確率的に判定する方法をいう. 検定に用いられる分布は主に $\chi^2$ 分布であるが, この分布は連続変量からなる正規分布母集団から, 無作為に抽出された標本分布なので, 期待値の中に 1 桁の数があるときは, 適用や結果について十分に検討する必要がある.

### 7-2-1 母集団分布の母数が既知の場合

母集団のある特性（身長, 年代, 性別など）が $k$ 個の排反な階級に分類され, 大きさ $n$ の標本を各階級に分類した実測度数が, $n_1$, $n_2$, ……, $n_k$ とする. 母集団の分布法則には未知の母数を含んでいないので, あらかじめ分布法則による各階級の期待度数は既知である.

度数分布

| 階級 | $C_1$ | $C_2$ | …… | $C_k$ | 計 |
|---|---|---|---|---|---|
| 確率 | $P_1$ | $P_2$ | …… | $P_k$ | 1 |
| 期待度数 | $m_1=nP_1$ | $m_2=nP_2$ | …… | $m_k=nP_k$ | $n$ |
| 実測度数 | $n_1$ | $n_2$ | …… | $n_k$ | $n$ |

帰無仮説は $H_0$：母集団の確率分布は $P(C_1)=P_1$, $P(C_2)=P_2$, ……, $P(C_k)=P_k$ という確率分布に従う.

対立仮説は $H_1$：母集団の確率分布は $H_0$ の確率分布には従わない. この検定を適合度の検定という.

理論度数からの偏りの程度を示す重み付き残差平方和は確率変数であって, **定理 4-11** により,

$$\chi_0{}^2=\sum_{i=1}^{k}\frac{(n_i-m_i)^2}{m_i}$$

---

[*5] (　) 内の分数の分母, $46.0-40.1=\mu_1-\mu_0$ は記号 $\Delta$ または $\delta$ で表されることが多い.

が与えられる．次に，得られた $\chi_0^2$ の値に対して，$P(\chi^2 \geq \chi_0^2)$ の値を求める．この値は理論度数に対する実測度数の当てはまりのよさ（適合度）を示しており $P$ の値が小さければすなわち，実現値 $\chi_0^2$ が自由度 $k-1$ の $\chi^2$ 分布の $\alpha$ 点 $\chi^2_{k-1}(\alpha)$ より大きければ，仮説は有意水準 $\alpha$ で棄却される．

**例題2**：エンドウの種子の遺伝の実験で，次のような成績を得た．メンデルの優性の法則（9：3：3：1）をするかどうか検定せよ．

| 角形黄色 | 角形緑色 | 円形黄色 | 円形緑色 | 計 |
|---|---|---|---|---|
| 473 | 151 | 143 | 49 | 816 |

**解　答**：
① 帰無仮説 $H_0$：実験結果はメンデルの法則に従う．
　対立仮説 $H_1$：実験結果はメンデルの法則に反する．
② 統計量 $T_0$：期待値は，

角形黄色 $816 \times \frac{9}{16} = 459$，角形緑色 $816 \times \frac{3}{16} = 153$，円形黄色 $816 \times \frac{3}{16} = 153$，円形緑色 $816 \times \frac{1}{16} = 51$

したがって，統計値 $\chi_0^2$ は，

$$\chi_0^2 = \sum_{i=1}^{k} \frac{(n_i - m_i)^2}{m_i} = \frac{(473-459)^2}{459} + \frac{(151-153)^2}{153} + \frac{(143-153)^2}{153} + \frac{(49-51)^2}{51} = 1.185$$

③ 有意水準 $\alpha$：$\alpha = 0.05$ とすれば，自由度 $\nu = k-1 = 3$ に対する $\chi^2$ 値は，**付表2** より $\chi_3^2(0.05) = 7.815$ が得られる．
④ 結論：$\chi_0^2 = 1.185 < \chi_3^2(0.05) = 7.815$ であるから $H_0$ は採択される．すなわち，実験結果はメンデルの法則に従う．

## 7-2-2　母集団分布の母数が未知の場合

想定した分布法則が $s$ 個の未知の母数をもつときの適合度検定で，この場合，得られた観測値を用いて未知の母数の値を推定し，これを期待度数の式に代入して期待度数 $F_1, F_2, \ldots, F_k$ を求める．

度数分布

| 階級 | $C_1$ | $C_2$ | …… | $C_i$ | …… | $C_k$ |
|---|---|---|---|---|---|---|
| 実測度数 | $f_1$ | $f_2$ | …… | $f_i$ | …… | $f_k$ |
| 期待度数 | $F_1$ | $F_2$ | …… | $F_i$ | …… | $F_k$ |

実測度数と期待度数の偏りの程度を示す値を，

$$\chi_0^2 = \sum_{i=1}^{k} \frac{(f_i - F_i)^2}{F_i}$$

で表すと，この $\chi_0^2$ の分布は $F_i$ がある程度大きければ，近似的に自由度 $(k-1)-s$ の $\chi^2$ 分布をする．実現値 $\chi_0^2$ の値に対して $P(\chi^2 \geqq \chi_0^2)$ の値を求め，この値が大きければ仮説を採択し，値が小さければ仮説を棄却する．$\chi^2$ 検定は $f_i$ と $F_i$ との偏差をみる検定であるから $(f_i-F_i)$ の差が大きい場合，すなわち $\chi^2$ の値が大きい場合を棄却すればよいので，一般には対立仮説 $H_1: \chi^2 > \chi_0^2$ について片側検定だけ行えばよい．

**例題 3**：1つのサイコロを続けて 60 回振ったところ，下に示した結果が得られた．このサイコロは正しく作られているか，$\alpha = 0.05$ で判定しなさい．

| 目の数 | 1 | 2 | 3 | 4 | 5 | 6 |
|---|---|---|---|---|---|---|
| 出た回数 | 10 | 6 | 13 | 8 | 15 | 8 |

適合度検定の場合　期待値は，その事象の起こる確率が，理論的または経験的に決まっている場合に計算が可能である．本例では，サイコロが正常なものであるという前提条件で，60 回続けて振ったとき，理論的には 1～6 の目が各 1/6 回ずつ $(np_i = 60 \times 1/6 = 10)$，つまり 10 回ずつ出なければならないことになる．

**適合度検定のための $\chi_0^2$ 計算表**

| 目の数 | 1 | 2 | 3 | 4 | 5 | 6 | 計 |
|---|---|---|---|---|---|---|---|
| 実測値 $f_i$ | 10 | 6 | 13 | 8 | 15 | 8 | 60 |
| 期待値 $F_i$ | 10 | 10 | 10 | 10 | 10 | 10 | 60 |
| 差 $(f_i-F_i)$ | 0 | −4 | 3 | −2 | 5 | −2 | 0 |
| (差)$^2$ $(f_i-F_i)^2$ | 0 | 16 | 9 | 4 | 25 | 4 | — |
| $(f_i-F_i)^2/F_i$ | 0 | 1.6 | 0.9 | 0.4 | 2.5 | 0.4 | 5.8 |

**解　答**：
① 帰無仮説 $H_0$：実測値と期待値との間に有意差なし（サイコロは正しく作られている）$(p_i = p_{0i})$

対立仮説 $H_1$：実測値と期待値との間に有意差あり（サイコロは正しく作られていない）$(p_i \neq p_{0i})$

② 統計量の計算：$\chi_0^2 = \Sigma \dfrac{(\text{実測値}-\text{期待値})^2}{\text{期待値}} = \Sigma \dfrac{(f_i-F_i)^2}{F_i} = 5.80$

③ 有意水準 $\alpha$ の設定と $\alpha$ 点：$\alpha = 0.05$，自由度 $\nu$ は項目数（目の種類）$k=6$ から 1 を引いた数 $\nu = 6-1 = 5$ であるから，$\alpha$ 点 $\chi_\nu^2(\alpha)$ は $\chi^2$ 分布表により $\chi_5^2(0.05) = 11.07$

④ 結論：$\chi_0^2 = 5.80 < \chi_5^2(0.05) = 11.07$，ゆえに帰無仮説 $H_0$ を採択．「サイコロは，正しく作られていると判断してよい．」 ❖

**例題 4**：ある年の某都市内における毎日の交通事故死亡数の分布が，ポアソン分布を当てはめてよいか検定せよ．ただし，1 日当り死亡平均 $\lambda = $ 年間死亡数$/365 = 1.805$． ❖

1年間のある都市の交通事故数の分布

| 死亡数 $x$ | 0 | 1 | 2 | 3 | 4 | 5 | 6 | 7 | 8 | 計 |
|---|---|---|---|---|---|---|---|---|---|---|
| 実日数 $f_i$ | 73 | 99 | 91 | 60 | 21 | 13 | 7 | 1 | 0 | 365 |
| ポアソン分布 $p(X)$ | 0.164 | 0.297 | 0.268 | 0.161 | 0.073 | 0.026 | 0.008 | 0.002 | 0.000 | 1.000 |
| 期待度数: $F_i=365\times p(X)$ | 60 | 108 | 98 | 59 | 27 | 13 | (5以下をまとめた数字) | | | 365 |
| $(f_i-F_i)^2$ | 169 | 81 | 49 | 1 | 36 | 64 | | | | |
| $(f_i-F_i)^2/F_i$ | 2.82 | 0.75 | 0.50 | 0.021 | 1.33 | 4.92 | | | | $\chi_0^2=10.34$ |

**解 答**:期待度数を5より大きくするために,死亡数 $X=5$ 以上の級をひとまとめにする.組分けの数は $k=6$,自由度 $\nu=k-2=4$.よって $\chi^2$ 分布表より検定の判定点の有意水準 $\alpha=0.05$ で $\chi_4^2(0.05)=9.49$.実現値 $\chi_0^2=10.34$ であるので,$\chi_4^2(0.05)<\chi_0^2$ よって仮説は棄却され交通事故死亡数の出現度数は有意水準5%でポアソン分布に従っているとは認めがたい. ❖

母数が未知のとき理論分布を当てはめる場合には,自由度 $\nu$ の計算には留意を要する.$\nu$ は級数 $k$ 組から分布母数($\mu$, $\sigma$ など)の数をさらに差し引かねばならない.たとえば,正規分布(母数 $\mu$, $\sigma$)では $\nu=(k-1)-2$,2項分布は $\nu=(k-1)-1$,そしてポアソン分布の場合は母数が,$\lambda$ だけなので $\nu=(k-1)-1$ となる.また理論度数 $F_i$ は5以上であることが望ましいので,そうでない場合は隣接する級の度数と合計して5以上になるようにする(表 参照).また $k<5$ のときは理論度数 $F_i$ がかなり大きめになっていることが望ましい.

## 7-3 独立性の検定

独立性の検定とは,属性A(体重)と属性B(年代)との間に,何らかの関連があるかどうか,言い換えれば,属性AとBとは独立であるかどうかについて検定することである.この表の場合,属性Aの項目数が $k=2$,属性Bの項目数が $l=3$ であるから,2×3分割表とよぶ.

ある地域の肥満調査

| 年 代 | 20代 | 30代 | 40代 | (計) |
|---|---|---|---|---|
| 標準体重 | 50 | 30 | 20 | 100 |
| 過体重 | 10 | 20 | 20 | 50 |
| (計) | 60 | 50 | 40 | 150 |

統計量は,前述の適合度検定と同様つぎの式が用いられる.

$$\chi_0^2=\Sigma\frac{(実測値-期待値)^2}{期待値}=\Sigma\frac{(f_{ij}-F_{ij})^2}{F_{ij}}$$

式中の期待値は適合度検定の場合とは異なり,理論や経験で得られるのではなく,最尤法(maximum likelihood method)によって求めなければならない(6章,6-1-4を参照).

表の点線で囲まれた6つの区画をそれぞれセルとよび,各セルには実測値が記入されている.それぞれのセルに対応する期待値の計算は,各セルの真横の(計)と真下の(計)の積を総計 $n=150$ で割って得られる.各セルの期待値計算表と,検定統計量 $\chi_0^2$ を計算するための実測値および

期待値表を下に示す．

| 年　代 | 20代 | 30代 | 40代 |
|---|---|---|---|
| 標準体重 | 100×60÷150=40 | 100×50÷150=33.3 | 100×40÷150=26.7 |
| 過体重 | 50×60÷150=20 | 50×50÷150=16.7 | 50×40÷150=13.3 |

表7-3 同一セル内の実測値 $f_{ij}$ と期待値 $F_{ij}$

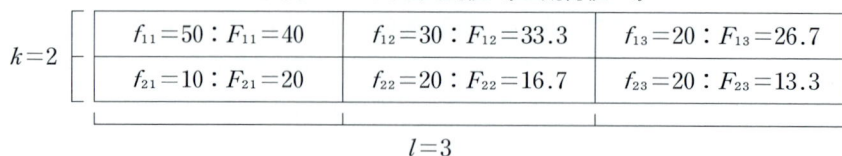

$k=2$ 
| $f_{11}=50 : F_{11}=40$ | $f_{12}=30 : F_{12}=33.3$ | $f_{13}=20 : F_{13}=26.7$ |
|---|---|---|
| $f_{21}=10 : F_{21}=20$ | $f_{22}=20 : F_{22}=16.7$ | $f_{23}=20 : F_{23}=13.3$ |

$l=3$

つぎに，表7-3から検定統計量 $\chi_0^2$ を求める．計算の方法は，適合度検定同様6個のセルそれぞれについて，(実測値 $f_{ij}$ − 期待値 $F_{ij}$)$^2$/(期待値 $F_{ij}$) を求め合計すればよい．

**例題5**：上の事例について，$\alpha=0.01$ で検定しなさい．

**解　答**：

① 帰無仮説 $H_0$：過体重と年代との間に有意な関連性なし（過体重という属性と，年代という属性とは独立である）

　対立仮説 $H_1$：過体重と年代との間に有意な関連性あり（過体重という属性と，年代という属性とは独立ではない）

② 検定統計量：$\chi_0^2 = \Sigma \dfrac{(f_{ij}-F_{ij})^2}{F_{ij}} = \dfrac{(50-40)^2}{40} + \dfrac{(30-33.3)^2}{33.3} + \dfrac{(20-26.7)^2}{26.7}$

$+ \dfrac{(10-20)^2}{20} + \dfrac{(20-16.7)^2}{16.7} + \dfrac{(20-13.3)^2}{13.3} = 13.536$

③ $\alpha$ の設定と $\alpha$ 点：$\nu=(k-1)(l-1)=(2-1)(3-1)=1\times 2=2$，$\alpha=0.01$，自由度 $\nu=2$，したがって $\alpha$ 点は $\chi_2^2(0.01)=9.210$．

④ 結論：$\chi_0^2=13.536 > \chi_2^2(0.01)=9.210$，ゆえに帰無仮説 $H_0$ を棄却．

　結論「過体重と年代との間に，有意な関連性が認められる（$p<0.01$）．」

**例題6**：表は3つの地域における糖尿病患者数およびその他の患者数を表したものである．3つの地域と糖尿病発現との関連を調べよ．

分割表

| 病型\地区 | A | B | C | 計 |
|---|---|---|---|---|
| 糖尿病型 | 8(10.8) | 113(113.5) | 9( 5.7) | 130 |
| その他 | 34(31.2) | 328(327.5) | 13(16.3) | 375 |
| 計 | 42 | 441 | 22 | 505 |

**解　答**:

①帰無仮説 $H_0$：糖尿病型と地区との間に関連性はない（糖尿病型と地区とは独立である）．
　対立仮説 $H_1$：糖尿病型と地区との間に関連性がある（糖尿病型と地区とは独立でない）．

②統計量：$\chi_0^2 = \dfrac{(8-10.8)^2}{10.8} + \dfrac{(113-113.5)^2}{113.5} + \cdots\cdots + \dfrac{(13-16.3)^2}{16.3} = 3.559$

③有意水準：$\nu = (3-1)\times(2-1) = 2$, $\alpha = 0.05(5\%)$ とすれば $\chi^2$ 表から，$\chi_2^2(0.05) = 5.991$

④結論：$\chi_0^2 = 3.559 < \chi_2^2(0.05) = 5.991$　　∴糖尿病発現と地区との間に有意な関連はない．—❖

## 7-3-1　2×2分割表

母集団の2つの属性 A, B がそれぞれ2つの排反の階級に分けられ，$n$ 個の標本の分類が**表の**ような場合，2つの属性の独立性の検定をとくに **2×2分割表の検定**という．すなわち，一般的な検定 $k\times l$ の $k=2$, $l=2$ の場合である．このとき，統計値 $\chi_0^2$ は

$$\chi_0^2 = \dfrac{n(ad-bc)^2}{(a+b)(c+d)(a+c)(b+d)} = \dfrac{n(ad-bc)^2}{\alpha\cdot\beta\cdot\gamma\cdot\delta} \quad\cdots\cdots\cdots\cdots 7\text{-}(5)$$

となる．

分割表

| A\B | $B_1$ | $B_2$ | 計 |
|---|---|---|---|
| $A_1$ | $a$ | $b$ | $a+b=\alpha$ |
| $A_2$ | $c$ | $d$ | $c+d=\beta$ |
| 計 | $a+c=\gamma$ | $b+d=\delta$ | $n$ |

独立性の検定はわが国の医学領域の論文では，$t$ 検定，相関に次いで多く使われる方法である．そのなかでも，特に4つ目表（2×2表）の検定を用いる方法が多いが，それだけ検定の対象となる2×2分割表が不適当に作られている誤用例も多く，注意を要するところである．

**（1）$\chi^2$ 検定の基本方式と比率の差の検定との関連**

2つの母比率 $p_1$, $p_2$ の差を問題にする場合，**表7-4** の形にデータをまとめて，次の式を適用するのが一般的なやり方であるが，データの配列を表の2×2分割表(2×2 contingency table)の形に整理することもよく行われる．**表**のような2×2分割表に対しては，グループによらず，ある事象が独立に出現するという"独立性"の検定として用いられる．すなわち，次の統計量 $\chi^2$ を

表7-4　データの変換

| | (a) 比率 | | | | (b) 2×2分割表 | | |
|---|---|---|---|---|---|---|---|
| | 標本数 | 出現数(+) | 出現率 | | 出現数 | 非出現数 | 標本数 |
| グループ1 | $n_1$ | $r_1$ | $p_1=r_1/n_1$ | グループ1 | $a(=r_1)$ | $b$ | $n_1$ |
| グループ2 | $n_2$ | $r_2$ | $p_2=r_2/n_2$ | グループ2 | $c(=r_2)$ | $d$ | $n_2$ |
| 全体 | $n$ | $r$ | $p=r/n$ | 全体 | $m_1$ | $m_2$ | $n$ |

計算し，

$$\chi^2 = \frac{n\left(|ad-bc|-\frac{n}{2}\right)^2}{(a+b)(c+d)(a+c)(b+d)} \quad \cdots\cdots\cdots\cdots\cdots\cdots\cdots\cdots\cdots\cdots 7\text{-}(6)$$

という $\chi^2$ 分布法則を利用する．$\frac{n}{2}$ は Yates の連続修正項で2項分布を無理に $\chi^2$ 分布に近似させている点からこの修正項は使う方が望ましい．$\chi^2$ 分布表より自由度1の $\chi^2$ 分布の上側 $100\alpha$ パーセント点 $\chi^2(\alpha)$ を読取り $\chi^2 > \chi_1^2(\alpha)$ であれば，"独立性"が棄却され，グループの違いにより，ある事象の出現が独立でなくなる．つまり，出現率に差が認められるという推測が成立する．

(2) 観察度数から期待値の推定値を求める方法

**例題7**：高齢者の男・女各 300 名の腰部骨塩量検査を行ったところ，異常に低値を示すものが男子では 155 名，女子では 184 名であった．男・女では異常者のものの割合に差異が認められるか．

**解　答**：この例題によって与えられた数値から次の表をまとめることができる．

表中の（　）の外の数値は観察度数 ($f$) を，また（　）内の数値は理論度数 ($F$) を示している．ここで，異常低値を示すものの割合は男女によって差がないという帰無仮説のもとで検定が行われる．

|  | 異常者 | 健常者 | 計 |
|---|---|---|---|
| 男子 | 155 (169.5) | 145 (130.5) | 300 |
| 女子 | 184 (169.5) | 116 (130.5) | 300 |
| 計 | 339 | 261 | 600 |

|  |  | $f$ | $F$ | $f-F$ | $(f-F)^2$ | $\chi^2$ |
|---|---|---|---|---|---|---|
| 男子 | 異常者 | 155 | 169.5 | $-14.5$ | 210.25 | 1.2404 |
|  | 健常者 | 145 | 130.5 | 14.5 | 210.25 | 1.6111 |
| 女子 | 異常者 | 184 | 169.5 | 14.5 | 210.25 | 1.2404 |
|  | 健常者 | 116 | 130.5 | $-14.5$ | 210.25 | 1.6111 |

① $H_0$：異常低値を示すものの割合は，中高年の男女間で差がない．

　$H_1$：異常低値を示すものの割合は，中高年の男女間で差がある．

② 検定統計量 $\chi_0^2$ の値を求めると，

$$\chi_0^2 = \frac{(155-169.5)^2}{169.5} + \frac{(145-130.5)^2}{130.5} + \frac{(184-169.5)^2}{169.5} + \frac{(116-130.5)^2}{130.5} \fallingdotseq 5.703$$

③ 有意水準 $\alpha = 0.05 (5\%)$ とし，$\chi^2$ 分布表より，自由度 $\nu = (2-1) \times (2-1) = 1$ の $\chi^2$ の値を求めると，

　$\chi_1^2(0.05) = 3.84$，$\chi_0^2 = 5.703 > \chi_1^2(0.05) = 3.84$，

④ 結論：したがって，5％の有意水準で $\chi_0^2$ は $H_0$ の棄却域に入るので，$H_0$ は棄却され対立仮説 $H_1$ が採択される．すなわち，異常者の割合は男女間で差があるといえる．

## (3) 2×2 分割表簡便法を用いる方法

簡便式 7-(5)を用い，先の例題について解いてみよう．

解　答：$H_0$，$H_1$ については前問と同じ．

$$\text{統計値 } \chi_0^2 = \frac{600(155 \times 116 - 184 \times 145)^2}{300 \times 300 \times 339 \times 261} \fallingdotseq 5.703$$

$\chi^2$ 分布表より，自由度 $\nu = (2-1) \times (2-1) = 1$，有意水準 $\alpha = 5\%$ の有意点の値は，

$$\chi_1^2(0.05) = 3.84 \qquad \therefore \chi_0^2 > \chi_1^2(0.05)$$

したがって，有意水準 5% で仮説 $H_0$ は棄却され，男女間で骨塩量の低値異常者の割合に差があるといえる．

## (4) セルのなかの例数の少ない場合（$\chi^2$ 検定における Yates の補正）

$a$，$b$，$c$，$d$ のセルの中で実測値または期待値のいずれかが 6 以上 10 以下の数であるときは，次の式を用いる．

**観察度数と期待度数による方法の補正**

この方法の場合も，自由度が小さく，とくに 2×2 分割表のように自由度 $\nu = 1$ で，度数に上記のような小さい値を含んでいる場合は，$\chi_0^2$ の離散型分布と $\chi^2$ の連続型分布との近似が著しく悪くなるために，補正された次の式が用いられる．

$$\chi_0^2 = \sum_{i=1}^{k} \sum_{j=1}^{l} \frac{(|f_{ij} - F_{ij}| - 0.5)^2}{F_{ij}} \quad \cdots\cdots 7\text{-}(7)$$

例題 8：ある新しい処置法(A)の効果をみるために，現在一般に用いられている処置法(B)との対比で，それぞれ 20 名の患者について実施してみたところ，次のような結果を得た．両処置法の効果に差があるといえるか．

解　答：
① $H_0$：両処置法の効果に差がない．
　$H_1$：両処置法の効果に差がある．
② 検定統計量の値を求める．

|  | 効果あり | 効果なし | 計 |
|---|---|---|---|
| 処置法(A) | 14 | 6 | 20 |
| 処置法(B) | 12 | 8 | 20 |
| 計 | 26 | 14 | 40 |

1）2×2 表簡便法による場合

$$\chi_0^2 = \frac{n\left(|ad - bc| - \dfrac{n}{2}\right)^2}{\alpha \beta \gamma \delta}$$

ただし $n = a+b+c+d$，$\alpha = a+b$，$\beta = c+d$，$\gamma = b+d$，$\delta = a+c$ に代入する．

$$\chi_0^2 = \frac{40\left(|14 \times 8 - 6 \times 12| - \dfrac{40}{2}\right)^2}{20 \times 20 \times 26 \times 14} \fallingdotseq 0.110$$

2）観察度数と理論度数による場合

帰無仮説によって両処置法の効果に差がないとしたとき，両処置法とも，効果のみられる度数

は，

$$20 \times \frac{29}{40} = 14.5$$

効果のみられない度数は，

$$20 - 14.5 = 5.5$$

これが理論度数 $F$ になるから $\chi_0^2$ は補正された式 7-(7)を用い，次のようになる．

|  |  | $f$ | $F$ | $f-F$ | $\chi_0^2 = (\|f-F\|-0.5)^2/F$ |
|---|---|---|---|---|---|
| 処置法(A) | 効果あり | 14 | 13 | 1 | 0.0192 |
|  | 効果なし | 6 | 7 | $-1$ | 0.0357 |
| 処置法(B) | 効果あり | 12 | 13 | $-1$ | 0.0192 |
|  | 効果なし | 8 | 7 | 1 | 0.0357 |

$$\chi_0^2 = 0.0192 + 0.0357 + 0.0192 + 0.0357 \fallingdotseq 0.110$$

$\chi_1^2(0.05) = 3.84$ であるから，$\chi_0^2 < \chi^2$．したがって，帰無仮説 $H_0$ は棄却できず，有意水準 5 ％で両処置法に差があるとはいえない．

**例題 9**：子宮癌患者と対照患者について，高血圧既往歴の有無を調べたところ表の結果を得た．両群に差があるか．

**解　答**：

$$\chi_0^2 = \frac{400 \left( |45 \times 200 - 50 \times 105| - \frac{400}{2} \right)^2}{150 \times 250 \times 95 \times 305} = 4.64$$

（ここではあえてイエーツの修正項を加えている）

**分割表**

| 区　分 | 高血圧あり | 高血圧なし | 計 |
|---|---|---|---|
| 子宮体癌 | 45 | 105 | 150 |
| 対　照 | 50 | 200 | 250 |
| 計 | 95 | 305 | 400 |

$\chi_0^2 > \chi_1^2(0.05) = 3.84$，$\nu = (2-1) \times (2-1) = 1$ のとき，$\chi_0^2 < \chi_1^2(0.01) = 6.63$

$H_0$ は危険率 5 ％以下で棄却され，両群に差ありとされる（有意水準 1 ％のときは仮説は採択される）．

ただし，この例の場合のように年齢要因が交絡要因として，子宮体癌および高血圧症の発生率を高めていることも十分考えられ，マンテル-ヘンツェル法などでその交絡要因を調整しなければならない例も多いので注意を要する．

## 7-3-2 Fisher の直接確率法

2×2 分割表の場合セル内の期待値のいずれかが 5 以下のとき，あるいは出現度数の総数が 20 未満のときは $\chi^2$ 分布近似が悪くなるので，次の Fisher の直接確率法で直接，限界危険率を計算する方法が選ばれる（**表 7-5**）.

一般に，B の属性を $B_1$，$B_2$ の 2 種，A の属性を，$A_1$，$A_2$ とした場合，$A_1$ の標本で＋の変数値を示した個体の数を $a$，－の変数値を示した個体の数を $b$，また $A_2$ の標本で＋の変数値を示した個体の数を $c$，－の変数値を示した個体の数を $d$ とした場合，各群の個体の合計（周辺度数）は一定として，特定の $a, b, c, d$ の組み合わせが得られる確率（$P$）は次式で与えられる.

表 7-5

| A＼B | $B_1$ | $B_2$ | 合計 |
|---|---|---|---|
| $A_1$ | $a$ | $b$ | $a+b$ |
| $A_2$ | $c$ | $d$ | $c+d$ |
| 合計 | $a+c$ | $b+d$ | $a+b+c+d=n$ |

$$P = \frac{(a+b)! \times (c+d)! \times (a+c)! \times (b+d)!}{n! \times a! \times b! \times c! \times d!}$$

**例題 10**：癌抑制遺伝子（$P_{53}$）異常者 10 名，対照（正常）20 名の癌の後発転移の有無を調べたら下表の結果を得た．遺伝子異常と後発転移に関連があるか．

分割表

| 区　　分 | 後発転移あり | 後発転移なし | 計 |
|---|---|---|---|
| 遺伝子異常者 | 5 | 5 | 10 |
| 対照（正常） | 4 | 16 | 20 |
| 計 | 9 | 21 | 30 |

**解　答**：遺伝子異常者で，後発転移のあるものの期待値は 3，＜5 であるので，Fisher の直接確率計算法を行う．仮説 $H_0$：遺伝子（$P_{53}$）異常と後発転移とは関連がない．すなわち，後発転移の有無と $P_{53}$ 異常とは独立であるという仮説で期待度数を求めると表 A，B になる.

表A

| 3 | 7 | 10 |
|---|---|---|
| 6 | 14 | 20 |
| 9 | 21 | 30 |

表B

|  | ＋ | － |
|---|---|---|
| ＋ |  |  |
| － |  | ＋ |

期待度数の表 A を基準にして〔$P_1$〕表をみると偏りがみられる．その偏りを符号だけでみると表 B のようになる.

次に周辺度数を一定にしておいて，表〔$P_1$〕およびこれよりも表〔A〕から偏っているすべての場合を考えると，符号の方向で $P_1$ から $P_5$ までが得られる.

下記の分割表を作り，直接に生起確率 $p$ を計算する.

〔$P_1$〕

| 5 | 5 | 10 |
|---|---|---|
| 4 | 16 | 20 |
| 9 | 21 | 30 |

$$P_1 = \frac{10! \, 20! \, 9! \, 21!}{30!} \times \frac{1}{5! \, 5! \, 4! \, 16!} = 0.0853$$

($P_2$)

| 6 | 4 | 10 |
|---|---|---|
| 3 | 17 | 20 |
| 9 | 21 | 30 |

$P_2 = \dfrac{10!\,20!\,9!\,21!}{30!} \times \dfrac{1}{6!\,4!\,3!\,17!} = 0.0167$

($P_3$)

| 7 | 3 | 10 |
|---|---|---|
| 2 | 18 | 20 |
| 9 | 21 | 30 |

$P_3 = \dfrac{10!\,20!\,9!\,21!}{30!} \times \dfrac{1}{7!\,3!\,2!\,18!} = 0.0016$

($P_4$)

| 8 | 2 | 10 |
|---|---|---|
| 1 | 19 | 20 |
| 9 | 21 | 30 |

$P_4 = \dfrac{10!\,20!\,9!\,21!}{30!} \times \dfrac{1}{8!\,2!\,1!\,19!} = 0.00006$

($P_5$)

| 9 | 1 | 10 |
|---|---|---|
| 0 | 20 | 20 |
| 9 | 21 | 30 |

$P_5 = \dfrac{10!\,20!\,9!\,21!}{30!} \times \dfrac{1}{9!\,1!\,0!\,20!} = 0.00000$

$p = P_1 + P_2 + \cdots\cdots + P_5 = 0.1037 > 0.05$

ゆえに有意差なしとなる．この例題の場合，片側検定でよいと思うが両側検定の場合は便宜的に $p$ を2倍する．例題では $p$ を求めていく過程で，$P_1 > 0.05$ がわかるので，それ以後の計算は不要である．

### 7-3-3 分布の同一性の検定

2つの母集団 $B_1$, $B_2$ に共通する特性が $k$ 個の排反的な階級 $C_1$, $C_2$, ……, $C_k$ に分類されているとき，2つの母集団が同一の分布であるかどうかを確かめる方法である．

度数分布

| 階級 | $C_1$ | $C_2$ | …… | $C_i$ | …… | $C_k$ | 計 |
|---|---|---|---|---|---|---|---|
| $B_1$ | $n_{11}$ | $n_{12}$ | …… | $n_{1i}$ | …… | $n_{1k}$ | $n_1$ |
| $B_2$ | $n_{21}$ | $n_{22}$ | …… | $n_{2i}$ | …… | $n_{2k}$ | $n_2$ |
| 計 | $n_{\cdot 1}$ | $n_{\cdot 2}$ | …… | $n_{\cdot i}$ | …… | $n_{\cdot k}$ | $n_1 + n_2$ |

両群 $B_1$, $B_2$ は同一の分布であると仮定すると母数 $P(C_i) = p_i$ の推定値は，$\hat{p}_i = \dfrac{n_{\cdot i}}{n_1 + n_2}$ で偏差を表す $\chi_0^2$ は，

$$\chi_0^2 = \sum_{i=1}^{k} \dfrac{(n_{1i} - n_1 \hat{p}_i)^2}{n_1 \hat{p}_i} + \sum_{i=1}^{k} \dfrac{(n_{2i} - n_2 \hat{p}_i)^2}{n_2 \hat{p}_i}$$

で表される．この分布は $n_1$ がある程度大きいとき，近似的に自由度 $k-1$ の $\chi^2$ 分布をする．有意水準 $\alpha$ として，$\chi_0^2 \geqq \chi^2_{k-1}(\alpha)$ のとき，仮説を棄却し，$\chi_0^2 < \chi^2_{k-1}(\alpha)$ のとき仮説を採択する．

例題11：表は職業と ABO 式の血液型との関係をみたものである．職業が血液型について同一の分布かどうかを検定せよ．

分割表

| 職種 | A型 | B型 | AB型 | O型 | 計 |
|---|---|---|---|---|---|
| 医師群 | 22(23.4) | 9(10.1) | 6(5.3) | 18(16.2) | 55 |
| 看護婦群 | 36(34.6) | 16(14.9) | 7(7.7) | 22(23.8) | 81 |
| 計 | 58 | 25 | 13 | 40 | 136 |

**解　答**：同一分布と仮定して，期待度数を求めると（　）のなかの値になる．

$$\chi_0{}^2 = \frac{(22-23.4)^2}{23.4} + \frac{(9-10.1)^2}{10.1} + \cdots\cdots + \frac{(22-23.8)^2}{23.8} = 0.834$$

$\chi_0{}^2 = 0.834 \leq \chi_3{}^2(0.05) = 7.815$ だから仮説は棄却されず，血液型の分布は同一といえる．──❖

## 7-3-4 マクネマー (McNemar) の検定

1標本を処置前後で評価する場合や，1標本を2名で評価してその相違をみる場合には，一般の $\chi^2$ 検定ではなく，マクネマーの $\chi^2$ 検定を用いる．

病理医 A と B の病理組織検査結果

| 病理医 A | 病理医 B 正常 | 病理医 B 異常 | 計 |
|---|---|---|---|
| 正　常 | a | b | $n_1$ |
| 異　常 | c | d | $n_2$ |
| 計 | $m_1$ | $m_2$ | $N$ |

2人の評価が一致している a と b は，違いをみるためには考慮する必要はない．評価が分かれる b と c の違いを検討する．

病理医の鑑別能力が等しいと仮定すると，b，c の期待値は $\frac{(b+c)}{2}$ である．

$$\text{マクネマーの } \chi^2 = \frac{\{(\text{実測値}-\text{期待値})^2\}}{\text{期待値}} = \frac{(b-c)^2}{(b+c)}$$

数が少ない場合は Yate's の連続修正をした $\chi^2 = \frac{(|b-c|-1)^2}{b+c}$ が用いられる．さらに b+c が小さい場合は（n<25 程度）2項検定を用いる．

## 7-3-5 分割表の検定方式

① **多数の 2×2 表の併合—マンテル-ヘンツェル法**　　患者対照調査において 2×2 分割表から相対危険度を推定する場合に，性，年齢などの交絡要因の影響を少なくするために，性，年齢などでデータを層別し，全体として要約あるいは平均化した相対危険度を推定する方法．以下，簡単に説明をするにとどめる．

② **1×$l$ 表の形式，期待値との比較**　　$\chi^2$ 検定適合度の検定．

③ **1×$l$ 表の形式，季節変動の確認—ロジャース法**　　分布の同一性をみる $\chi^2$ 検定では結論を誤る例がある．

④ **2×$l$ 表の項目 $l$ が名義尺度の場合**　　$\chi^2$ 検定，簡便式を使う方が計算が楽で，$l$ が 3 までは公式を用いたほうがよい．

⑤ **2×$l$ 表の項目 $l$ が順序尺度の場合**　　拡張マンテル検定．Cochran-Armitage 検定．

⑥ **2×$l$ 表の項目 $l$ が順序尺度の場合，対照群との比較**　　リジット解析があるが計算手順が面倒なのでノンパラの Mann-Whitney を使うのが一般的である．

⑦ $k×2$ 表形式の用量一反応関係　　マンテル-エクステンション法. 複数要因のオッズ比が計算できる.

⑧ $k×l$ 表のアンケート調査など　　$χ^2$ 検定, 一般公式を使う. 医療分野では多用されるが誤用例も多い.

## 7-4 母平均に関する検定

対象集団の特性が正規分布 $N(μ, σ^2)$ に従っている場合, 特性の平均値が $μ_0$ に等しいか否かを調べる方法である（巻末注釈2参照）.

### 7-4-1 母分散が既知の場合の母平均の検定

実際には, 母分散 $σ^2$ が既知の場合はほとんどないが, 近似的な利用（大標本の場合など）既知とみなす場合に使われる.

$μ$ を母平均, $\bar{x}$ を標本平均とすると $\bar{x}$ の分布は平均 $μ$, 分散 $\dfrac{σ^2}{n}$ の正規分布に従う. この場合, 確率変数 $z=\dfrac{\bar{x}-μ}{\dfrac{σ}{\sqrt{n}}}$ は $N(0, 1)$ の標準正規分布をする.

$μ$ に帰無仮説の平均値 $μ_0$ を代入して得られる $z_0$ を検定統計量として, 以下のように定式化して検定する.

（1）片側検定の場合

検定仮説　$H_0 : μ=μ_0$（母平均 $μ$ はある特定の値 $μ_0$ に等しい）

対立仮説　$H_1 : μ>μ_0$ あるいは $μ<μ_0$ とする.

有意水準を $α$ とすれば, 棄却限界値 $z(α)$ は次の式で定められる［図7-4($A_2$)］.

$$1-\int_{-\infty}^{z(α)} f(z)\,dz = α$$

$z_0 > z(α)$ ならば, 仮説 $H_0$ を棄却する（棄却域）.

$z_0 ≦ z(α)$ ならば, 仮説 $H_0$ を採択する（採択域）.

あるいは $z>z_0$ となる確率値 $p$ が $α$ よりも大きければ仮説を採択し, 小さければ仮説を棄却する. なお, 対立仮説が $μ<μ_0$ のとき, 仮説の棄却域は,

$$\int_{-\infty}^{-z(α)} f(z)\,dz = α$$

で定められる［図7-4($A_1$)］.

（2）両側検定

帰無仮説を $H_0 : μ=μ_0$, 対立仮説 $H_1 : μ≠μ_0$ とする.

片側検定と同様に,

$z_0 = \dfrac{\bar{x}-μ}{\dfrac{σ}{\sqrt{n}}}$ を検定統計量とすれば, 限界値は $z_0=0$ の両側に2つできる. 有意水準を $α$ とすれば,

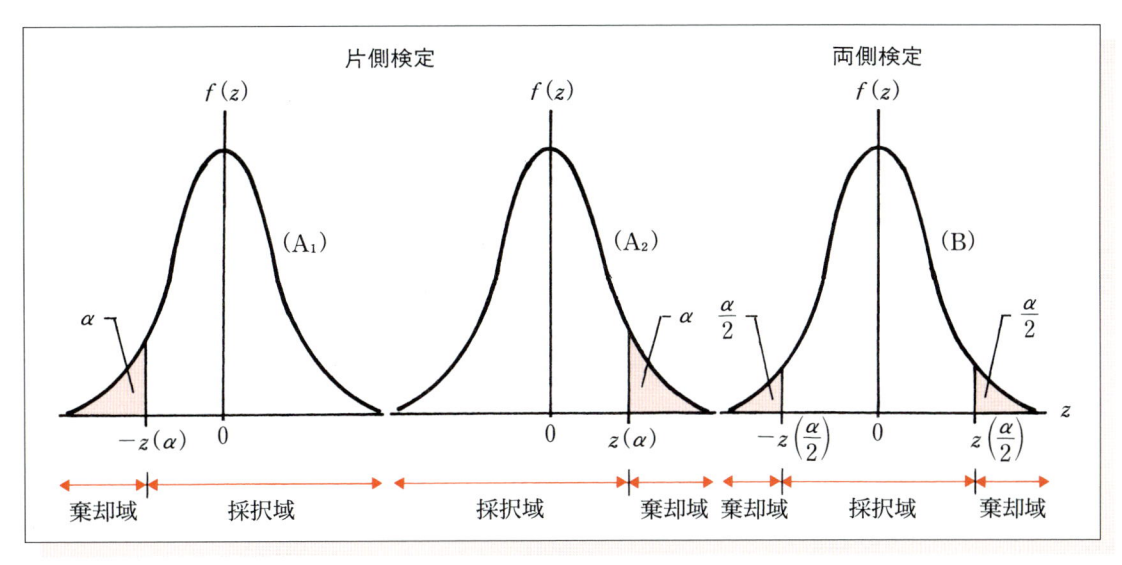

図 7-4 正規分布の棄却域

$$\frac{\alpha}{2} = \int_{-\infty}^{-z\left(\frac{\alpha}{2}\right)} f(z)\,dz = \int_{z\left(\frac{\alpha}{2}\right)}^{\infty} f(z)\,dz$$

で定められる [**図 7-4**(B)].

よって，仮説の採択域は，$-z\left(\dfrac{\alpha}{2}\right) < z_0 < z\left(\dfrac{\alpha}{2}\right)$ で与えられる．

$|z_0| > z\left(\dfrac{\alpha}{2}\right)$ ならば，仮説 $H_0$ を棄却する．

$|z_0| \leqq z\left(\dfrac{\alpha}{2}\right)$ ならば，仮説 $H_0$ を採択する．

棄却域に落ちる確率 $\alpha$ は両側検定の場合は**図 7-4**(B)のように2箇所に $\dfrac{\alpha}{2}$ ずつ両端に分けられる．$|z| > |z_0|$ となる確率値 $p$ が $p \geqq \alpha$ ならば仮説は採択され，$p < \alpha$ のときは棄却されるという見方もある．

**例題 12**：国民栄養調査によると，50歳代男性の最大血圧の平均値は 140.5 mmHg, 標準偏差は 20.8 mmHg であるという．ある地域における同年代の男性 56 名の血圧を測定したところ，最大血圧の平均値は 147.6 mmHg であった．全国平均に比べて高いといえるか．

**解　答**：

① $H_0$：この地域における 50 歳代男性の最大血圧の平均値は，全国平均と変わらない．
   　　　($H_0 : \mu_0 = \mu_1$)
   $H_1$：全国平均値よりも高い（片側検定）．($H_1 : \mu_0 < \mu_1$)

② $z_0 = \dfrac{|147.6 - 140.5|}{\dfrac{20.8}{\sqrt{56}}} = 7.1 \times \dfrac{\sqrt{56}}{20.8} \fallingdotseq 2.554$

③ 有意水準 $\alpha = 0.01$（1%）（片側）とし，正規分布表からこれに対応する $\alpha$ 点の値を求めると，$z(0.01) = 2.326$ であり，$z_0 > z(0.01)$ になる．

④ 有意水準 1%（片側）で帰無仮説は棄却され，その地域の 50 歳代男性の平均最大血圧は全国

平均よりも高いということになる．

**例題 13**：ある地域で，成人女子の栄養調査を行った．1,600 名の成人女子の蛋白質の 1 日当たりの平均摂取量は 58.4 g，その標準偏差は 11.5 g であった．蛋白質摂取量の全国平均は 59.0 g である．この地域の蛋白質摂取量は全国の摂取量と差があるだろうか．

**解　答**：標本の大きさ $n=1,600$，標本平均値 $\bar{x}=58.4$，標本標準偏差 $s=11.5$，母平均値 $\mu=59.0$ g とすると，

$$z_0 = \frac{(\bar{x}-\mu)}{s/\sqrt{n}} \qquad z_0 = \frac{|58.4-59.0|}{11.5/\sqrt{1,600}} \fallingdotseq 2.09 > z(0.025) = 1.96$$

ゆえに，この地域の成人女子の蛋白摂取量は全国の値と比べて，有意水準 5 ％（両側）で有意の差がある．

### 7-4-2 母分散が未知の場合

（1）大標本のときは（$n \geq 30$）母分散 $\sigma^2$ の代わりに標本分散 $S^2$ を用いて，近似的に母分散既知の母平均の検定を行う（正規分布検定）．

**例題 14**：全国の成人男子の平均血清アルブミン濃度は 4.51（g/d$l$）である．ある病院で成人の透析患者 50 名について血清アルブミン濃度を測定したところ，平均が 4.26，標準偏差は 0.65 であった．全国平均と比べて差があるといえるか．

**解　答**：
① $H_0$：全国平均と差がない（$\mu_0 = \mu_1$）．
$H_1$：全国平均と差がある（$\mu_0 \neq \mu_1$）．
② $z_0 = \dfrac{|4.26-4.51|}{\dfrac{0.65}{\sqrt{50}}} = 0.25 \times \dfrac{\sqrt{50}}{0.65} \fallingdotseq 2.72$
③ 正規分布表により，有意水準 1 ％に対応する $\alpha$ 点の値（両側）は，$z(0.005)=2.576$．
④ 結論：$z_0 = 2.72 > z(0.005)$ であるから，1 ％の有意水準で仮説 $H_0$ は棄却され，この病院の透析患者の血清アルブミン濃度は全国平均との間に差があるといえる．なお例数が少なく母分散または母標準偏差がわからない場合は次節の $t$ 分布法則により $t$ 統計量を用いる．

**例題 15**：ある学校で昨年の入学者の平均身長は 164.2 cm，標準偏差は 5.5 cm であった．今年の入学者のなかから任意抽出した 100 名について調査した結果，100 名の平均身長は 165.8 cm であった．今年の入学者は昨年より背が高いと判断してよいか．有意水準 1 ％で検定せよ．

**解　答**：帰無仮説は今年の入学者の平均身長は昨年並みであると立てる．調査対象の多い身長の分布は，正規分布に近似するから，上記の仮説により今年の入学者の身長分布は，$N(164.2, 5.5^2)$ と考えられる．このなかから任意抽出した 100 名の標本の平均身長を $\bar{x}$ とすると，$\bar{x}$ の分布は

$N\left(164.2, \dfrac{5.5^2}{100}\right)$ に従う．標準化して，$z_0 = \dfrac{\bar{x}-164.2}{\dfrac{5.5}{\sqrt{100}}}$

は，$N(0,1)$ の正規分布をするから $\bar{x}=165.8$ のとき，

$$z_0 = \dfrac{165.8-164.2}{\dfrac{5.5}{\sqrt{100}}} = 2.90 \qquad \therefore z_0(\text{片側}) = 2.90 > z(0.01) = 2.32$$

よって，有意水準 1％ でこの仮説を捨てる．このことから，今年の入学者は，昨年の入学者より背が高いと判断してよい．❖

### （2）母分散 $\sigma^2$ の値が未知で，標本数が少ない場合

母分散既知の場合の検定量における $\sigma^2$ の代わりに不偏分散 $u^2$ を用いて統計量，

$$t = \dfrac{\bar{x}-\mu}{\sqrt{\dfrac{u^2}{n}}} \quad \left(\text{または } F = \dfrac{(\bar{x}-\mu)^2}{\dfrac{u^2}{n}}\right)$$

が自由度 $\nu = n-1$ の $t$ 分布または $F$ 分布をすることを利用する．$t$ 分布の $\alpha$ 点 $t_{n-1}(\alpha)$ を $t$ 分布表より求める．標本に対する $t$ の実現値 $t_0$ に対して，$|t_0| \geqq t_{n-1}(\alpha)$ であれば，仮説は棄却される．

また，統計量 $t$ を 2 乗して得られる $F = \dfrac{(\bar{x}-\mu)^2}{\dfrac{u^2}{n}}$ を用いてもよい．$\sqrt{\phantom{x}}$ がない分，計算は $F$ を用いた方が容易である．この $F$ は自由度対 $[1, n-1]$ の $F$-分布に従う．標本に対する $F$ の実現値 $F_0$ が $F$ の $\alpha$ 点 $F^1_{n-1}(\alpha)$ より大きければ，仮説は有意水準 $\alpha$ で棄却される（図 7-4）．

**例題16**：ある種のネズミの集団が生まれてから 4 カ月間に増加する体重は，平均が 76 g の正規分布をすることがわかっている．いま 10 匹のネズミを生まれてから 4 カ月間特別な飼料で飼育した後に，体重を測定したところ体重の増加量は次のようであった．この飼料はネズミの体重増加に影響を及ぼしたと考えられるか．❖

> 体重増加量（単位 g）：73，66，71，54，66，69，73，66，70，71

**解　答**：①この飼料は体重の増加には影響を与えないという帰無仮説，$H_0: \mu = \mu_0 (= 76\,\text{g})$ をたてる．対立仮説は飼料は体重の増加に影響を与える $H_1: \mu \neq \mu_0$．この 10 匹の無作為標本は母平均 76 g の正規母集団から抽出された無作為標本といえる．

この条件での標本平均値，

$$\bar{x} = \dfrac{1}{10}\sum_{i=1}^{10} x_i = \dfrac{679}{10} = 67.9$$

不偏分散の推定値は，

$$u^2 = \frac{1}{10-1}\sum_{i=1}^{10}(x_i-\bar{x})^2 = 31.2$$

②統計量の計算：

$$t_0 = \frac{|\bar{x}-76.0|}{\sqrt{\dfrac{u^2}{10}}} = \frac{|67.9-76.0|}{\sqrt{\dfrac{31.2}{10}}} = 4.585$$

③結論：

統計量 $t$ の自由度 $\nu = 10-1 = 9$ で,

$$t_9(0.05) = 2.262 \qquad \therefore t_0 > t_9(0.05)$$

したがって仮説は有意水準 5％で棄却される．
または $t$ の代わりに $t^2 = F$ を利用して，次のようにしても解ける．
統計量 $F$ の実現値は,

$$F_0 = \frac{(67.9-76.0)^2}{\dfrac{31.2}{10}} = 21.03$$

で，$F$ の自由度対は〔1, 10−1〕で，その 5%点は,

$$F_9^1(0.05) = 5.12 \qquad F_0 > F_9^1(0.05) = 5.12$$

であるから仮説は棄却される．

## 7-5 母平均の差に関する検定

図 7-5 のとおり，標本 $n_1$ に対応する母集団 $N(\mu_1, \sigma_1^2)$ と標本 $n_2$ に対応する母集団 $N(\mu_2, \sigma_2^2)$ を考えたときに，$\mu_1 \neq \mu_2$ かどうかを検定する方法である．

### 7-5-1 2標本が独立で母分散が既知の場合

母集団分布をそれぞれ $N(\mu_1, \sigma_1^2)$, $N(\mu_2, \sigma_2^2)$ として，それらから抽出された大きさ $n_1$, $n_2$ の標本平均 $\bar{x}_1, \bar{x}_2$ は，それぞれ正規分布，

$$N\left(\mu_1, \frac{\sigma_1^2}{n_1}\right), \quad N\left(\mu_2, \frac{\sigma_2^2}{n_2}\right)$$

に従って分布する．またその差，

$$x = \bar{x}_1 - \bar{x}_2 \text{ は } N\left(\mu_1 - \mu_2, \frac{\sigma_1^2}{n_1} + \frac{\sigma_2^2}{n_2}\right)$$

の正規分布に従う．

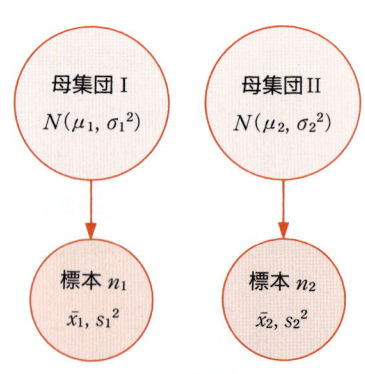

図 7-5 母集団と標本

そこで $H_0: \mu_1 = \mu_2$ とすると，

$$z = \frac{\bar{x}_1 - \bar{x}_2}{\sqrt{\frac{\sigma_1^2}{n_1} + \frac{\sigma_2^2}{n_2}}}$$

は正規分布 $N(0,1)$ に従う．

ゆえに $|z| \geq 1.96$ であれば，5％水準で仮説を棄却することは前節と同じである．

**例題 17**：2つの大学で女子学生各 300 名のヘモグロビン濃度を測定したところ，一方の大学では，平均 12.08（g/dl），標準偏差 0.81 であり，他方の大学では，平均 11.82，標準偏差 0.73 であった．両者の平均ヘモグロビン濃度に差があるといえるか． ❖

**解　答**：得られている標準偏差は標本標準偏差（$s_1=0.81$, $s_2=0.73$）であるが**定理 4－7** により $s^2 = \frac{n-1}{n} \cdot \sigma^2$．いま，$n_1, n_2$ がそれぞれ 300 と大きいので $s^2 \fallingdotseq \sigma^2$ と考え，$\sigma^2$ の代用として $s^2$ を用いることにする．

① $H_0$：両大学の平均ヘモグロビン濃度に差がない．（$H_0: \mu_1 = \mu_2$）
　　$H_1$：両大学の平均ヘモグロビン濃度に差がある（両側検定）．（$H_1: \mu_1 \neq \mu_2$）

② $z_0 = \dfrac{12.08 - 11.82}{\sqrt{\dfrac{0.81^2}{300} + \dfrac{0.73^2}{300}}} \fallingdotseq \dfrac{0.26}{\sqrt{0.0039}} \fallingdotseq 4.13$

③ 有意水準 $\alpha = 0.01$（1％）とすると，これに対応する $\alpha$ 点の $z$ 値は，$z\left(\dfrac{0.01}{2}\right) = 2.58$．

④ 結論：$z_0 = 4.13 > z(0.005) = 2.58$ となり，帰無仮説 $H_0$ は棄却，対立仮説 $H_1$ が採択される．ゆえに，両大学の女子学生の平均ヘモグロビン濃度に，差があると考えてよい（$p<0.01$）．

統計的検定ではこの例題のようにわずかな平均値の差であっても例数が多くなると有意の差が出やすくなる． ❖

## 7-5-2　2 標本が独立で母分散が未知の場合（対応がない場合）

対応がない場合というのは，たとえば健康者のあるデータの平均値となんらかの疾患をもつ患者の同種のデータの平均値とを比較するように，比較する 2 群が全然関係のない場合であり，これに対してある処置を行った前後の血圧値などは対応のある場合である．

（1）等分散の条件を満足するとき（$\sigma_1^2 = \sigma_2^2$）

この場合は，母分散が等しいということが前提になっているので，まず母分散が等しいかどうかの検定（等分散の検定）（後述）を行い，それが等しい場合に限って，次の統計量により 2 つの標本平均間の差（$\mu_1 = \mu_2$）の検定を行うことになる．標本分布法則**定理 4－13** により

$$t = \frac{\bar{x}_1 - \bar{x}_2}{u\sqrt{\dfrac{1}{n_1} + \dfrac{1}{n_2}}}$$

この統計量は自由度 $\nu = n_1 + n_2 - 2$ の $t$ 分布に従って分布するから，$t$ 分布によって検定するこ

とができる.

$\sigma_1^2$, $\sigma_2^2$ の共通の値を $\sigma^2$ として, 差の統計量,

$$z = \frac{\bar{x}_1 - \bar{x}_2}{\sigma\sqrt{\frac{1}{n_1} + \frac{1}{n_2}}}$$

を利用することはできない. 母分散 $\sigma^2$ の代わりに独立2標本のそれぞれの不偏分散を $u_1^2$, $u_2^2$ とすれば,

$E(u_1^2) = \sigma^2$, $E(u_2^2) = \sigma^2$ であって,

$$u^2 = \frac{(n_1-1)u_1^2 + (n_2-1)u_2^2}{n_1 + n_2 - 2} \text{ は, } E(u^2) = \sigma^2$$

であるから, この $u^2$ は共通の不偏分散である. そこで, 差の統計量を標準化すると, 先の式

$$t = \frac{\bar{x}_1 - \bar{x}_2}{u\sqrt{\frac{1}{n_1} + \frac{1}{n_2}}}$$

が得られる.

$t^2 = F$ より,

$$F = \frac{(\bar{x}_1 - \bar{x}_2)^2}{u^2\left(\frac{1}{n_1} + \frac{1}{n_2}\right)}$$

は自由度対 $(1, n_1 + n_2 - 2)$ の $F$ 分布に従って分布するので, $F$ 分布でも検定することができる.

**例題 18**: 次の例は有名な Fisher の催眠実験例のデータを一部改変したものである.
A, B 2種の催眠剤を2組の10名ずつの患者に投与した場合, 両剤の催眠効果に差が認められるか. ただし等分散の条件は満足しているとする.

| No. | A剤による延長時間: $x_{1i}$ | B剤による延長時間: $x_{2i}$ |
|---|---|---|
| 1 | +0.6 hr | +1.8 hr |
| 2 | −1.6 | +0.8 |
| 3 | −0.2 | +1.1 |
| 4 | −1.2 | +0.1 |
| 5 | 0.0 | 0.0 |
| 6 | +3.4 | +4.4 |
| 7 | +3.7 | +5.5 |
| 8 | +0.8 | +1.6 |
| 9 | 0.0 | +4.6 |
| 10 | +2.0 | +3.4 |
| $\sum x_i$ | +7.5 | +23.3 |

**解 答**:
① 等分散の条件 $(\sigma_1^2 = \sigma_2^2)$ 母分散は等しいとする.
② 帰無仮説 $H_0 : \mu_1 = \mu_2$ 両剤の催眠効果に差無しとする. $H_1 : \mu_1 \neq \mu_2$ (両側)

③ 実現値 $t_0$ を計算する．

$$u_1{}^2 = \frac{1}{n_1-1}\left\{\sum x_{1i}{}^2 - \frac{(\sum x_{1i})^2}{n_1}\right\} = \frac{1}{9}\left\{34.29 - \frac{(7.5)^2}{10}\right\} = 3.185$$

$$u_2{}^2 = \frac{1}{n_2-1}\left\{\sum x_{2i}{}^2 - \frac{(\sum x_{2i})^2}{n_2}\right\} = \frac{1}{9}\left\{89.99 - \frac{(23.3)^2}{10}\right\} \fallingdotseq 3.967$$

ゆえに，

$$t_0 = \frac{|\bar{x}_1 - \bar{x}_2|}{\sqrt{\dfrac{(n_1-1)u_1{}^2 + (n_2-1)u_2{}^2}{n_1+n_2-2}}} \times \frac{1}{\sqrt{\dfrac{1}{n_1}+\dfrac{1}{n_2}}}$$

$$= \frac{|0.75 - 2.33|}{\sqrt{\dfrac{(10-1)(3.185)+(10-1)(3.967)}{10+10-2}}\sqrt{\dfrac{1}{10}+\dfrac{1}{10}}} = \frac{|-1.58|}{\sqrt{\dfrac{64.368}{18}}\cdot\sqrt{\dfrac{20}{100}}}$$

$$\fallingdotseq 1.868$$

④ 自由度 $\nu = n_1 + n_2 - 2 = 18$

⑤ $\alpha = 0.05$ とすると，自由度 18 の $t_{18}(0.05) = 2.101$

⑥ $t_0 < t_{18}(0.05) = 2.101$ なので仮説は採択され，両剤の催眠延長効果に差があったとはいえないことになる． ❖

### (2) 等分散の検定

標本分布法則では「$X_1, \ldots, X_i, \ldots, X_n$」を正規分布集団 $N(\mu, \sigma^2)$ からの大きさ $n$ の任意標本として，その標本平均を $\bar{X}$，その不偏分散を $u^2$ で表せば，

$$\chi^2 = \sum_{i=1}^{n}\left(\frac{X_i - \bar{X}}{\sigma}\right)^2 = \frac{(n-1)u^2}{\sigma^2}$$

は自由度 $\nu = n-1$ の $\chi^2$ 分布をする．（定理 4-9）

したがって，2 組の正規母集団 $N(\mu_1, \sigma_1{}^2)$，$N(\mu_2, \sigma_2{}^2)$ から大きさ $n_1$，$n_2$ の任意標本を取り出し，各不偏分散を $u_1{}^2$ および $u_2{}^2$ で表せば，

$$\chi_1{}^2 = \frac{(n_1-1)u_1{}^2}{\sigma_1{}^2} \qquad \chi_2{}^2 = \frac{(n_2-1)u_2{}^2}{\sigma_2{}^2}$$

もまた，それぞれ独立に自由度 $n_1-1$，$n_2-1$ の $\chi^2$ 分布をする．ゆえに，標本分布法則から，$\chi_1{}^2$，$\chi_2{}^2$ をそれぞれ独立に自由度 $n_1-1$，$n_2-1$ なる $\chi^2$ 分布をする変数とすれば，

$$F = \frac{\dfrac{\chi_1{}^2}{n_1-1}}{\dfrac{\chi_2{}^2}{n_2-1}} = \frac{\dfrac{u_1{}^2}{\sigma_1{}^2}}{\dfrac{u_2{}^2}{\sigma_2{}^2}}$$

もまた自由度 $(n_1-1, n_2-1)$ の $F$ 分布をする．もし $\sigma_1{}^2 = \sigma_2{}^2$ との仮説をたてれば，この仮説の下では，$F = \dfrac{u_1{}^2}{u_2{}^2}$ となり，この $F$ 値も自由度 $(n_1-1, n_2-1)$ の $F$ 分布をする．$\nu_1 = n_1 - 1$，$\nu_2 = n_2 - 1$ とすれば，

$u_1^2 > u_2^2$ のとき $\dfrac{u_1^2}{u_2^2} \geqq F_{\nu_2}^{\nu_1}\left(\dfrac{\alpha}{2}\right)$

$u_1^2 < u_2^2$ のとき $\dfrac{u_2^2}{u_1^2} \geqq F_{\nu_1}^{\nu_2}\left(\dfrac{\alpha}{2}\right)$

となれば，帰無仮説を棄却する．

$F$ 分布の表は $F_{\nu_1}^{\nu_2}$ が $F$ 分布に従うとき有意水準 $\alpha$ に対して，$P(F > F_{\nu_2}^{\nu_1}(\alpha)) = \alpha$ である．$F_{\nu_1}^{\nu_2}\left(\dfrac{\alpha}{2}\right)$ は表から求められるが，$F_{\nu_1}^{\nu_2}\left(1 - \dfrac{\alpha}{2}\right)$ の方は次のようにする．

$F$ が $F_{\nu_1}^{\nu_2}$ の分布に従うとき，$\dfrac{1}{F}$ は $F_{\nu_2}^{\nu_1}$

であるから，

$$P\left(\dfrac{1}{F} > F_{\nu_2}^{\nu_1}\left(\dfrac{\alpha}{2}\right)\right) = P\left(F < \dfrac{1}{F_{\nu_2}^{\nu_1}\left(\dfrac{\alpha}{2}\right)}\right)$$

よって，まず自由度 $\nu_1$，$\nu_2$ から，$F_{n_2-1}^{n_1-1}\left(\dfrac{\alpha}{2}\right)$ を求めて，

$$F_{\nu_1}^{\nu_2}\left(1 - \dfrac{\alpha}{2}\right) = \dfrac{1}{F_{\nu_2}^{\nu_1}\left(\dfrac{\alpha}{2}\right)} \quad \text{とすればよい．}$$

(3) 母分散が等しくない場合 ($\sigma_1^2 \neq \sigma_2^2$)

等分散の検定を行い，仮説 $H_0$ が棄却されて，母分散に差があると判定されることを前提として，次のウェルチ (Welch) の検定法が用いられる．この場合，検定統計量 $t_0$ は，

$$t_0 = \dfrac{|\bar{x}_1 - \bar{x}_2|}{\sqrt{\dfrac{u_1^2}{n_1} + \dfrac{u_2^2}{n_2}}}$$

によって，また，この $t_0$ の値と比較する $t$ 値を $t$ 分布表から求めるときの自由度 $\nu$ は次の式によって与えられる．

$$\dfrac{1}{\nu} = \dfrac{c^2}{n_1 - 1} + \dfrac{(1-c)^2}{n_2 - 1}$$

ただし，

$$c = \dfrac{\dfrac{u_1^2}{n_1}}{\dfrac{u_1^2}{n_1} + \dfrac{u_2^2}{n_2}}$$

なお，$\nu$ が小数部分を含む数値になる場合は，その部分を切り捨て整数部分だけをとりあげる．

例題 19： A・B 両集団（いずれも女性）それぞれ 10 名について，血色素量 (g/dl) を調べたところ次表のようであった．両集団間に差が認められるか．

| No | 1 | 2 | 3 | 4 | 5 | 6 | 7 | 8 | 9 | 10 | 計 |
|---|---|---|---|---|---|---|---|---|---|---|---|
| A(1) | 11.8 | 13.0 | 14.6 | 13.4 | 14.9 | 14.2 | 15.2 | 12.9 | 15.2 | 10.7 | 135.9 |
| B(2) | 13.9 | 15.1 | 14.5 | 14.2 | 12.6 | 13.4 | 14.0 | 13.8 | 15.0 | 14.2 | 140.7 |

解　答:

(1) 等分散の検定を行う.

① $H_0$：A 集団と B 集団で血色素量の分散に差はない.
　　$H_1$：A 集団と B 集団で両集団間の分散に差がある(両側検定).

② A 集団について血色素量の不偏分散($u_1^2$)を求めると，$\sum x_1^2 = 1,867.59$ であるから，

$$u_1^2 = \frac{1,867.59 - \frac{(135.9)^2}{10}}{10-1} = \frac{20.71}{9} \fallingdotseq 2.30$$

また，B 集団について血色素量の不偏分散($u_2^2$)を求めると，$\sum x_2^2 = 1,984.51$ であるから，

$$u_2^2 = \frac{1,984.51 - \frac{(140.7)^2}{10}}{10-1} = \frac{4.86}{9} \fallingdotseq 0.54$$

$$F_0 = \frac{u_1^2}{u_2^2} = \frac{2.30}{0.54} = 4.26$$

③ $F$ 分布表から，有意水準 $\alpha = 0.05$，$\nu_1 = 10-1 = 9$，$\nu_2 = 10-1 = 9$ の $F$ 値（両側）を求めると，

$$F_0 = 4.26 > F_9^9\left(\frac{0.05}{2}\right) = 4.03$$

④ $F_0 > F$ となるから，帰無仮説 $H_0$ は棄却されて，両集団における血色素量の分散に差があるということになる．したがって student の $t$ 検定は使えない.

(2) 母分散に差のある(母分散が等しくない)ことが明らかになったので，次にウェルチの方法を用いて，両集団間の平均血色素量の差の検定を行う.

① $H_0$：両集団間に平均色素量の差はない.
　　$H_1$：両集団間に平均色素量の差がある(両側検定).

② A 集団の平均血色素量 $\bar{x}_1$ と B 集団の平均血色素量 $\bar{x}_2$ は，それぞれ次のようになる.

$$\bar{x}_1 = \frac{135.9}{10} = 13.59 (\mathrm{g/d}l), \quad \bar{x}_2 = \frac{140.7}{10} = 14.07 (\mathrm{g/d}l)$$

したがって，

$$t_0 = \frac{|13.59 - 14.07|}{\sqrt{\frac{2.30}{10} + \frac{0.54}{10}}} = \frac{0.48}{\sqrt{0.284}} = 0.90$$

(3) 次に $t$ 分布表から $t$ 値を求めるための自由度 $\nu$ を計算すると，

$$c = \frac{\frac{2.30}{10}}{\frac{2.30}{10} + \frac{0.54}{10}} = \frac{2.30}{10} \times \frac{10}{2.84} \fallingdotseq 0.81$$

したがって，

$$\frac{1}{\nu} = \frac{0.81^2}{10-1} + \frac{(1-0.81)^2}{10-1} \fallingdotseq \frac{0.692}{9}$$

したがって，

$$\nu = \frac{9}{0.692} \fallingdotseq 13.0$$

そこで $t$ 分布表から有意水準 $\alpha = 0.05$, 自由度 $\nu = 13$ の $t$ 値を求めると，

$$t = t_{13}(0.05) = 2.160$$

したがって $t_0 < t$ であり，仮説 $H_0$ は棄却されず，両集団間の平均血色素量に差があるとはいえないことになる．この場合，実際には $t_0 = 0.90$ がすでに計算されている．この結果から $\nu$ がどんなに大きくても，仮説は棄却されないので，面倒な自由度 $\nu$ の計算が不要の場合である．——❖

### 7-5-3 2標本間に対応がある場合

前述のように，対応がある場合というのは，注射前と注射後，薬剤投与前と投与後のように，同一の対象について測定された相対応する2つの値の幾組からなるデータ(標本)を指し，対応する2群の測定値の差が有意であるかどうかを検定するもので，医学関係ではよく用いられる．

対応のある2組の母集団A，Bの変量の組，$X_{1i}$ と $X_{2i}$ の値が等しければ，差 $X_i = X_{1i} - X_{2i} = 0$ であるから，$X_i$ の和 $\Sigma X_i$ および平均（母平均）$\Sigma X_i/n = \mu$ も当然0である．この母集団から無作為抽出されたデータの組の差 $x_i = x_{1i} - x_{2i}$ とその平均 $\Sigma x_i/n = \bar{x}$ は，測定誤差のために0になる確率は極めて少ないが，理論的には $\mu = 0$ でなければならない．

新変量 $x_i$ と標本平均 $\bar{x}$ から得られる検定統計量 $t_0$ は，母分散が未知の場合の，母平均と標本平均の検定に等しく，つぎの式で与えられる．

$$t_0 = \frac{|\bar{x} - \mu|}{\frac{u}{\sqrt{n}}} = \frac{|\bar{x} - 0|}{\frac{u}{\sqrt{n}}} = \frac{|\bar{x}|}{\frac{u}{\sqrt{n}}} \quad \text{または} \quad t_0 = \frac{|\bar{x} - \mu|}{\frac{s}{\sqrt{n-1}}} = \frac{|\bar{x} - 0|}{\frac{s}{\sqrt{n-1}}} = \frac{|\bar{x}|}{\frac{s}{\sqrt{n-1}}}$$

ただし，$n$：対応するデータの組の数　$s$：対応する測定値の差 $x_d$ の標本標準偏差　$u$：対応する測定値の差 $x_i$ の不偏標準偏差

**例題20**：高血圧患者10名に，ある血圧降下剤を1週間投与したところ，表のような最高血圧の測定結果を得た．この血圧降下剤は効果があったといえるか，有意水準1%で判定せ

よ.

| 投与前 (mmHg) | 160 | 172 | 162 | 162 | 176 | 168 | 178 | 180 | 164 | 160 |
| 投与後 (mmHg) | 148 | 156 | 146 | 138 | 150 | 144 | 156 | 154 | 138 | 162 |

**解 答**：

検定を行う前に，つぎのような表を作成し，あらかじめ差の平均 $\bar{x}$，不偏標準偏差 $u$，標本標準偏差 $s$ などを計算しておくと便利である．

| 患者番号：$i$ | 1 | 2 | 3 | 4 | 5 | 6 | 7 | 8 | 9 | 10 | 計 |
|---|---|---|---|---|---|---|---|---|---|---|---|
| 投与前：$x_{1i}$ | 160 | 172 | 162 | 162 | 176 | 168 | 178 | 180 | 164 | 160 | $\Sigma x_{1i}=1,823$ |
| 投与後：$x_{2i}$ | 148 | 156 | 146 | 138 | 150 | 144 | 156 | 154 | 138 | 162 | $\Sigma x_{2i}=1,633$ |
| 差：$x_i$ | 12 | 16 | 16 | 24 | 26 | 24 | 22 | 26 | 26 | $-2$ | $\Sigma x_i = 190$ |
| (差)$^2$：$x_i^2$ | 144 | 256 | 256 | 576 | 676 | 576 | 484 | 676 | 676 | 4 | $\Sigma x_i^2 = 4,324$ |

$$\bar{x}=\frac{\Sigma x_i}{n}=\frac{190}{10}$$

$$u=\sqrt{\frac{n\Sigma x_i^2-(\Sigma x_i)^2}{n(n-1)}}=\sqrt{\frac{(10\times 4,324)-(190)^2}{10(10-1)}}=8.91$$

$$s=\frac{\sqrt{n\Sigma x_i^2-(\Sigma x_i)^2}}{n}=\frac{\sqrt{(10\times 4,324)-(190)^2}}{10}=8.45$$

① 仮説を設定する．

帰無仮説 $H_0$：血圧降下剤の投与前と投与後で血圧に差はみられない．

対立仮説 $H_1$：血圧降下剤は投与後で血圧が低下する．

② 検定統計量 $t_0$ を計算する．

$$t_0=\frac{|\bar{x}|}{\frac{u}{\sqrt{n}}}=\frac{19.0}{\frac{8.91}{\sqrt{10}}}=6.75 \quad \text{または，} \quad t_0=\frac{|\bar{x}|}{\frac{s}{\sqrt{n-1}}}=\frac{19.0}{\frac{8.45}{\sqrt{9}}}=6.75$$

③ $t$ 分布表から自由度 $\nu=n-1=9$，有意水準 1%（$\alpha=0.01$）および 5%（$\alpha=0.05$）の $t$ 値すなわち，$t_9(0.01)$ ならびに $t_9(0.05)$ の値（片側）を求める．この問題に限らず，対応のある 2 組のデータの差の検定では，差 $x_i$ の平均が 0 であるかどうかを検定するわけであるから両側検定が用いられる．

$t_9(0.01)=3.250, \quad t_9(0.05)=2.262$

④ 結論：②の統計量と $t_0$ と③の 2 つの $t$ 値を比較して，$t_0 < t_9(0.05)$ であれば，帰無仮説 $H_0$ を採択し，$t_0 > t_9(0.05)$ であれば，有意水準 5% で $H_0$ を棄却し $H_1$ を採択，さらに $t_0 > t_9(0.01)$ であれば，$H_0$ の棄却と $H_1$ の採択には，$t_0 > t_9(0.01)$ の方を採用する．本例では，$t_0 > t_9(0.01)$ すなわち $t_0=6.75 > t_9(0.01)=3.250$ であるから，有意水準 1% で $H_0$ を棄却し $H_1$ を採択する．結論は

「データからみて，血圧降下剤は効果があったと判断される（$p<0.01$）．」

**例題 21**：先の例題 18 と同一の問題を対応がある場合について適用してみよう．A, B, 2 種の催眠剤を 10 名の患者に投与した場合の睡眠時間の延長効果を比較したものと考える．両催眠剤に効果の差が認められるか．

| No. | A 剤による延長時間（a） | B 剤による延長時間（b） | $x_i = b - a$ | $x_i^2$ |
|---|---|---|---|---|
| 1 | +0.6 hr | +1.8 hr | +1.2 | 1.44 |
| 2 | −1.6 | +0.8 | +2.4 | 5.76 |
| 3 | −0.2 | +1.1 | +1.3 | 1.69 |
| 4 | −1.2 | +0.1 | +1.3 | 1.69 |
| 5 | 0.0 | 0.0 | 0.0 | 0.00 |
| 6 | +3.4 | +4.4 | +1.0 | 1.00 |
| 7 | +3.7 | +5.5 | +1.8 | 3.24 |
| 8 | +0.8 | +1.6 | +0.8 | 0.64 |
| 9 | 0.0 | +4.6 | +4.6 | 21.16 |
| 10 | +2.0 | +3.4 | +1.4 | 1.96 |
| Σ | +7.5 | +23.3 | +15.8 | 38.58 |

**解　答**：

① 帰無仮説 $H_0$：A, B 両剤投与の効果に差なし．対立仮説 $H_1$：A, B 両剤投与の効果に差あり．

② 統計量 $t_0$ を計算する．

$$u^2 = \frac{\sum(x_i - \bar{x})^2}{n-1} = \frac{1}{n-1}\left\{\sum x_i^2 - \frac{(\sum x_i)^2}{n}\right\} = \frac{1}{10-1}\left\{38.58 - \frac{(15.8)^2}{10}\right\} = 1.513$$

$$t_0 = \frac{|\bar{x} - \mu|}{\frac{u}{\sqrt{n}}} = \frac{|1.58 - 0|}{\sqrt{\frac{1.513}{10}}} = 4.062$$

③ 自由度　$\nu = n - 1 = 10 - 1 = 9$

有意水準を，$\alpha = 0.01$ とすると，自由度 9 の $t(0.01)$ の値は $t_9(0.01) = 3.250$

④ 結論：$t_0 = 4.062 > t_9(0.01) = 3.250$

ゆえに A, B 両剤投与の効果には有意な差が認められる（$p<0.01$）．

この結果は先の例題 18 のそれと異なる．このように同一の成績が得られても情報量の多い（分散の推定値を使わない）対応のある場合のほうが検出力が高く，できることなら同一対象の前後比較をするほうが望ましい．薬剤投与などで実験後の生体データが得られない場合は，検出力を高めるために両群の標本数を等しくすることが望ましい．

## 7-6 母分散に関する検定

母集団分布が正規分布に従っているとき，その母分散に関する仮説の検定である．

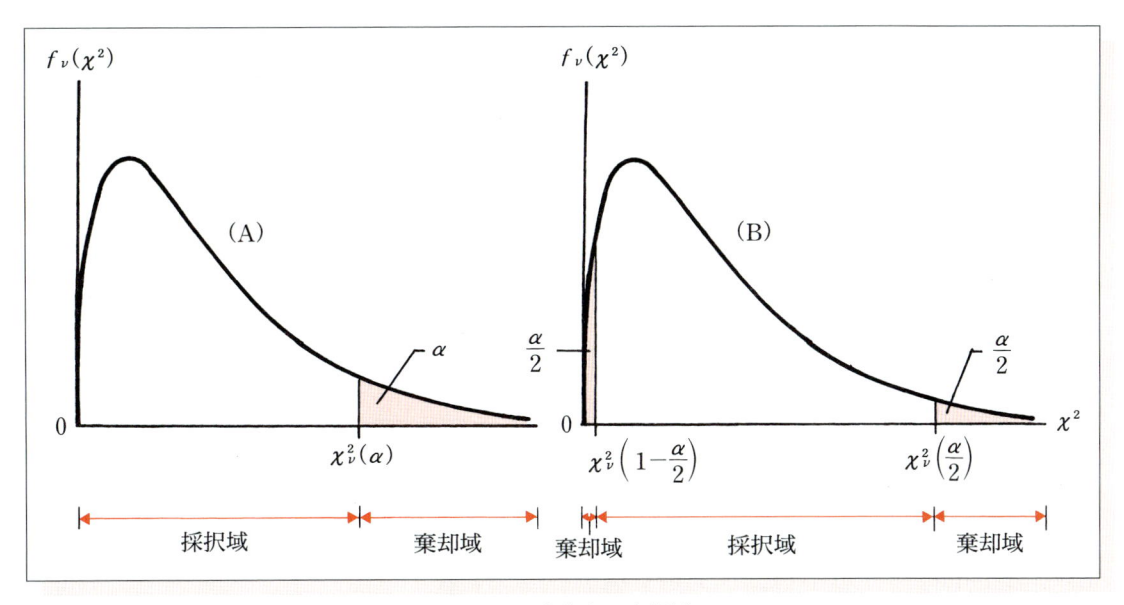

## 7-6-1 母平均が既知の場合

正規分布 $N(\mu, \sigma^2)$ に従う母集団から抽出された無作為標本を $(X_1, X_2, \cdots, X_n)$ とする. $\mu$ がわかっているので統計量,
$S^2 = \dfrac{1}{n}\sum_{i=1}^{n}(X_i-\mu)^2$ に対して, 仮説, $H_0: \sigma^2 = \sigma_0^2$ のもとに, $Z = \dfrac{nS^2}{\sigma_0^2}$ が自由度 $n$ の $\chi^2$ 分布に従うことを利用する. 有意水準 $\alpha$ に対し**図7-6** Bのような $\alpha$ 点を求め, $x_0^2$ が棄却域に入るかどうかをみる. すなわち $\chi_\nu^2\left(1-\dfrac{\alpha}{2}\right) \geqq x_0^2$ または $\chi_\nu^2\left(\dfrac{\alpha}{2}\right) \leqq x_0^2$ のとき仮説を棄却し, $\chi_\nu^2\left(1-\dfrac{\alpha}{2}\right) < x_0^2 < \chi_\nu^2\left(\dfrac{\alpha}{2}\right) < x_0^2 < \chi_2^2$ のとき, 仮説を採択する.

> **例題22**: 平均血清中性脂肪量 165 mg/d$l$ の高脂血症の患者集団から無作為に6名の患者を抽出し, 次の検査値を得た. 中性脂肪量は正規分布するものとして, この母分散が $1.4^2$ であるという仮説を有意水準5%で検定せよ.

$$164,\ 165,\ 167,\ 163,\ 168,\ 163\ (\text{mg}/l)$$

**解 答**: $H_0: \sigma^2 = 1.4^2$

$S^2$ の実現値 $s_0^2$ は,

$$s_0^2 = \dfrac{1}{6}\{(164-165)^2 + (165-165)^2 + \cdots + (163-165)^2\}$$

$$= \dfrac{1}{6}\{(1^2 + 2^2 + \cdots + 2^2)\} = \dfrac{1}{6} \times 22 = 3.667$$

$$\chi_0^2 = \dfrac{6 \times 3.667}{1.4^2} = 11.226$$

自由度 $\nu=6$ の $\chi^2$ 分布表より $\chi_6^2 = 1.237$, $\chi_6^2(0.025) = 14.45$ より,

$$\chi_6^2(0.975)=1.237 \leq \chi_0^2 \leq \chi_6^2(0.025)=14.45$$

仮説 $H_0$ は有意水準 $\alpha=0.05$ で採択される. ◆

### 7-6-2 母平均が未知の場合

正規分布 $N(\mu, \sigma^2)$ に従う母集団から抽出された無作為標本を $(X_1, X_2, \cdots\cdots, X_n)$ とする. 統計量 $S^2=\dfrac{1}{n}\sum_{i=1}^{n}(X_i-\overline{X})^2$ に対して, 仮説 $H_0: \sigma^2=\sigma_0^2$ のもとで, $Z=\dfrac{nS^2}{\sigma_0^2}$ が自由度 $\nu=n-1$ の $\chi^2$ 分布に従うことを利用する.

## 7-7 母比率の検定

2項母集団における母比率 $p$ に関する仮説検定は, 標本数の少ない場合には直接2項分布の確率を用いるし, 標本数がある程度以上あれば前述した適合度検定, 同一性の検定を用いる方法, あるいは2項分布を正規分布により近似する方法などがある.

### 7-7-1 母比率と標本比率との差の検定

(1) 2項分布を用いる場合(2項分布の確率利用)

**例題 23**:日本人の血液型は, 10名に3名の割合でO型である. 5名の日本人を任意に選んだとき, そのうちO型の人数を $X$ とする.
① $X$ はどういう分布をするのか.
② $X$ の確率分布表を作れ.
③ $X$ の期待値を求めよ.
④ $X$ の標準偏差を求めよ.
⑤ アングロサクソン系の人種から5名を任意に選んだところ, そのうち4名がO型であった. 日本人種より多いといえるか, 5％有意水準で検定せよ. ◆

**解　答**:
① 任意に選んだ1名がO型である確率は $p=0.3$ であるから5名のうち $r$ 名がO型である確率は, $P\{X=r\}={}_5C_r p^r q^{5-r}(q=1-p=0.7)$ で表され2項分布 $B(5, 0.3)$ に従う.
② ${}_5C_0 q^5=0.168$, ${}_5C_1 pq^4=0.360$, ${}_5C_2 p^2 q^3=0.309$, ${}_5C_3 p^3 q^2=0.132$, ${}_5C_4 p^4 q=0.028$
${}_5C_5 p^5=0.002$
③ $X$ の期待値 $=np=5\times 0.3=1.5$
④ $X$ の標準偏差 $=\sqrt{npq}=\sqrt{5\times 0.3\times 0.7}=1.025$
⑤ O型が4人以上出現する確率は, $P(x\geq 4)=0.028+0.002=0.03$
この確率は, 有意水準5％より小なので仮説は棄却される. すなわち, アングロサクソン系人種のほうが5％の危険率で日本人種よりO型出現率が高いといえる. ◆

(2) 正規分布に近似する方法

母比率 $p$ が $np>5$ かつ $n(1-p)>5$ のとき, 2項分布は正規分布で近似できる.

大きさ $n$ の標本のうちある性質をもつものの個数 $X$ とするとき，$X$ の分布は2項分布 $B(n, p)$ に従う．$\bar{X} = np$，$\sigma_x = \sqrt{npq} = \sqrt{np(1-p)}$ であるから，$p$ の推定値を $\hat{p} = \dfrac{X}{n}$ として，変数 $X$ を標準化すると，

$$z = \frac{X - np}{\sqrt{np(1-p)}} = \frac{\dfrac{X}{n} - p}{\sqrt{\dfrac{p(1-p)}{n}}} = \frac{\hat{p} - p}{\sqrt{\dfrac{p(1-p)}{n}}}$$

とすれば，$z$ は近似的に $N(0, 1^2)$ に従うことが知られている．

なお，連続性の補正をするときは，

$$z = \frac{(X - np) - 0.5}{\sqrt{np(1-p)}} = \frac{(\hat{p} - p) - \dfrac{0.5}{n}}{\sqrt{\dfrac{p(1-p)}{n}}}$$

が $N(0, 1^2)$ に従うことを利用する．

**例題 24**：標本比率 $\hat{p}_0$ と母比率 $p$ との差についての検定．従来，A抗癌剤の5年生存率は30%であった．そこで生存率を上げるために放射線療法，免疫療法を組み合わせて 1,000 人を抽出して，3カ月治療したところ，5年生存率は34%に上昇した．この結果から，放射線療法，免疫療法を組み合わせての治療法の効果について検討を加えなさい．──❖

**解　答**：

従来の比率を母比率 $p = 0.30$，調査で得られた比率を標本比率 $\hat{p}_0 = 0.34$ とする．母比率についての考え方は，従来のデータ数が十分に大きいと考えられるので，A抗癌剤の5年生存率が30%である正規母集団の比率であると解釈する．したがって検定は正規分布検定法を用い，検定量は，① 母比率および標本比率（ともに全体を1としたときの比率であって%ではない）から直接 $z_0$ を計算して，$z_0$ について検定を行う方法と，② 比率から度数を求め，得られた度数から検定統計量 $z_0$ を計算して検定を行う方法があるが，もともと両者は同じものである．初めに①，次に②について説明する．

［検定統計量 ① の計算］

$$z_0 = \frac{|\hat{p}_0 - p|}{\sqrt{\dfrac{p(1-p)}{n}}} = \frac{0.34 - 0.30}{\sqrt{\dfrac{0.30(1-0.30)}{1,000}}} = \frac{0.04}{0.00021} = 2.76$$

［検定 1］　放射線療法，免疫療法を組み合わせての治療法の効果判定であるから，片側検定 $(p_0 > p)$ と考える．ただし標本比率 $\hat{p}_0$ の母比率を $p$ とする．また生命に関する重要な効果判定なので有意水準 $\alpha = 0.01$ とする．

① 仮説設定　帰無仮説　$H_0$：両比率間に有意差なし（$\hat{p}_0 = p$）
　　　　　　　対立仮説　$H_1$：両比率間に有意差あり（$\hat{p}_0 > p$）

② 検定統計量：$z_0 = 2.76$

③ 有意水準：$\alpha = 0.01$，上記の理由により　$z(\alpha) = z(0.01) = 2.33$

④ 結論：$z_0 = 2.76 > z(0.01) = 2.33$　ゆえに帰無仮説 $H_0$ は棄却される．結論「5年生存率からみて治療効果があったと判断してよい（$p < 0.01$）．」

[検定統計量 ② の計算]　上述の検定統計量計算式 ① の分子と分母をそれぞれ $n$ 倍すれば，調査対象患者 1,000 人当たりの組み合わせ治療法の利用頻度についての検定統計量 $z_0$ が得られる．これは，次に示すように検定統計量 ① と同値であり，検定方法もまた同様でよい．

$$z_0 = \frac{n(|\hat{p}_0 - p|)}{n\sqrt{\frac{p(1-p)}{n}}} = \frac{|n\hat{p}_0 - np|}{\sqrt{np(1-p)}} = \frac{340 - 300}{\sqrt{1,000 \times 0.3 \times 0.7}} = 2.76$$

[検定 2]　[検定 1] とまったく同様である．また，この問題もしくは同種の問題については，前節，適合度検定と同じ検定方法を用いることも可能である．

## 7-7-2　母比率の差の検定

この方法には，母比率の差の検定と，$\chi^2$ 分布を用いる同一性の検定がある．2項母集団の母比率の差の検定は，正規分布の大きさ $n_1$，$n_2$ の標本の標本比率をそれぞれ $P_1$，$P_2$，母比率を $p_1$，$p_2$ とする．

$H_0 : p_1 = p_2$

$H_1 : p_1 \neq p_2$（両側検定），$p_1 > p_2$ または $p_1 < p_2$ であれば片側検定

標本比率 $P_1 = \frac{x_1}{n_1}$，$P_2 = \frac{x_2}{n_2}$ を次式に代入して $\hat{p}$ を求める．
$\hat{p}$ は $H_0$ のもでの $p$ の推定値である．

$\hat{p} = \frac{x_1 + x_2}{n_1 + n_2}$　これは比率の重み付け平均値である．

$SE = \sqrt{\hat{p}(1-\hat{p})\left(\frac{1}{n_1} + \frac{1}{n_2}\right)}$　で表されるので，2項分布の正規分布近似を利用すると，

統計量 $z_0 = \dfrac{|P_1 - P_2|}{\sqrt{\hat{p}(1-\hat{p})\left(\dfrac{1}{n_1} + \dfrac{1}{n_2}\right)}}$　は正規分布 $N(0, 1^2)$ に従う．

有意水準 5% の場合は，$z_0 \geq 1.96$（両側），$z_0 \geq 1.645$（片側）のとき $H_0$ を棄却する．
標本数が少ないときは，

$$z_0 = \frac{|P_1 - P_2| - 0.5 \times \left(\frac{1}{n_1} + \frac{1}{n_2}\right)}{SE}$$

を用いて，連続性の補正をする．しかし，実際には離散量を連続量の正規分布に近似させるために常に補正式を用いたほうがよい．

例題 25：ある県で保健師が農家を対象に調理の味付けについて，抽出検査を行ったところ，味付けが濃いと感じる世帯が多く，都市部では 930 戸中 55.7%，郡部では 590 戸中 66.8% が調理が塩辛いと感じるとした．以上からみて，味付けが濃いと感じるの比率は都市部と郡部との間に違いがみられるか，$\alpha = 0.01$ で検定しなさい．

**解　答：**
問題の本質を理解するために，データの内容を次のように整理しておく．

| 区　分 | 調査戸数 | 塩辛いと感じる | | | 塩辛いと感じない | |
|---|---|---|---|---|---|---|
| | | 比　率 | 戸　数 | | (比　率) | 戸　数 |
| 都市部 | $n_1=930$ | $\hat{p}_1=0.557$ | $m_{11}=930\times0.557=518$ | | (0.443) | $m_{12}=412$ |
| 郡　部 | $n_2=590$ | $\hat{p}_2=0.668$ | $m_{21}=590\times0.668=394$ | | (0.332) | $m_{22}=196$ |

この問題では，あらかじめ両群の実測度数から合併比率（両群に共通な母比率推定値）$\hat{p}$ を計算しておかなければならない．合併比率 $\hat{p}$ は次の式により得られる．

$$\hat{p}=\frac{m_{11}+m_{21}}{n_1+n_2}=\frac{518+394}{930+590}=\frac{912}{1{,}520}=0.60$$

[検定統計量 $z_0$ の計算]　$\hat{p}_1$，$\hat{p}_2$ それぞれの母比率を $p_1$，$p_2$，両者の共通母比率を $p$ としたとき，$p=p_1=p_2$ の場合の検定統計量である．

$$z_0=\frac{|\hat{p}_1-\hat{p}_2|}{\sqrt{\hat{p}(1-\hat{p})\left(\frac{1}{n_1}+\frac{1}{n_2}\right)}}=\frac{|0.557-0.668|}{\sqrt{0.6(1-0.6)\left(\frac{1}{930}+\frac{1}{590}\right)}}$$

$$=\frac{0.111}{0.24\times(0.00277)}=4.30$$

① 仮説設定：帰無仮説 $H_0$：2 つの標本比率間に有意差なし（$p_1=p_2$）
　　　　　　　対立仮説 $H_1$：2 つの標本比率間に有意差あり（$p_1\neq p_2$）
② 検定統計量：$z_0=4.30$
③ 有意水準 $\alpha$ の設定と $\alpha$ 点：$\alpha=0.01$（両側），$z(0.005)=2.58$
④ 結果と結論：$z_0=4.30>z(0.005)=2.58$，ゆえに帰無仮説 $H_0$ は棄却される．
結論「味付けの濃さについて，都市部と郡部との間に有意な違いがみられる（$p<0.01$）．」

**例題 26：** A 地区で無作為に選ばれた住民 200 名，B 地域では 178 名を対象として循環器検診を行ったところ，A 地区で心電図異常を示す者 21 名，B 地区では 7 名であった．地区間で心電図異常の出現率に差があるか検定せよ．

**解　答：**
① 仮説設定
$H_0$：$p_1=p_2$（両地区の心電図異常出現率に差はない）
$H_1$：$p_1\neq p_2$（両側）
② 検定統計量の計算
A 地区の心電図異常出現率は $P_1=0.105$，B 地区のそれは $P_2=0.039$
出現率の推定値 $\hat{p}$ を求めると，

$$\hat{p}=\frac{21+7}{200+178}=0.074$$

$$\hat{q}=1-\hat{p}=0.926$$

$p_1$ と $p_2$ の差の SE の推定値は,

$$\hat{\sigma} = \sqrt{\frac{\hat{p}\hat{q}}{n_1} + \frac{\hat{p}\hat{q}}{n_2}} = \sqrt{\frac{0.0685}{200} + \frac{0.0685}{178}}$$

$$= \sqrt{0.0003425 + 0.0003848} = 0.0269$$

$$z_0 = \frac{|P_1 - P_2| - 0.5 \times \left(\frac{1}{n_1} + \frac{1}{n_2}\right)}{\hat{\sigma}}$$

$$= \frac{0.105 - 0.039 - 0.0056}{0.0269} = 2.245$$

③ 有意水準と結果

$z_0 = 2.245 > z\left(\frac{0.05}{2}\right) = 1.96$(両側)なので,仮説 $H_0$ は棄却され,A 地区と B 地区の心電図異常の出現率に差があるといえる.

## 7-8 相関係数の検定

### 7-8-1 無相関の検定（$\rho = 0$）

標本相関係数は何らかの値を示しているものの,母相関係数 $\rho = 0$ であり,標本の抽出のされ方によって偶然に相関係数が高く計算されたのではないかを判断するのが無相関の検定である.実際に,対になったデータが 10 組くらいあれば,まったく相関関係のない母集団からでも,±0.5 くらいの標本相関係数は,100 回に 5 回程度は出現することがあり,対の数が少ないほどこの傾向は強い.そこで,$n < 50$ 程度であれば,母相関係数 $\rho = 0$ という帰無仮説 $H_0$ をたて($H_1$;$\rho \neq 0$),$H_0$ のもとでの実現値 $t_0$ を求め,これを $t$ 分布表から有意水準 $\alpha$ と自由度 $\nu = n - 2$ によって求めた有意点の値と大小関係を比較することにより検定を行う.検定統計量は次の式で計算される.

$\rho_0 = 0$ のとき,$x$ と $y$ がともに正規分布に従うとすると

$$t_0 = \frac{|r| \cdot \sqrt{n-2}}{\sqrt{1-r^2}}$$

$\rho_0 \neq 0$ のとき,次のように $r$ を Fisher の z 変換をすると,$z = \frac{1}{2} ln \frac{1+\rho_0}{1-\rho_0}$,分散が $\frac{1}{n-3}$ の正規分布に従う.

なお,$t^2 = F$ の関係により $F$ 検定することもできる.

例題 27:塩分摂取量と血圧との関係をみるために,10 組の実験データについて相関係数を求めたところ,$r = 0.419$ であった.母集団に有意な相関関係があるといえるか.

解　答:
① 帰無仮説　$H_0$:母集団に相関関係はない($\rho = 0$).
　　　　　　$H_1$:母集団に相関関係がある($\rho \neq 0$).
② 有意水準:$\alpha = 0.05$

③ 検定統計量　$t_0 = \dfrac{0.419 \times \sqrt{10-2}}{\sqrt{1-0.419^2}} = \dfrac{0.419 \times 2.828}{0.908} \fallingdotseq 1.305$

④ 結果　$t$ 分布表から $\alpha = 0.05$, $\nu = 10-2 = 8$ のとき，
$t_8(0.05) = 2.306$

$t_0 < t_8(0.05)$ なので，この実験データからは仮説は棄却できず，5％の有意水準で母相関係数 $\rho \neq 0$ とはいえない(有意な相関があるとはいえない)．　　❖

### 7-8-2　標本相関係数($r$)と母相関係数($\rho$)の差の検定

標本相関係数を $r$，標本数 $n$ が比較的大きいとき($n > 10$)，$r$ について Fisher の $z$ 変換は，次の式によって変換する．

$$z_r = \frac{1}{2} l_n \frac{1+r}{1-r}\text{[*1]}$$

このとき，$z_r$ は平均値が $\dfrac{1}{2} l_n \dfrac{1+\rho_0}{1-\rho_0}$，分散 $\dfrac{1}{n-3}$ の正規分布に従う．したがって次の式により統計量が算出される．

$$z_0 = \frac{|z_r - z_\rho|}{\dfrac{1}{\sqrt{n-3}}}$$

ただし，$z_r = \dfrac{1}{2} l_n \dfrac{1+r}{1-r}$，$z_\rho = \dfrac{1}{2} l_n \dfrac{1+\rho_0}{1-\rho_0}$

次いで，一定の有意水準に対応する有意点の値を正規分布表から求めて，両者を比較することにより検定を行う．

**例題 28**：某都市の 56 組の標本について相関係数を計算したところ，$r = 0.624$ になった．この結果は，母相関係数が $\rho = 0.810$ とする全国の値との間に差があるといえるか．　　❖

**解　答**：

① $H_0：\rho = r$　($\rho = 0.810$)
　$H_1：\rho > r$　(片側検定)

により，$r$ と $\rho$ を $z$ 変換して $Z_r$ と $Z_\rho$ を求める．

② 検定統計量

$Z_r = \dfrac{1}{2} \cdot l_n \dfrac{1+0.624}{1-0.624} = 0.732$　　$Z_\rho = \dfrac{1}{2} l_n \dfrac{1+0.810}{1-0.810} = 1.127$

したがって，

$$z_0 = \frac{|0.732 - 1.127|}{\dfrac{1}{\sqrt{56-3}}} \fallingdotseq 2.876$$

③ 結　果

正規分布表より，5％の有意水準に対応する $\alpha$ 点の値は，$z = 1.645$ であるから，

---

[*1] $l_n \dfrac{1+r}{1-r}$ は $\log_e \dfrac{1+r}{1-r}$ のことである．

$$z(0.05)=1.645<z_0=2.876$$

したがって，帰無仮説は棄却され，$\rho$ と $r$ との間に差があるといえる（母相関は 0.81 とはいえない）．

### 7-8-3　2つの標本相関係数の差の検定

2つの標本相関係数 $r_1$, $r_2$ を $z$ 変換した値を $z_{r1}$, $z_{r2}$ とすると，統計量 $z_0$

$$z_0=\frac{|z_{r1}-z_{r2}|}{\sqrt{\frac{1}{n_1-3}+\frac{1}{n_2-3}}}$$

は標準正規分布 $N(0,1^2)$ に従う．これにより，正規分布表から求めた $z$ の値と比較して検討を行う．$z$ が 2.58 以上なら 1 ％ 水準で，1.96 以上なら 5 ％ 水準で有意である．

**例題 29**：20 組の標本 A について標本相関係数を求めると，$r_1=0.630$，また 28 組の標本 B の相関係数 $r_2=0.380$ であった．A，B 両標本の相関係数に差があるといえるか．5 ％ 有意水準で検定せよ．

**解　答**：

① $H_0: \rho_1=\rho_2$

$H_1: \rho_1 \neq \rho_2$ （両側検定）

$r_1$ と $r_2$ を変換し，$z_1$ と $z_2$ を求めると，

$$z_1=\frac{1}{2} ln \frac{1+0.630}{1-0.630} \fallingdotseq 0.7414$$

$$z_2=\frac{1}{2} ln \frac{1+0.380}{1-0.380} \fallingdotseq 0.4001$$

したがって，検定統計量の式に，$z_1$, $z_2$, $n_1$, $n_2$ を代入して，

$$z_0=\frac{|0.741-0.400|}{\sqrt{\frac{1}{20-3}+\frac{1}{28-3}}}=\frac{0.341}{\sqrt{0.059+0.040}}\fallingdotseq\frac{0.341}{0.315}=1.084$$

正規分布表により，$z\left(\frac{0.05}{2}\right)=1.96>z_0=1.084$，したがって 5 ％ の有意水準で帰無仮説は棄却されず，両標本の相関係数 $r_1$ と $r_2$ との間に有意の差があるとはいえないことになる．

## 7-9　グラブス-スミルノフの棄却検定法

標本のなかに，とくに理由がわからないが，飛び離れて大きい値や小さい値があった場合に，この値を除去すべきか否かを統計学的な方法で客観的に決める方法である．仮説は $H_0$：飛び離れた値は存在しない．$H_1$：最大値または最小値は飛び離れている．

大きさ $N$ の標本で，$X(n)$ が問題となる最大値 $X_{max}$（または最小値 $X_{min}$）とする．異常と思われる値も含めて平均 $\bar{x}$，標本標準偏差 $s$ を求め，次の統計量，

$$T_0 = \frac{X_{max} - \bar{x}}{s} \quad \text{または} \quad T_0 = \frac{\bar{x} - X_{min}}{s}$$

を計算し，$T_n$ が付表8（228頁）から $T_0 > T_n(\alpha)$ であれば，有意水準 $\alpha$ で，$X_{max}$, $X_{min}$ を棄却する．$T_0 \geq 0$ なので片側検定でよい．

ただし，検定法の前提となっているのは母集団が正規分布をするということで，生理学的データに多い対数正規分布をする例は，変量の対数をとり，正規化してから用いなければならない．

**例題 30**：耐糖能異常者 20 名を選んで負荷試験後，1 時間後の血糖値をホフマン法により測定し次の値を得た．

| 152 | 155 | 148 | 147 | 149 | 151 | 147 | 157 | 153 | 154 |
|---|---|---|---|---|---|---|---|---|---|
| 150 | 175 | 149 | 151 | 154 | 146 | 155 | 148 | 151 | 148 |

(mg/d$l$)

このうち，175 mg/d$l$ の血糖値をデータに含めてよいかどうか考えてみよう．そこでまず平均値，標本標準偏差を計算する．

$\bar{x} = 152.0$ （mg/d$l$）

$s = 6.08$

だから，$T_0 = \dfrac{175 - 152}{6.08} = 3.78$ となる．

そこで $N$ は 20 だから，そのときに許せる $T_{20}$ の値は付表8から 5 % の危険率で，2.557 である．ここで計算された $T_0$ の値は，それより大きい．したがって，175 mg/d$l$ の血糖値はこの集団では異常であるとみなし，この値を捨てて，残ったデータで新しく $\bar{x}$ や $s^2$ を計算する．

上例のように，ある標本集団のなかに理由は不明だが異常な値があった場合は，グラブス-スミルノフ（Grubbs-Smirnov）の棄却検定法で検定し，その標本を捨ててもよいかどうかを決めることができる．もし異常な値が 2 個以上あったときは，逐次ひとつずつ求めてゆくと有意水準は $\alpha$ でも，2 回目に有意水準は $\alpha$ より大きくなり，2$\alpha$ に増える可能性がある．ボンフェローニの不等式より $\alpha \leq P(\overline{A_1} \cap \overline{A_2}) \leq 2\alpha$ が成り立つので，2 つの異常値を棄却検定するときは $\alpha$ を少なくしなければならない．

## 7-10 オッズ比の検定

疫学ではオッズ比は，ケース・コントロールスタディにおいて，相対危険度の最良推定値としてよく用いられる．

オッズ比の有意性の検定，もしくはその区間推定は，ケース・コントロールスタディでは重要な意味をもつ．

オッズ比の有意性はすなわち，

$H_0$：$OR$(relative risk)$= 1$

$H_1$：$OR \neq 1$（実際には右片側検定となる．$OR > 1$）

を検定するのには次の統計量 $z_0$ は

$$z_0 = \frac{\left\{(ad-bc) \pm \dfrac{N}{2}\right\} \cdot \sqrt{N-1}}{\sqrt{(a+b)(c+d)(a+c)(b+d)}}$$

が帰無仮説 $H_0$ のもとで，標準正規分布 $N(0, 1^2)$ をすることがわかっているので，これを利用する．$\chi^2$ 統計量を用いることもできる．

分子の±の符号の扱いは $\widehat{OR} = \dfrac{ad}{bc} \geq 1$ の場合，$-\dfrac{N}{2}$ をとり $\widehat{OR} < 1$ の場合に $+\dfrac{N}{2}$ をとる．標準正規分布 $N(0, 1^2)$ の上側 $100\left(\dfrac{\alpha}{2}\right)$ のパーセント点を読み取り，$z_0 > z\left(\dfrac{\alpha}{2}\right)$ であれば，有意水準 $\alpha$ で $H_0$ が棄却できる．

オッズ比の信頼区間は，上限を $OR_{max}$，下限を $OR_{min}$ とすれば，上式の連続修正項を含まない $z$ の値を計算して，

$$OR_{max} = \widehat{OR}^{\,(1+z(\alpha/2)/z)}$$

$$OR_{min} = \widehat{OR}^{\,(1-z(\alpha/2)/z)}$$

で与えられる．

95％信頼区間の場合には，$z\left(\dfrac{0.05}{2}\right) = 1.960$ である．

> **例題 31**：40 代の女性について乳癌患者 105 名，対照群 105 名を選び，婚姻の有無について調査したところ次の結果を得た．結婚形態の相違による相対危険度を推定し，その有意性の検定を行え．
>
> **解　答**：オッズ比は，
>
> $$OR = \frac{67 \times 60}{38 \times 45} = 2.35$$
>
> $$z_0 = \frac{\sqrt{210-1}\left\{(67 \times 60 - 38 \times 45) - \dfrac{210}{2}\right\}}{\sqrt{105 \times 105 \times 112 \times 98}}$$
>
> $$= \frac{31,877.7}{11,000.5} = 2.90 > z\left(\frac{0.05}{2}\right) = 1.96$$
>
> |  | 乳癌患者 | 対照 | 計 |
> |---|---|---|---|
> | 独　身 | 67 | 45 | 112 |
> | 既　婚 | 38 | 60 | 98 |
> | 計 | 105 | 105 | 210 |
>
> となり，有意水準 5％で有意である．

## 7-11 データの種類別にみた検定の適用方法

最後に，データの種類別にみた検定の方法をまとめておく（**表 7-6**）．留意すべきことは原則的にはどんな方法を適用しても結論は同一であり，ある方法では仮説が棄却され，別の方法では仮説が採択されるということは，変数の尺度水準や実験のデザインの選択を誤まらなければ起こらないことである．

表 7-6 データの種類別にみた検定の適用方法

| データの種類 | | 標本と母集団（1標本） | 対応のない（独立） | | 対応のある（関連） | |
|---|---|---|---|---|---|---|
| | | | 2標本 | 多群 | 2標本 | 多群 |
| 連続量 | | ● 母分散既知のとき<br>↓<br>正規分布検定<br>● 母分散未知のとき<br>↓<br>$t$ 検定 | ● 母分散既知のとき<br>↓<br>正規分布検定<br>● 母分散未知のとき<br>○ $F$ 検定で母分散に差なし<br>↓<br>$t$ 検定<br>○ $F$ 検定で母分散に差あり<br>↓<br>Welch の検定 | ● 一元配置分散分析 | ● $t$ 検定（1標本） | ● 二元配置分散分析 |
| 離散量 | 分類データ | ● 正規分布検定<br>● 2項分布検定 | ● 正規分布検定<br>● $\chi^2$ 検定<br>● Fisher の直接確率法 | ● $\chi^2$ 検定 | ● 符号検定 | ● Cochran の $Q$ 検定 |
| | 順序データ | ● Kolmogorov-Smirnov の適合度検定<br>● ラン検定 | ● Wilcoxon の2標本検定（Mann-Whitney の検定）<br>● ラン検定<br>● Kolmogorov-Smirnov 検定<br>● 中央値検定 | ● 中央値検定の拡張<br>● Kruskal-Wallis の検定 | ● Wilcoxon の1標本検定<br>● 中央値検定<br>● McNemar の検定 | ● Friedman の検定 |

順序データの検定については 9 章 ノンパラメトリック検定 を参照．

### 演習問題

**問題 1** ある県の 1 年前の 16 歳時の男子の身長の分布は，平均 $\bar{x}=169.0$ cm，分散 $\sigma^2=36$ cm の正規分布を示していた．本年の同県の 17 歳男子のなかから，$n=64$ 人を無作為に抽出して，身長の平均値を調べたところ，$\bar{x}=170.3$ cm であった．同県の 16 歳男子学生の平均身長は，昨年と今年で変わったといえるか．

**問題 2** 下の分割表は，イギリスにおける 60—64 歳の喫煙習慣をアンケートで尋ね，6 年後の生存，死亡を調べたものである．喫煙習慣と生存・死亡の欄に関連が認められるか．有意水準 5 ％で検定せよ．

| | 非喫煙者 | パイプ喫煙者 | 計 |
|---|---|---|---|
| 生存 | 117 | 54 | 171 |
| 死亡 | 950 | 348 | 1,298 |
| 計 | 1,067 | 402 | 1,469 |

問題3　健常男女各15名の血中コレステロール値を測定したところ，性別により以下のデータが得られた．性別によって血中コレステロール（chol.）の分散が等しいかどうか検定せよ．

| 男性 | 206 | 216 | 193 | 183 | 192 | 253 | 193 | 184 | 205 | 226 | 212 | 259 | 193 | 176 | 195 |
| 女性 | 192 | 168 | 248 | 172 | 182 | 207 | 188 | 198 | 236 | 162 | 145 | 216 | 184 | 168 | 186 |

問題4　某職業の年間所得のメディアンが1,200万円であるという仮説を検定するために，100人の某職業人にアンケート調査をした．その結果100人中60人が自分の所得は1,200万円以上と答えた．有意水準5％で，仮説は採択されるか，または棄却されるか検定せよ．

問題5　下表をランダム標本に基づき作成された分割表とみなして，男子学生の喫煙率と女子学生の喫煙率との間に有意差が認められるかどうかを検定せよ．

|  | 喫煙（＋） | 喫煙（－） |
|---|---|---|
| 男子学生 | 12 | 6 |
| 女子学生 | 5 | 7 |

問題6　ABO式血液型について，日本人の血液型分布はA：B：O：AB＝38：22：31：9であることが知られている．ある病院で，患者150人について血液型を調べたところ，A型67人，B型18人，O型48人，AB型17人であった．この病院の患者150人のABO式血液型の割合は，日本人の一般的な分布に適合しているといえるか．有意水準5％で検定しなさい．次に適応性に強く影響を及ぼしている血液型はどれか．

問題7　肥満患者からランダムサンプリングで21名選び，飲酒歴と高脂血症について調査したところ，次の結果を得た．飲酒歴と高脂血症とは関連があるか．

|  | 高脂血症（＋） | 高脂血症（－） |
|---|---|---|
| 飲酒歴（＋） | 11 | 3 |
| 飲酒歴（－） | 2 | 5 |

問題8　次の数値は，生後8週目と16週目に測定した免疫グロブリンG（IgG）の値である．

| $x$ | 8週目の値 | 18 | 22 | 19 | 30 | 19 | 43 | 28 | 25 | 13 | 33 |
| $y$ | 16週目の値 | 29 | 25 | 22 | 41 | 20 | 52 | 36 | 24 | 33 | 38 |

相関係数を計算し，母相関係数 $p=0$ の帰無仮説について検定せよ．

問題9　高血圧患者12名に対して降圧剤を投与して次の結果が得られた．この降圧剤は有効であったか，有意水準5％で検定せよ．

| 前 | 142 | 150 | 151 | 148 | 152 | 148 | 168 | 162 | 160 | 155 | 158 | 158 |
|---|---|---|---|---|---|---|---|---|---|---|---|---|
| 後 | 138 | 150 | 152 | 146 | 146 | 151 | 160 | 158 | 160 | 158 | 153 | 160 |

**問題10** A，B 2種の解熱剤を，無作為に割り当てられた2群の症例に投与したところ，解熱までの時間は次のような結果だった．解熱効果に差があるか検定しなさい．

|  | 被検者数 | 時間 | 標準偏差 |
|---|---|---|---|
| A剤 | $n_A = 51$ | $\bar{x}_A = 2.5$ | $\sigma_A = 1.812$ |
| B剤 | $n_B = 36$ | $\bar{x}_B = 1.7$ | $\sigma_B = 1.375$ |

**問題11** 健康診断で来院した者の中から10名を無作為抽出して，血液中の鉛濃度（$\mu$g/100 m$l$）を測定したところ，次の結果を得た．9.3 $\mu$g/100 m$l$ は異常値と考えてよいか．有意水準 $\alpha = 0.01$ で検定しなさい．

  6.5 5.4 6.0 4.8 5.2 6.1 5.0 6.3 9.3 5.5

**問題12** 68頁，図5-1にある相関係数の検定をしなさい．

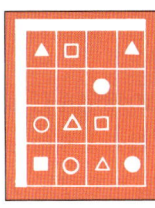

# 8章 分散分析

 **分散分析**(analysis of variance)とは，特性に影響を与える要因を調べるために，データの**分散**を水準間の変動と水準内の変動（誤差変動）に分けてその比で**分析**する方法をいう．この方法は，1919年にR. A. Fisherによって発表され，農事試験に応用されたのが始まりであるが，現在では自然科学領域に限らず，商業，工業，経済などの広い領域で利用されている．

## 8-1 分散分析の考え方

　分散分析の基本的な考え方は一元配置法および二元配置法とよばれる方法によって説明することができる．たとえば，血圧測定値の個人差を調べるために，3名の医師 $A_1$, $A_2$, $A_3$ が1名の患者の血圧を5回ずつ測定して，表8-1の結果を得たものとする．

　このとき，実験結果に影響を与えると考えられる要因，医師という属性を**因子**(factor)とよび，いくつかの段階に分けられた条件医師 $A_1$, $A_2$, $A_3$ のそれぞれを**水準**(level)，水準(医師)の数を水準数とよぶ．本例のように1因子だけを取り上げて実験計画をたてたときのデータの配置を**一元配置**(one-way layout)といい，このようなデータの配置表を一元配置表という．同じ条件のもとで実験が何回かくりかえされたとき"くり返しがある"といい，表8-1の水準 $A_i$ にはデータ数が5個あるので，くり返し数は5であるという．

　次に，2因子の場合について考えてみよう．**表8-2**は5名の測定者(水準A) $A_1$, $A_2$, ……, $A_5$ が4名の患者(水準B) $B_1$, $B_2$, ……, $B_4$ の血糖値を測定した結果を表にまとめたものである．このような割り付けを**二元配置**(two-way layout)といい，2つの因子間の相互的影響を調べるための配置表である．

　3因子以上の場合についての考え方および分析方法は，一元配置法ならびに二元配置法を拡張したものであり，これらの分析法を学ぶことにより，理解することが容易になる．

　以下，一元配置法および二元配置法について詳述する．

表8-1 血圧測定値

| 医師＼回数 | 1 | 2 | 3 | 4 | 5 |
|---|---|---|---|---|---|
| $A_1$ | 123 | 126 | 127 | 125 | 127 |
| $A_2$ | 120 | 122 | 122 | 126 | 123 |
| $A_3$ | 119 | 119 | 122 | 123 | 122 |

（最高血圧：mmHg）

表8-2 血糖値測定表

| 測定者＼患者 | $B_1$ | $B_2$ | $B_3$ | $B_4$ |
|---|---|---|---|---|
| $A_1$ | 132 | 139 | 162 | 158 |
| $A_2$ | 85 | 100 | 160 | 106 |
| $A_3$ | 110 | 128 | 133 | 120 |
| $A_4$ | 101 | 141 | 105 | 115 |
| $A_5$ | 72 | 90 | 95 | 100 |

(mg/100 m$l$)

## 8-2 一元配置法

1つの因子Aを取り上げ，その水準が$A_1$から$A_k$まで$k$個あり，それぞれ$n$回の測定を行って，その測定値の合計と平均を水準$A_i$のとき，それぞれ$T_i.$，$\bar{x}_i.$のように表せば，表のようになる．$x_{ij}$は一般的に水準$A_i$での$j$回目の測定結果を，$T$は各水準の測定値の計を$T_1.$から$T_k.$まで合計したもの(または測定値の総合計)を，また$\bar{x}$は各水準の測定値の平均を$\bar{x}_1.$から$\bar{x}_k.$まで平均したもの(または測定値の総平均)を表している．

| 因子水準＼繰り返し | 1 | 2 | … $j$ | … $l$ | 計 | 平均 |
|---|---|---|---|---|---|---|
| $A_1$ | $x_{11}$ | $x_{12}$ | $x_{1j}$ | $x_{1l}$ | $T_1.$ | $\bar{x}_1.$ |
| $A_2$ | $x_{21}$ | $x_{22}$ | $x_{2j}$ | $x_{2l}$ | $T_2.$ | $\bar{x}_2.$ |
| $A_i$ | $x_{i1}$ | $x_{i2}$ | $x_{ij}$ | $x_{il}$ | $T_i.$ | $\bar{x}_i.$ |
| $A_k$ | $x_{k1}$ | $x_{k2}$ | $x_{kj}$ | $x_{kl}$ | $T_k.$ | $\bar{x}_k.$ |

$$N = k \times l, \quad T = \sum T_i., \quad \bar{x} = \frac{T}{N} \quad | \quad T \quad | \quad \bar{x}$$

### 8-2-1 一元配置法のモデル

$k$個の水準からなる因子Aに基づいて，分散分析を行う場合，$k$個の各水準において，$n_1$，$n_2$，……，$n_k$(合計は，$n = n_1 + n_2 + n_3 + …… + n_k$とする)回の繰り返しデータがあると仮定し，第$i$水準における第$j$番目の繰り返しデータの値を$x_{ij}$とすると，分散分析一元配置モデルにおいては，

$$x_{ij} = \mu + \alpha_i + \varepsilon_{ij} \quad (i = 1, …… k, \; j = 1, …… n_k)$$

が成立するものと仮定される．ここで，$\mu$は母平均，$\alpha_i$は変数$x$についての水準$i$による主効果，$\varepsilon_{ij}$水準$i$の繰り返し$j$番目のデータについての誤差項を示す確率変数で一般に$i$，$j$の値にかかわらず，期待値は0，母分散は一定(これを$\sigma^2$とおく)，すなわち，$E = \varepsilon_{ij} = 0$，$V = \varepsilon_{ij} = \sigma^2$である．

このようなモデルは一般に母数モデルとよばれるもので，因子Aの効果を示す母数$\alpha_1$，$\alpha_2$，……$\alpha_k$に関して，

$$\alpha_1 + \alpha_2 + …… + \alpha_k = 0$$

と仮定する．ところで，さまざまな実験において因子Aの水準として個体(人間や動物)を選択する場合，各水準に対応する個体$A_1$，$A_2$，……$A_k$を特定のものとして取り扱わずに，ある母集団からのランダム標本であると仮定したほうが都合がよいことがある．すなわち，このような場合，前式の仮定のかわりに，$\alpha_1$，$\alpha_2$，……$\alpha_k$は，

$$E(\alpha_j) = 0, \quad V(\alpha_j) = \sigma_\alpha^2 \quad (j = 1, ……, k)$$

を満たす確率変数として取り扱うモデルが想定される．このモデルは母数モデルと区別されて，変量モデル(random-effect model)とよばれる．母数モデルと変量モデルにおいては，各因子の主効果(main effect)，交互作用効果(interaction effect)の有無を検定する方式が異なってくるので注意を要する．

### 8-2-2 一元配置分散分析法

各因子水準間ないしは，その平均値の間に全体として差があるかどうかを検定するには，全データのバラツキ(変動)を，データにバラツキを与える要因(成分)に分解する総平方和の分解という考え方をとる．

すなわち，

$$SS = \sum_{i=1}^{k} \sum_{j=1}^{l} (x_{ij} - \bar{x})^2 = \sum_{i=1}^{k} \sum_{j=1}^{l} \{(x_{ij} - \bar{x}_{i\cdot}) + (\bar{x}_{i\cdot} - \bar{x})\}^2$$

$$= l \sum_{i=1}^{k} (\bar{x}_{i\cdot} - \bar{x})^2 + \sum_{i=1}^{k} \sum_{j=1}^{l} (x_{ij} - \bar{x}_{i\cdot})^2 \quad \text{に分解できる．}$$

① まず，総変動(全変動)，級間変動，級内変動(誤差変動)を求めることが必要である．

総変動(全変動，$SS$)は個々の測定値($x_{ij}$)と総平均との偏差平方和であるから，次の式で表されるが，計算を容易にするために，これを変形した後の方の式を使う．

$$SS = \sum_{i=1}^{k} \sum_{j=1}^{l} (x_{ij} - \bar{x})^2 = \sum\sum x_{ij}^2 - \frac{(\sum\sum x_{ij})^2}{N}$$

ここで，$\dfrac{(\sum\sum x_{ij})^2}{N} = \dfrac{T^2}{N} = CF$(修正項)

とすると，$SS = \sum\sum x_{ij}^2 - CF$

また級間変動は，各級(水準)の平均$\bar{x}_{i\cdot}$から総平均($\bar{x}$)を引いたものの平方に繰り返しの数を掛けて合計したものであるから，次のようになるが，

$$S_A = \sum_{i=1}^{k} (\bar{x}_{i\cdot} - \bar{x})^2 = \sum_{i=1}^{k} \frac{T_{i\cdot}^2}{l} - CF$$

これも上と同様な理由から $CF$ を使って変形したのが後の式になる．

ただし，$N = k \times l$

級内変動(誤差変動，$S_E$)は，各測定値$x_{ij}$と各水準の平均$\bar{x}_{i\cdot}$との偏差平方和を各級ごとに求めて合計したものであるから，次式のように表されるが，これも以下のように変形することができる．あるいは級内変動は総変動から級間変動を引いたものとして求められ，実際にはこれを使うことが多い．

$$\text{級内変動 } S_E = \sum_{i=1}^{k} \sum_{j=1}^{l} (x_{ij} - \bar{x}_{i\cdot})^2 = \sum_{i=1}^{k} \sum_{j=1}^{l} x_{ij}^2 - \sum_{i=1}^{k} \frac{T_{i\cdot}^2}{l}$$

または，$S_E = SS - S_A$

② 次に級間変動 $S_A$ と級内変動（誤差変動，$S_E$）をそれぞれの自由度で割って不偏分散を求める．この場合，級間変動の自由度は$(k-1)$，誤差変動の自由度は（測定値の総数－級の数）で求められる．なお総変動の自由度は$(k \cdot l - 1 = N - 1)$，または級間変動の自由度$(k-1)$＋誤差変動の自由度$(N-k)$で求められる．

③ 得られた級間変動の不偏分散を分子に，級内変動（誤差変動）の不偏分散を分母にする不偏分散比 $F_0$ を求める．

以上の結果を分散分析表にまとめると次のようになる．ここで平均不偏分散は$V$という記号を用い，$A$水準間の平均不偏分散を $V_A$，平均誤差変動を $V_E$ で表す．

**分散分析表**

| 変動要因 | 偏差平方和 | 自由度 | 不偏分散 | 不偏分散比 |
|---|---|---|---|---|
| 級　　間 | $S_A$ | $k-1$ | $V_A = \dfrac{S_A}{k-1}$ | $F_0 = \dfrac{V_A}{V_E}$ |
| 級内（誤差） | $S_E$ | $N-k$ | $V_E = \dfrac{S_E}{N-k}$ | |
| 全　　体 | $SS$ | $N-1$ | | |

④ $F$分布表から，不偏分散比 $F_0$ の分子の自由度($\nu_1$)と分母の自由度($\nu_2$)によって，あらかじめ決めた有意水準に対応する有意点の$F$値を求め，これと$F_0$を比較して級間変動の有意性を判定する．

**例題1**：低蛋白，中蛋白，高蛋白の3種類の飼料で，それぞれ同系の幼若ラットを飼い，1日当たりの平均成長率(g)を調べると次ページの表のようになった．飼料の蛋白含有率は成長率に影響を与えるか．

| 蛋白含有量＼平均成長率 | | 1日 | 2日 | 3日 | 4日 | 5日 | 6日 |
|---|---|---|---|---|---|---|---|
| $A_1$ | 低蛋白量 | 6.7 | 6.6 | 6.4 | 6.7 | 7.0 | 6.3 |
| $A_2$ | 標　準　量 | 7.8 | 7.7 | 9.2 | 8.1 | | |
| $A_3$ | 高蛋白量 | 6.7 | 6.6 | 6.4 | 6.7 | | |

**解　答**：

① $SS = \sum_{i=1}^{k} \sum_{j=1}^{l} x^2{}_{ij} - \dfrac{T^2}{N}$　より総変動 $SS$ を求める．

この場合，次表のように計算を簡単にするために，全部の数字から7を差引いて10倍する．
検定は分散の比で行うから一定の値を乗じても一定の値を引いても結果は変わらない性質を用いる．

| $(x_{ij}-7) \times 10$ の表 | | | | | | 計 | 平均 |
|---|---|---|---|---|---|---|---|
| $A_1$ | $-3$ | $-4$ | $-6$ | $-3$ | 0 | $-7$ | $-23$ | $-3.83$ |
| $A_2$ | 8 | 7 | 22 | 11 | | | 48 | 12.00 |
| $A_3$ | $-3$ | $-4$ | $-6$ | $-3$ | | | $-16$ | $-4.00$ |
| | | | | | | | 9 | |

$$CF = \frac{9^2}{14} = 5.78$$

$$SS = \{(-3)^2 + (-4)^2 + \cdots + (-3)^2\} - CF = 901.22$$

$$S_A = \sum_{i=1}^{k} \frac{T_{i\cdot}^2}{l} - CF \text{ により}$$

② 級間変動は，

$$S_A = \frac{(-23)^2}{6} + \frac{48^2}{4} + \frac{(-16)^2}{4} - CF = 722.38$$

③ 級内変動は，

$$S_E = SS - S_A = 901.22 - 722.38 = 178.84$$

④ 級間変動と誤差変動の不偏分散を求める．

$$V_A = \frac{S_A}{k-1} \text{ と } V_E = \frac{S_E}{N-k} \text{ より，}$$

$$V_A = \frac{722.38}{3-1} = 361.19$$

$$V_E = \frac{178.84}{14-3} = 16.25$$

**分散分析表**

| 因子 | $S$ | $\nu_E$ | $V$ | $F_0$ |
|---|---|---|---|---|
| A | $S_A = 722.38$ | $\nu_A = 2$ | $V_A = 361.19$ | $\dfrac{V_A}{V_E} = 22.23$ |
| E | $S_E = 178.84$ | $\nu_E = 11$ | $V_E = 16.25$ | |

⑤ 分散分析表から，

$$\text{帰無仮説} \quad H_0 = \frac{1}{2}\{6(x_1-\bar{x})^2 + 4(x_2-\bar{x})^2 + 4(x_3-\bar{x})^2\} = 0$$

のもとで，不偏分散比 $F_0$ を求める．

$$F_0 = \frac{V_A}{V_E} = \frac{361.19}{16.25} = 22.23 > F_{11}^{2}(0.05) = 3.98$$

ゆえに帰無仮説は棄却され，有意水準5％で蛋白質含有水準は，ラットの成長に影響を与えるといえる．

## 8-2-3 有意の場合の群間比較による検定

分散分析の結果，有意の差はないとなった場合は，これ以上分析をすすめる必要はない．しかし，有意の差がある場合にはどの群間で有意になるのか検定した方がよい．方法としては2水準ずつ組み合わせて検定していく方法があるが，水準数が $n$ 個の場合，その組み合わせの総数は，${}_nC_2 = \dfrac{n!}{2! \cdot (n-2)!}$ になる．仮に10水準間の比較を有意水準5％で独立に10回検定すると，少なくとも1回有意となる確率は $1 - 0.95^{10} = 0.4013$，すなわち1つずつの検定を有意水準5％で行えば全体としての結論の第1種の過誤の確率は大きくなる．

そこで多重性を考慮して Tukey, Scheffé, Bonferroni などの棄却域の調整を行う方法がとられる．① Tukey の方法：2群を対にして，すべての対について比較する．多くの多重比較法のなかで最も検出力が高い．② Scheffé の方法：2群の比較だけではなく，任意の群を合併したものを含め，すべての対比を行う．より慎重に有意差を判定するので検出力は低いほうである．③ Bonferroni の方法：5グループの組み合わせのとき，検定は10回繰り返されるが，その有意水準は一つ一つの比較のときにあらかじめ $\dfrac{1}{10}$ に調整する方法である．

# 8-3 二元配置法

取り上げる因子が2つの分散分析法を二元配置法という．実際には行間変動と列間変動の検出になる．これには繰り返しのある場合とない場合とがあるが(繰り返しのある場合というのは，2因子の各水準の組み合わせに対して2回以上の測定を行った場合である)，ここでは後者だけを説明することにする．2つの因子がAとBであり，それぞれの水準が $A_1, A_2 \cdots A_i \cdots A_k$ および $B_1, B_2 \cdots B_j \cdots B_l$ である場合，実験・測定の結果は一般的に**表 8-3**のように示される．

## 8-3-1 二元配置分散分析法

分散分析の方法は，一元配置法の場合と基本的には同じである．

表 8-3

| 因子A \ 因子B | $B_1$ | $B_2$ | $\cdots$ | $B_j$ | $\cdots$ | $B_l$ | 計 | 平均 |
|---|---|---|---|---|---|---|---|---|
| $A_1$ | $x_{11}$ | $x_{12}$ | $\cdots$ | $x_{1j}$ | $\cdots$ | $x_{1l}$ | $T_{1\cdot}$ | $\bar{x}_{1\cdot}$ |
| $A_2$ | $x_{21}$ | $x_{22}$ | $\cdots$ | $x_{2j}$ | $\cdots$ | $x_{2l}$ | $T_{2\cdot}$ | $\bar{x}_{2\cdot}$ |
| $\cdots$ | $\cdots$ | $\cdots$ | | $\cdots$ | | $\cdots$ | | |
| $A_i$ | $x_{i1}$ | $x_{i2}$ | $\cdots$ | $x_{ij}$ | $\cdots$ | $x_{il}$ | $T_{i\cdot}$ | $\bar{x}_{i\cdot}$ |
| $\cdots$ | $\cdots$ | $\cdots$ | | $\cdots$ | | $\cdots$ | | |
| $A_k$ | $x_{k1}$ | $x_{k2}$ | $\cdots$ | $x_{kj}$ | $\cdots$ | $x_{kl}$ | $T_{k\cdot}$ | $\bar{x}_{k\cdot}$ |
| 計 | $T_{\cdot 1}$ | $T_{\cdot 2}$ | $\cdots$ | $T_{\cdot j}$ | $\cdots$ | $T_{\cdot l}$ | $T$ | |
| 平均 | $\bar{x}_{\cdot 1}$ | $\bar{x}_{\cdot 2}$ | $\cdots$ | $\bar{x}_{\cdot j}$ | $\cdots$ | $\bar{x}_{\cdot l}$ | | $\bar{x}$ |

① まず総変動($SS$)，因子Aの級間変動($S_A$)，因子Bの級間変動($S_B$)，それから級内変動(誤差変動，$S_E$)を求める．

各変動を求める一般式は，それぞれ次のようになる．

$$SS = \sum_{i=1}^{k} \sum_{j=1}^{l} (x_{ij} - \bar{x})^2 = \sum_{i=1}^{k} \sum_{j=1}^{l} x^2_{ij} - \frac{T^2}{N}$$

$$S_A = \sum_{i=1}^{k} (\bar{x}_{i\cdot} - \bar{x})^2 \cdot l = \sum_{i=1}^{k} \frac{T_{i\cdot}^2}{l} - \frac{T^2}{N}, \quad S_B = \sum_{j=1}^{l} (\bar{x}_{\cdot j} - \bar{x})^2 \cdot k = \sum_{j=1}^{l} \frac{T_{\cdot j}^2}{k} - \frac{T^2}{N}$$

$$S_E = SS - S_A - S_B$$

② ①の $S_A$, $S_B$, $S_E$ をそれぞれの自由度で割って不偏分散 $V_A$, $V_B$, $V_E$ を求める．

**分散分布表**

| 変動要因 | 偏差平方和 | 自由度 | 不偏分散 | 不偏分散比 |
|---|---|---|---|---|
| 級間（A） | $S_A$ | $k-1$ | $V_A$ | $F_{0(A)}$ |
| 級間（B） | $S_B$ | $l-1$ | $V_B$ | $F_{0(B)}$ |
| 級内(誤差) | $S_E$ | $(k-1)(l-1)$ | $V_E$ | |
| 全体 | $SS$ | $kl-1$<br>$=N-1$ | | |

$$V_A = \frac{S_A}{k-1} \qquad V_B = \frac{S_B}{l-1}$$

$$V_E = \frac{S_E}{(k-1)(l-1)}$$

③ $V_A$ と $V_B$ をそれぞれ $V_E$ で割って不偏分散比 $F_{0(A)}$, $F_{0(B)}$ を求める．
④ 以上の結果を分散分析表にまとめる．
⑤ $F$ 分布表より，$\nu_1 = k-1$, $\nu_2 = (k-1)(l-1)$，一定の有意水準(通常 5% または 1 %)に対応する $F$ 値($F(A)$)と $\nu_1 = k-1$, $\nu_2 = (k-1)(l-1)$，一定の有意水準に対応する $F$ 値($F(B)$)を求め，それぞれ $F_{0(A)}$, $F_{0(B)}$ と比較することによって，A, B 両因子の級間変動(因子間)の有意性を判定する．

## 8-3-2 二元配置法のモデル（繰り返しのない）

表8-3のように，A因子の水準数を $k$，B因子の水準数を $l$ とし，そのなかの測定値 $x_{ij}$ は各々ひとつだけとする．

構造模型としては，一元配置法と同様にして，ひとつの因子を加えて次の数学モデルを考える．

$$x_{ij} = \mu + \alpha_i + \beta_i + \varepsilon_{ij}$$

(ただし，$\mu$ は母平均，$\alpha_i$, $\beta_i$ はそれぞれの要因の主効果，$\varepsilon_{ij}$ は誤差変動)

主効果 $\alpha_i$, $\beta_i$ に対しては，条件

$$\alpha_1 + \alpha_2 + \cdots \alpha_k = 0$$
$$\beta_1 + \beta_2 + \cdots + \beta_l = 0$$

をみたし，誤差項 $\varepsilon_{ij}$ については $\varepsilon_{ij}$ は互いに独立に正規分布 $N(0, \sigma^2)$ に従うと仮定する．

$$N = k \times l \qquad T_{i\cdot} = \sum_{j=1}^{l} x_{ij}, \quad \bar{x}_{i\cdot} = \frac{T_{i\cdot}}{l}$$

$$X_{ij} = \bar{x} + (\bar{x}_{i\cdot} - \bar{x}) + (\bar{x}_{\cdot j} - \bar{x}) + (\bar{x}_{ij} - \bar{x}_{i\cdot} - \bar{x}_{\cdot j} + \bar{x})$$

$$(\bar{x}_{ij} - \bar{x}) = (\bar{x}_{i\cdot} - \bar{x}) + (\bar{x}_{\cdot j} - \bar{x}) + (x_{ij} - \bar{x}_{i\cdot} - \bar{x}_{\cdot j} + \bar{x})$$

の両辺の2乗和をとる．

$$\sum_{i=1}^{k} \sum_{j=1}^{l} (x_{ij} - \bar{x})^2 = l \sum_{i=1}^{k} (\bar{x}_{i\cdot} - \bar{x})^2 + k \sum_{j=1}^{l} (\bar{x}_{\cdot j} - \bar{x})^2 + \sum_{i=1}^{k} \sum_{j=1}^{l} (x_{ij} - \bar{x}_{i\cdot} - \bar{x}_{\cdot j} + \bar{x})^2$$

そこで

$$S_T = \sum_{i=1}^{k} \sum_{j=1}^{l} (\bar{x}_{ij} - \bar{x})$$

$$S_A = l \sum_{i=1}^{k} (\bar{x}_{i\cdot} - \bar{x})^2$$

$$S_B = k \sum_{j=1}^{l} (\bar{x}_{\cdot j} - \bar{x})^2$$

$$S_E = \sum_{i=1}^{k} \sum_{j=1}^{l} (x_{ij} - \bar{x}_{i\cdot} - \bar{x}_{\cdot j} + \bar{x})$$

$$S_T = S_A + S_B + S_E$$

**例題2**：ある野菜は調理の条件によってビタミンCの損失に影響があるかどうかを実験した．煮沸時間とpHはビタミンCの損失に影響を与えるだろうか．

**解 説**：この問題については，$i$ 番目のpHと $j$ 番目の煮沸時間が，ビタミンCの値 $X_{ij}$ に対して，それぞれ $\alpha_i$，$\beta_i$ の影響をもつとして，$X_{ij} = \mu + \alpha_i + \beta_j + \varepsilon_{ij}$ のような母数模型を考える．しかしpHと時間はビタミンの損失に複雑に関係していて，2つの因子が独立に加算的でないかもしれない．

野菜中のビタミン含有量

| 煮沸時間＼pH | 7.0 | 7.5 | 8.0 |
|---|---|---|---|
| 10分 | 99 | 97 | 75 |
| 20分 | 97 | 80 | 70 |
| 30分 | 95 | 75 | 50 |

(mg)

一般に，$X = f(\alpha, \beta) + \varepsilon$ として，$\alpha$，$\beta$ のある規準値 $(\alpha_0, \beta_0)$ の近傍では，

$$f(\alpha, \beta) = f(\alpha_0, \beta_0) + (\alpha - \alpha_0)\frac{\partial f}{\partial \alpha} + (\beta - \beta_0)\frac{\partial f}{\partial \beta} + (\alpha - \alpha_0)(\beta - \beta_0)\frac{\partial^2 f}{\partial_\beta \partial_\alpha} + \cdots\cdots + \varepsilon$$

となり，この式の $f(\alpha_0, \beta_0)$ を $\mu$，$\dfrac{(\alpha - \alpha_0)\partial f}{\partial_\alpha}$ を $\alpha_i$，$(\beta - \beta_0)\dfrac{\partial f}{\partial_\beta}$ を $\beta_i$

$\dfrac{(\alpha - \alpha_0)(\beta - \beta_0)\partial^2 f}{\partial_\alpha \partial_\beta}$ を $(\alpha\beta)_{ij}$ と置き換えると，

$$X_{ij} = \mu + \alpha_i + \beta_i + (\alpha\beta)_{ij} + \varepsilon_{ij} \quad となる．$$

この例題では，$(\alpha\beta)_{ij}$ の項は誤差項 $\varepsilon_{ij}$ に繰り入れられて計算するが，この $(\alpha\beta)_{ij}$ の項を交互作用因子といい，測定の繰り返しがあれば検定することができる．交互作用因子を考慮した二元配置は繰り返しのある場合の二元配置法という．

**解　答：**

① 全体から 90 を引いて次表のようにする．

|       | $B_1$ | $B_2$ | $B_3$ | 行和 | 行平均 |
|-------|-------|-------|-------|------|--------|
| $A_1$ | 9     | 7     | $-15$ | 1    | 0.33   |
| $A_2$ | 7     | $-10$ | $-20$ | $-23$| $-7.67$|
| $A_3$ | 5     | $-15$ | $-40$ | $-50$| $-16.67$|
| 列和  | 21    | $-18$ | $-75$ | $-72$|        |
| 列平均| 7.00  | $-6.00$| $-25.0$|   | $-8.00$|

② $SS = \sum\sum x^2_{ij} - CF$ より総変動を求める．

$$CF = \frac{T^2}{N} = \frac{72^2}{9} = 576$$

$$SS = 9^2 + 7^2 + \cdots\cdots + 40^2 - 576 = 2178$$

③ 級間変動　$S_B = \dfrac{\sum T^2_{\cdot j}}{k} - CF$　より，

$$S_B = \frac{21^2}{3} + \frac{18^2}{3} + \frac{75^2}{3} - 576 = 1554$$

同様に　$S_A = \dfrac{1}{3} + \dfrac{23^2}{3} + \dfrac{50^2}{3} - 576 = 434$

④ 級内変動（誤差変動）$S_E$ は，

$S_E = SS - S_A - S_B$ より

$S_E = 2178 - 434 - 1554 = 190$

⑤ $V_A$，$V_B$ および $V_E$ により2つの因子間変動と誤差変動の不偏分散を求める．

$$V_A = \frac{S_A}{k-1} = \frac{434}{3-1} = 217 \qquad V_B = \frac{S_B}{l-1} = \frac{1554}{3-1} = 777$$

$$V_E = \frac{S_E}{(k-1)(l-1)} = \frac{190}{4} = 47.5$$

⑥ 以上の結果を分散分析表にまとめると次表のようになる．

分散分析表

| 因子 | 偏差平方和 | $\nu$ | $V$ 不偏分散 | $F_0$（不偏分散比）|
|------|-----------|-------|--------------|---------------------|
| A    | 434       | 2     | 217          | 217/50 = 4.34       |
| B    | 1554      | 2     | 777          | 777/50 = 15.54      |
| E    | 190       | 4     | 47.5         |                     |

⑦ $F$ 分布表から $\nu_1=2$, $\nu_2=4$, 有意水準 $\alpha=0.05$ の $F$ 値を求め, $F_0$ と比較する.

A 因子（煮沸時間）　$F_0 = \dfrac{V_A}{V_E} = 4.34 < F_4^2(0.05) = 6.94$

B 因子（pH 変動）　$F_0 = \dfrac{V_B}{V_E} = 15.54 \geqq F_4^2(0.05) = 6.94$

から, 因子 B すなわち pH 変動だけがビタミン C の損失に影響を与えているが, 因子 A は有意ではないことになる.

この例題で A 因子の水準を仮に繰返しとする一元配置の形式で同様に解いてみると,

$S_A$, $V_A$ は変わらないが, $S_E = SS - S_B = 624$, $V_E = \dfrac{624}{2 \times 3} = 104$

すなわち $V_E$ が大きくなるために, $F$ 比は減少し, 検出力は低下する. このことから, 実際には, できるだけ因子を層別して, 2 種類の水準に分け, 二元配置で分散分析を行ったほうが検出力がますことがわかる.

## 8-4 クラスカル-ウォリス検定

クラスカル-ウォリス検定（Kruskal-Wallis test）は, 3 群以上の順位データについての分散分析法にあたるノンパラメトリック検定法で, マンホイットニー検定を拡張したものである.

各群のデータが正規分布に従わず, 等分散の条件を満たす条件がないとき, あるいは順序統計量のときはノンパラメトリックの分散分析として用いられる.

次に検定の手順を示す.

① 帰無仮説 $H_0$：$k$ 群の標本の母集団分布は同一である.
　　対立仮説 $H_1$：$k$ 群の標本の母集団分布は異なる.
② 有意水準を決める.
③ 統計量を計算する.
　1）$k$ 群の標本をすべてを合わせて, 全部の標本 $n$ について小さいほうから順位をつける. 同順位（結びの順位）については平均順位をつける.
　2）群別に順位の合計を求める.

$\sum Ri = \dfrac{n(n+1)}{2}$

　3）統計量 $H_x$ を計算する.（$n_i$ は各群の標本数）

$H_x = \dfrac{12}{n(n+1)} \sum_{i=1}^{k} \dfrac{R_i^2}{n_i} - 3(n+1)$

なお, 同順位（結びの順位）が多いときは, 次のように統計量 $H_x$ を修正する.（$t$ は結びの数）

$C = 1 - \dfrac{\sum_{i=1}^{m}(t_i^3 - t_i)}{n(n^2-1)} \quad H_0 = \dfrac{H_x}{C}$

④ 結論：$n_i \leqq 5$ の場合, クラスカル-ウォリス検定表より $\alpha$ に対応した $H$ を求め, $H_x \geqq H$ で

あれば帰無仮説を棄却する．

$n_i > 5$ の場合は，統計量 $H_x$（または $H_0$）は自由度 $k-1$ の $\chi^2$ 分布に従うので $\chi^2$ 分布表から $H_x \geq \chi^2(\alpha)$ であれば帰無仮説を棄却する．

## 8-5 実験計画法の基本的な考え方

R. A. Fisher によって提唱されたこの方法は，肥料学の分野から発展して広い領域の研究分野にその適用範囲が広げられている．実験計画法の実施にあたっては，次の3つの原則が重点的に管理されなければならない．① 無作為化すること，② 反復測定すること，③ 系統誤差の対策として測定対象をいくつかのブロックに分類する．

詳しくは専門書を参照してほしいが，初歩的な実験計画の方法を例題を通して簡単に説明する．

**例題 3**：慢性感染症の発熱患者グループに異なる解熱剤をそれぞれ3回ずつ投与して体温の下熱効果をみる場合を考える．体温は測定する時間帯によっても変動するので，1日のなかで午前，午後および夜間の3回に体温測定を行うと仮定する．解熱効果をみるためには合計3日間必要になる．

**解　答**：

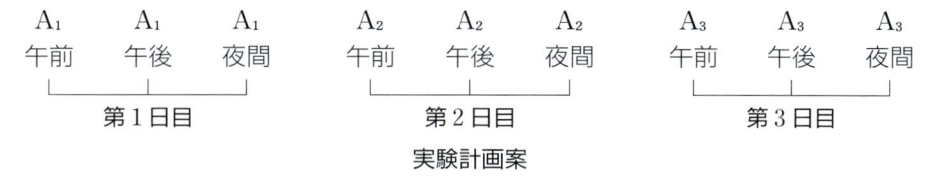

| $A_1$ 午前 | $A_1$ 午後 | $A_1$ 夜間 | $A_2$ 午前 | $A_2$ 午後 | $A_2$ 夜間 | $A_3$ 午前 | $A_3$ 午後 | $A_3$ 夜間 |
|---|---|---|---|---|---|---|---|---|
| 第1日目 | | | 第2日目 | | | 第3日目 | | |

実験計画案

効率から考えると上案のような計画が立てられるが，しかし体温変動の場合，日内変動，日間変動，薬剤投与による学習効果（耐性）による誤差によって影響を受けるので，これらの誤差を避けるために次の3つの計画法を考える．

① 完全無作為化法：9回すべての処理を無作為に割り付け，場所，順序，実験場所などの偏り（系統誤差という）をなくする方法である．同じ実験系が偶然に重なったり，学習効果（耐性）による誤差が混入しやすい．

② 乱塊法：1日をブロック要因と考えて，内部の比較的均一な各ブロック内で無作為データをとる，すなわち1日の3つの処理を一括して無作為化する方法である．

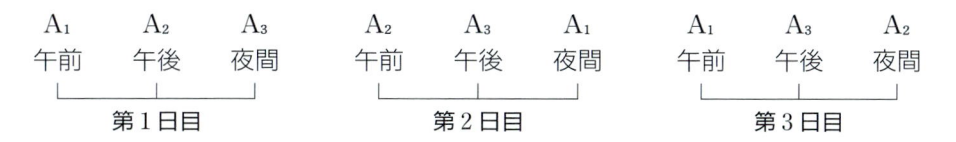

| $A_1$ 午前 | $A_2$ 午後 | $A_3$ 夜間 | $A_2$ 午前 | $A_3$ 午後 | $A_1$ 夜間 | $A_1$ 午前 | $A_3$ 午後 | $A_2$ 夜間 |
|---|---|---|---|---|---|---|---|---|
| 第1日目 | | | 第2日目 | | | 第3日目 | | |

前案のように午前に $A_1$，午後に $A_3$ が2回重なり，日内変動の誤差が混入しやすい．層別無作為配置法ともいう．

③ ラテン方格法：処理要因の各水準をラテン文字で示すとき，各文字が各行と各列に関してただ1回だけ出現するような配置でブロック要因を除去し，処理要因の効果のみを調査するように図のように配置する方法である．したがって，水準の数とブロックの数が等しいときし

か使えない．この方法は $A_1 \longrightarrow A_2$, $A_2 \longrightarrow A_3$, $A_3 \longrightarrow A_1$ というように処理順位が同一の場合があるので，学習効果（耐性）による誤差が混入しやすい．

|  | 1日目 | 2日目 | 3日目 |  |  |  |  |  |  |  |
|---|---|---|---|---|---|---|---|---|---|---|
| 午前 | $A_1$ | $A_2$ | $A_3$ | $A_1$ | $A_2$ | $A_3$ | $A_1$ | $A_2$ | $A_3$ |
| 午後 | $A_3$ | $A_1$ | $A_2$ | $A_2$ | $A_3$ | $A_1$ | $A_2$ | $A_1$ | $A_3$ |
| 夜間 | $A_2$ | $A_3$ | $A_1$ | $A_3$ | $A_1$ | $A_2$ | $A_3$ | $A_2$ | $A_1$ |

——————— ラテン方格の配置 ———————◆

## 演習問題

**問題1** 25名の肝癌死亡例を無作為抽出して，治療手段別の入院時からの生存年数を記録してみた．治療方法によって生存年数に差があるといえるか．

| 生存年数 | A. 免疫療法 | B. 抗癌剤 | C. 手術 |
|---|---|---|---|
| 1年 | 1 | | |
| 2年 | 1 | | |
| 3年 | 2 | 2 | |
| 4年 | 3 | 3 | 1 |
| 5年 | 1 | 1 | 3 |
| 6年 | | 1 | 1 |
| 7年 | | 1 | 2 |
| 8年 | | | 1 |
| 9年 | | | 1 |
| | 8名 | 8名 | 9名 |

**問題2** 下表は20匹の犬を無作為に，5ケースのオリ（A-E）に5匹ずつに分け，各々のオリで4種の異なった飼料(1-4)を用い，ある期間を経て，体重増加量を測定したものである．

| オリ＼飼料 | 1 | 2 | 3 | 4 |
|---|---|---|---|---|
| A | 16.0 | 17.7 | 25.4 | 22.3 |
| B | 16.3 | 17.9 | 26.6 | 22.6 |
| C | 17.3 | 18.4 | 27.3 | 23.3 |
| D | 17.4 | 19.0 | 27.7 | 23.6 |
| E | 18.0 | 19.7 | 28.2 | 24.1 |

1）オリにより体重増加量に差があるか．
2）飼料により体重増加量に差があるか．

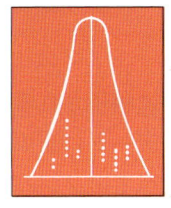

# 9章 ノンパラメトリック検定

## 9-1 ノンパラメトリック検定

　この章では分布型に特定の仮定をおかない，すなわち分布の型によらないノンパラメトリック検定(non-parametric test あるいは distribution-free test)を説明する．

　ノンパラメトリック検定法は，与えられた2つの母集団は同一の分布関数をもつという仮定で，その分布型についてほかの情報が得られないときに用いる．データの分布の片側に大きな飛び値があったり，正規分布より両裾の広がりが大きい分布を示す場合，草花の色やその美しさ，尿の定性的分類など連続量でデータが与えられない場合，そして最も多い例は標本数が少なくて正規分布を仮定しての統計処理ができない場合などに使う(そのような場合でも標本数は5以上を要する場合が多い)．もちろん，母集団が特定の分布に従うときでも使える．ただ，パラメトリック検定が使えるときにあえてこの方法を用いると検出力$(1-\beta)$がやや低くなるという問題がある．方法には1標本，2標本，3標本以上の多標本，さらには多変量の場合など，状況に応じて多くの方法が提案されているが，実用上よく使われるのは2標本の場合である．

## 9-2 ノンパラメトリック検定の基本的な考え方

　$X_1, \ldots, X_m$ が互いに独立に分布 $F(x)$ に従い，$Y_1, \ldots, Y_n$ が互いに独立かつ $X$ とも独立で分布 $G(x)$ に従うとする．$F$ と $G$ には連続分布であるという以外，特定の制約をおかない．このとき，$F(x) = G(x-\Delta)$ を仮定し「二つの分布に差はない」という帰無仮説

$$H_0 : F(x) = G(x) \quad \text{すなわち} \quad H_0 : \Delta = 0$$

を検定することがノンパラメトリック検定の基本的な方法である($\Delta$ は処理効果を意味する)．

　$t$-検定などのパラメトリックな検定のときと同じように，対立仮説の想定の仕方にはいくつかあるが，大別すれば特定の方向のズレを想定しない場合，すなわち，

$$H_1 : F(x) \neq G(x)$$

と書ける場合と，方向を想定する場合とに分けられる．後者のうち最も一般的でかつ重要なものは「一方，たとえば $X$ の方が他方より確率的に(stochastically)大きい」，すなわち，

$$H_2 : F(\alpha) \leq G(\alpha) \quad \text{すべての } \alpha \text{ について(またある値では厳密に不等号が成立)}$$

と書ける場合である．これは，

$$\Pr\{X \leqq \alpha \mid F\} \leqq \Pr\{Y \leqq \alpha \mid G\}$$

であるから,「$X$ は $Y$ より($F$ は $G$ より)確率的に大きい」という意味である.

さて,ノンパラメトリック検定が近年,医学・保健学・栄養学などの分野で大いに利用されるようになったのは,分布型に関して制約が少ないことによる.これらの分野では,データに正規性を仮定できない場合も多いので,この柔軟性のゆえにパラメトリックな検定に比べるとノンパラメトリック検定の検出力は落ちるといわれていたが,$F(x)=G(x-\Delta)$,$\Delta>0$ というズレのモデルにおける対立仮説の下で,順位和検定の検出力は頑強な $t$-検定に比べ,考えられているほど落ちないことが E. J. G. Pitman により指摘されている.

## 9-3 対応がない場合の2標本の代表値の差の検定

### 9-3-1 コロモゴロフ-スミルノフ (Kolmogorov-Smirnov) の検定

Kolmogorov-Smirnov test は簡単でしかも強力な適合度検定で,標本からの累積相対度数を母集団における理論的または仮説的な分布と比較する.この検定法はかなり敏感で,両側検定では,2標本の分布のいかなる差異(中央値,ゆがみなど)も検出し,片側検定では,いずれかの標本がより高い測定値を示すか否かを検定する.このテストは累積相対度数の信頼区間(confidence band)という考えに立脚している.

(1) 1標本の場合

抽出された標本の源泉である母集団の分布と,特定の理論的分布が一致するかどうかを検定するものである.この方法は,

① まず観察値を大きさの順に並び換えて度数分布表を作る.
② 度数分布表から,累積相対度数を求める($G(x)$).
③ 理論分布によって期待される累積相対度数と比較する($F(x)$).
④ $G(x)$ と $F(x)$ の両累積相対度数の差の最大となる絶対値 $D$ を求める.
 $$D = \max\{|F(x)-G(x)|\}$$
⑤ 標本の大きさ $n$ のところの必要な有意水準 $\alpha$ にあたる数表中の $D_n(\alpha)$ の値と $D$ を比較する.もし $D>D_n(\alpha)$ ならば帰無仮説を棄却し,この標本は既知の母集団に属さないと結論する.$n$ が 35 以上のときは **付表 9-2** の下端の式で $D_n(\alpha)$ を計算する.

**例題1**:ある地域の住民 187 名を対象として,ある問題について調査した.調査結果は年齢階級によって左右されるので標本抽出がうまくいっているかどうか,すなわち,この地域の住民の年齢分布と,標本の年齢分布に差がみられるかどうか検定する.──❖

**解 答**:① 帰無仮説 $H_0$ として,標本による年齢分布は,この地区全体の住民の年齢分布と同じである.
② 差の最大となる絶対値 $D$ を求める.
 $$D = \max|F(x)-G(x)|$$
$n=187$,有意水準 $\alpha=0.05$ として,標本数が多いので **付表 9-1** の下端の式から臨界値を求めると次のようになる.

表 9-1

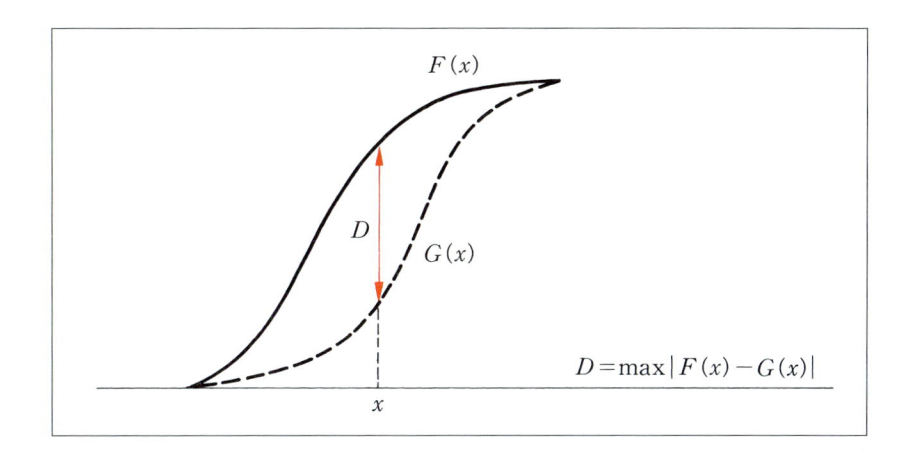

| 年齢階級 | 標本 ($G$) | 地区全体 ($F$) | $|F(x)-G(x)|$ |
|---|---|---|---|
| 20〜29 歳 | 0.285 | 0.375 | 0.090 |
| 30〜39 | 0.578 | 0.628 | 0.050 |
| 40〜49 | 0.759 | 0.779 | 0.020 |
| 50〜59 | 0.867 | 0.895 | 0.028 |
| 60〜69 | 0.973 | 0.962 | 0.011 |
| 70〜79 | 1.000 | 1.000 | |

$$D_{187}(0.05)=\frac{1.36}{\sqrt{n}}=\frac{1.36}{\sqrt{187}}=0.099 \quad D_{187}(0.05)>D$$

なので仮説は棄却できず有意水準 $\alpha=0.05$ では，地区における住民の年齢分布と，標本の年齢分布が異なるとはいえない．

### （2） 2 標本の場合

1 標本の場合と同様に，両標本の累積相対度数を求めて，その最大の差の絶対値 $D$ を求める．$n_1=n_2\leqq40$ のときは，$D$ の分布はあらかじめ確率が求められている（**付表 9-2** 参照）．また，$n_1, n_2>40$ のときは片側検定として，統計量，

$$\chi^2=\frac{4\,D^2(n_1\times n_2)}{n_1+n_2}$$

が自由度 $\nu=2$ の $\chi^2$ 分布をするという性質を用いる．ただし，$D=\max\{|G_1(x)-G_2(x)|\}$

$n_1=$ 被検群の個数
$n_2=$ 対照群の個数

**例題 2**：表はある年における B 型肝炎ウイルスの抗体保有率の分布を東日本の A 県，西日本の B 県について比較した．東西地域で差があるか検定せよ．

HBの抗体保有率の累積相対度数の対照群比較

| 累積割合 抗体保有率 | 住民 B | 住民 A | 住民の割合 B | 住民の割合 A | 割合の差 |
|---|---|---|---|---|---|
| 0.000 | 99 | 170 | 0.35 | 0.28 | 0.07 |
| 0.000 −0.049 | 114 | 195 | 0.41 | 0.32 | 0.09 |
| 0.049 −0.099 | 149 | 271 | 0.53 | 0.45 | 0.08 |
| 0.099 −0.149 | 195 | 326 | 0.70 | 0.54 | 0.16 |
| 0.149 −0.199 | 221 | 399 | 0.79 | 0.66 | 0.13 |
| 0.199 −0.249 | 235 | 458 | 0.84 | 0.76 | 0.08 |
| 0.249 −0.299 | 249 | 502 | 0.89 | 0.84 | 0.05 |
| 0.299 −0.349 | 261 | 538 | 0.94 | 0.90 | 0.04 |
| 0.349 −0.399 | 265 | 561 | 0.95 | 0.93 | 0.02 |
| 0.399 −0.400 以上 | 279 | 601 | 1.00 | 1.00 | 0.00 |

**解　答**：表例で$D=0.16$, $n_1=279$, $n_2=601$
　帰無仮説$H_0$はB県, A県両群の間にHB抗体保有率の累積相対度数の分布に差がないということで, 対立仮説$H_1$はA県においては, B県に比べてHB抗体保有率の割合が少ないということである（片側検定）．

$$\therefore \chi^2 = \frac{4 \times (0.16)^2 \times 279 \times 601}{279 + 601} = 19.51$$

　$\nu=2$のとき$p<0.001$, 有意の差がある．
　なお, この方法は連続的分布に適用するのが原則で, 離散的あるいは2つのカテゴリーに分かれたものか, 2つのカテゴリーにうまく圧縮できるようなものは符号検定のような2項分布を用いる方が検出力が高い．

## 9-3-2　マン-ホイットニー検定（The U-Test, Mann-Whitney Test）

　2つの独立した群からの標本が同一分布からのものであるかどうかを, 主として分布の位置の違いから検出する検出力の高い方法である．
　帰無仮説$H_0$は2つの独立な累積分布関数$F(x)=G(y)$である．対立仮説$H_1$は
$F(x)$は$G(y)$よりも確率的に大きい
　（片側検定）
$F(x)$は$G(y)$との分布には差がある
　（両側検定）
　Wilcoxonのテストが同数の標本のペアに適用されるが, Mann-Whitneyテストは標本サイズは同じでなくてもよい. $t$-検定とほとんど等しい検出力をもつことが知られているので医学, 生物学分野でよく使われる．
　検定法は$n_1$, $n_2$の大きさによって3種の方法がある．

　（1）小標本の場合（$n_1$, $n_2$がともに8以下の場合）
　いま標本A群の大きさは$n_1=4$, 標本B群の大きさは$n_2=5$, そしてその観察値は, 小標本の

場合について，$U$ の分布について考えてみる．

　　A：14，18，19，26
　　B：3，8，10，16，24

とする．この場合，2群の観察値を合わせて小さい順から大きい順に並べると次のようになる．

　　3，8，10，14，16，18，19，24，26
　　$B_1$，$B_2$，$B_3$，$A_1$，$B_4$，$A_2$，$A_3$，$B_5$，$A_4$

　A,B両群が左右に完全に分離したとすると，両群は別の分布から抽出されたものと考えられるし，よく混じっているとすれば，同じ分布の位置を示すと考えるのである．さて，そこで，順次それぞれのBについて，それより前にあるAの値がいくつあるかを数えて，その数の合計を $U_1$ と定める．たとえば，$B_1$ についてはそれより前にあるAの値は0個，$B_2$ については0個，$B_3$ は0個，$B_4$ については1個，$B_5$ については3個であり，結局，

　　$U_1=0+0+0+1+3=4$　となる．同様にしてAの観察値について $U_2$ を求める．同じ手順をふんで $U_2=3+4+4+5=16$ になる．$U_1$ と $U_2$ のうち小さい方がWilcoxonの統計量となるので，この場合は $U$ は4である．

　AとBの累積度数分布の位置のズレがないという帰無仮説のもとで，この現象が起き得る確率が計算される．

　この確率は $n_1$，$n_2$ と $U$ の値から**付表12**をみて求める．**付表**は片側検定の場合の確率なので両側検定では2倍となる．

　$n_1=4$，$n_2=5$，$U=4$ のとき，$p=0.095$（**表C-3参照**）

　有意水準 $\alpha=0.05$ とすれば，$p>\alpha$．したがってA群とB群が同一の分布であるという仮説は採択される．さて，実際にこの方法で $U$ の値を求めるのは $n_1$，$n_2$ の値がやや大きくなると大変である．一般には次のように求められる．（　）は順位，

　　A群：14(4)，18(6)，19(7)，26(9)　　$R_1=26$
　　B群：3(1)，8(2)，10(3)，16(5)，24(8)　　$R_2=19$

　各標本別にその順位の合計 $R_1$，$R_2$ を求める．

　順位和の計算間違いを検算する場合は，次の式を用いる．

$$R_1+R_2=\frac{1}{2}(n_1+n_2)(n_1+n_2+1)$$

　この例では，$26+19=\frac{1}{2}(4+5)(4+5+1)$　すなわち　$45=45$

で正しいことがわかる．さて $U$ の値は2通り計算される．

$$U_1=n_1n_2+\frac{1}{2}n_1(n_1+1)-R_1 \qquad U_2=n_1n_2+\frac{1}{2}n_2(n_2+1)-R_2$$

　この例では，$U_1=4\times5+\frac{1}{2}\times4\times(4+1)-26=4$

　　$U_2=4\times5+\frac{1}{2}\times5\times(5+1)-19=16$

　$U_1$ と $U_2$ の小さい方の値を $U$ の値とするのは，先に記したとおりである．

　この $U_1$ と $U_2$ の値についても次の検算の式がある．

$$U_1+U_2=n_1n_2 \quad 4+16=4\times5$$

で正しいことがわかる．

**例題3**：水俣病罹患ネコと対照の健康なネコの肝臓の総水銀量(mg/kg)である．両群の間に差があるか検定せよ．

水俣病罹患ネコと対照地区健康ネコの肝臓中の総水銀量(mg/kg)

| 健康ネコ | 2.02 | 1.71 | 2.04 | 1.60 | 1.83 | 1.70 | (6例) |
| 罹患ネコ | 2.15 | 1.92 | 1.78 | 2.04 | 2.33 | | (5例) |

**解　答**：水銀量を小から大に並べる．

1.60　1.70　1.71　1.78　1.83　1.92　2.02　2.04　2.04　2.15　2.33

　　対照群　$R_1$　$1+2+3+5+7+8.5=26.5$
　　罹患群　$R_2$　$4+6+8.5+10+11=39.5$

サンプルサイズが小さいので正規分布に近似する法を用いず，$U$ の標本分布表（**付表12-表b**）をみる．

$$U_1=(6\times5)+\left(\frac{6\times7}{2}\right)-26.5=24.5$$

一方，$U_2=n_1n_2-U_1=5.5$，$U$ 表で $n_1=6$，$n_2=5$，

5％の有意水準で仮説を棄却するときは $U$ が5以下でなければならない．

∴　両群に差があるとはいえない（片側検定）．

**(2) $n_1$，$n_2$ がともに9より大きく20より小さい場合**

**例題4**：治療薬 A，B について薬効試験を行った成績は，表のとおりであった．両薬剤に差が認められるか，$\alpha=0.05$ として判定せよ．

薬効試験の例

|  | 著効 | 有効 | やや有効 | 不変 | 悪化 | 計 |
|---|---|---|---|---|---|---|
| 対照薬A | 0 | 1 | 2 | 4 | 1 | 8 |
| 実験薬B | 3 | 4 | 3 | 2 | 0 | 12 |
| 平均順位 | 2 | 6 | 11 | 16.5 | 20 | |

**解　答**：計数値(度数)として一般の分割表の $\chi^2$ 分布や効果項目をまとめて 2×2 表を作成しての $\chi^2$ 分布や Fisher の直接確率法で検定するのは適切ではない．薬効効果が順序尺度になっているので Mann-Whitney 検定を用いる．著効の3例に対しては平均順位2位，有効の5例には6位，やや有効の5例には11位が与えられる．$R_1=0\times2+1\times6+2\times11+4\times16.5+1\times20=114$，$U_1=8\times12+(8\times9)/2-114=18$ 同様の計算で $U_2=78$ ($U_2=8\times12-18=78$ でもよい) よって小さい方の $U_1=18$ を用いる．$U$ 表より $P=(U_1=18)<0.05(U=26)$（片側検定）で仮説は棄却される．

### (3) 大標本の場合（$n$ が 20 以上の場合）

$n_1$, $n_2$ のいずれかかあるいはその両方が，20 以上の大標本の場合は付表の確率表の範囲外になるので，次の統計量を用いる．

$$Z = \frac{U - E(U)}{\sqrt{V(U)}}$$

ここで $E(U)$，$V(U)$ は帰無仮説 $H_0$ のときの $U$ の期待値および分散で，

$$E(U) = \frac{n_1 n_2}{2}, \quad V(U) = \frac{n_1 n_2 (n_1 + n_2 + 1)}{12}$$

ただし 2 つの標本の大きさ $n_1$，$n_2$ の内，どちらかが著しく大きい場合は $Z$ 統計量は正規分布に近似しないので，次の修正式を用いる．

$$Z' = Z + \left(\frac{1}{10 n_1} - \frac{1}{10 n_2}\right)(Z^3 - 3Z)$$

## 9-3-3 メディアン検定 (A Median Test)

2 つの母集団の中央値 $m_1$, $m_2$ についての帰無仮説 $H_0 : m_1 = m_2$ を検定するもので，各観測値が中央値より大きいか小さいかをみる方法である．

いま $N = n_1 + n_2$ 個の観測値を，全体のメディアン以上かそれより小さいか，どちらの標本に属するかで分類すると，下のような 2×2 分割表が得られる（簡単にするため $N$ は偶数とする）．

4 つの周辺和が固定されているので，ひとつのセルの値 $X$ を決めれば，残りはすべて決まる．仮説の下では，$X$ は $\frac{n_1}{2}$ の回りに分布するはずであるし，対立仮説が正しくて $A$ が $B$ より確率的に大きければ，$X$ は平均的には $\frac{n_1}{2}$ より大きくなる．そこで，$X = x$ という実現値が得られれば，

$$\Pr\{X \geq x\}$$

を仮説のもとで検定すればよい．

表 9-2 中央値により分類した 2×2 分割表

|  | A群 | B群 | 計 |
|---|---|---|---|
| $Me$ 以上 | $X$ | $\frac{n_1+n_2}{2} - X$ | $\frac{n_1+n_2}{2}$ |
| $Me$ より小 | $n_1 - X$ | $X + \frac{n_2-n_1}{2}$ | $\frac{n_1+n_2}{2}$ |
| 計 | $n_1$ | $n_2$ | $n_1+n_2$ |

方法の手順は次のとおりである．
① 2 標本観察値を小から大に並べる．
② 中央値をみつけて，各標本群において，中央値より大なる標本数を調べる．
③ 2×2 表をつくる（**表 9-2**）．
④ $\chi^2$ 検定を行なう．両方の標本サイズが 10 を上回るときによい．もし，期待度数が小さければ Fisher の直接確率計算法を用いる．

　A群　58.2　71.5　66.4　66.9　68.6　69.9　72.7　64.8　72.8(9 例)
　B群　64.1　77.3　75.2　68.9　88.2　69.0　79.7　81.4　67.2　71.0(10 例)
上記 A，B，2 群の平均値に差があるといえるか．
① 帰無仮説 $H_0$：2 つの独立した標本は同一の（等しい）中央値の母集団からランダムに抽出したと仮定する．
　対立仮説　$H_1$：2 つの独立した標本は異なる中央値の母集団から抽出したとする．
2 群を小から大に並べると，標本数が奇数であるから $\frac{19+1}{2} = 10$ 番目が中央値である．

| | | | | | | | | | median | | | | | | | | | |
|---|---|---|---|---|---|---|---|---|---|---|---|---|---|---|---|---|---|---|
| A | B | A | A | A | B | A | B | B | A | B | A | A | A | B | B | B | B | B |
| 58.2 | 64.1 | 64.8 | 66.4 | 66.9 | 67.2 | 68.6 | 68.9 | 69.0 | 69.9 | 71.0 | 71.5 | 72.8 | 72.8 | 75.2 | 77.3 | 79.7 | 81.4 | 88.2 |

② 有意水準：$\alpha=0.05$

③ 統計量の計算

$$\chi_0^2=\frac{\left(|6\times6-3\times4|-\frac{19}{2}\right)^2\times19}{9\times10\times10\times9}=\frac{210\times19}{8100}=0.486$$

④ 結果：$\chi_1^2(0.05)=3.84>\chi_0^2=0.486$　よって仮説は採択される．

表 9-3 中央値より大である個数の 2 群比較

| | A | B | |
|---|---|---|---|
| 中央値より大である個数 | 3 | 6 | 9 |
| 中央値より大でない個数 | 6 | 4 | 10 |
| | 9 | 10 | 19 |

注：① 中央値より大でない個数の列は，もし $n_1+n_2$ が奇数であれば，$\frac{n_1+n_2+1}{2}$に，偶数であれば$\frac{n_1+n_2}{2}$に等しくなる．

② 中央値と同順位(tie)のものがあれば小さい方の観測値に入れる．

③ この例は分散に差が(とくに B 群)ありすぎるので $t$-検定は向かない．

④ $U$ 検定を適用すると$\left(U_1=n_1n_2+\frac{n_1(n_1+1)}{2}-R_1\right)$

$$U_1=9\times10+\frac{9\times10}{2}-69=66$$

$$\mu_n=\frac{9\times10}{2}=45\qquad\sigma=\sqrt{\frac{9\times10(9+10+1)}{12}}=12.25$$

$$z_0=\frac{66-45}{12.25}=1.71<z(0.05)=1.96$$

∴ $p=0.05$ で平均順位は等しいという仮説はすてられない．

## 9-3-4 ランによるテスト(A Test based on Runs)

Run(連)とは文字あるいは symbol のひとつづきをいう．2組の標本の母集団分布を比較したり，あるいは継時的に起こる事象のランダム性を検定するものでどんな種類の差でも検出できる便利な方法である．

具体例として，被検群(A)6 例，対照($A^-$)5 例の測定値の順位を並べた場合，

| 順位： | 1 | 2 | 3 | 4 | 5 | 6 | 7 | 8 | 9 | 10 | 11 |
|---|---|---|---|---|---|---|---|---|---|---|---|
| | $A^-$ | $A^-$ | $A^-$ | $A^-$ | $A^-$ | A | A | A | A | A | A |

のようになったとする．このとき 5 $A^-$のランが 1 個，6 A のランが 1 個となり合計 2 個，A と $A^-$が判然と分かれており，ランの長さがそれぞれ 5 および 6 でランの数が異常に小さいといえる．次の例の場合は，$A^-AA^-AA^-AA^-AA^-AA^-A$，$A^-A$ というランの数が短い系列のなかに 6 個あ

り大きなランの数の場合も不自然である．

以上のような例からみられるように，ランが少ないことはなんらかの理由で異常が生じていることを示している．この系列が at random であればランの数がランの長さに従って大きくなる．また，多数個の極めて短いランが偶然に生ずることもまれである．一般には事象の起こり方のランダム性を検定する場合はランの個数が多い場合よりも，むしろ少ない場合だけを問題にする方が多い．また順序総計量を検定する場合は，メディアンを基準としてその大（＋），小（－）からランを作って検定が可能である．このランの総数を $R$ としたとき，あらゆる可能なる順列を考え，各順列ごとに $U$ の数を求めてみることが必要である．その各順列がどれも等可能に得られると考え $R$ の確率分布を求めることが行われる．$n_1$ と $n_2$ が 20 以上であればランの総数の分布は平均 $\mu$，分散 $\sigma^2$ がそれぞれ，

$$\mu = \frac{2n_1 n_2}{n_1 + n_2} + 1, \quad \sigma = \sqrt{\frac{2n_1 n_2(2n_1 n_2 - n_1 - n_2)}{(n_1+n_2)^2(n_1+n_2-1)}}$$

は近似的に正規分布をする．$n = n_1 = n_2$ のときは，

$$\mu = n + 1 \qquad \sigma^2 = \frac{n(n-1)}{2n-1} \quad となる．$$

検定には $\quad z = \dfrac{U - \mu}{\sigma}$

を求め，$z$ が $N(0, 1^2)$ に従うことを利用する．

**例題 5**：次の配列が得られた．この配列の無作為性を検定せよ．

$$+++++------++++++++++++-----++++-----$$

**解　答**：＋の数（$n_1$）は 20，－の数（$n_2$）は 12，$n_1, n_2 > 20$ の条件ではないが，比較的，数が多いので正規分布に近似させて解いてみる．ランの総数 $U = 6$

$$\mu = \frac{2 \times 20 \times 12}{20 + 12} + 1 = 16.00$$

$$\sigma = \sqrt{\frac{2 \times 20 \times 12(2 \times 20 \times 12 - 20 - 12)}{(20+12)^2(20+12-1)}} = 2.60$$

$$z = \frac{6 - 16.00}{2.60} = -3.85 < -z\left(\frac{0.05}{2}\right) = -1.96$$

よってランダムという仮説をすてる（作為性がある）．

## 9-4 対応がある場合の2標本の代表値の差の検定

$X$ と $Y$ との間に対応がある場合，$X_i = \mu_i + E_i$，$Y_i = \mu_i + E'_i$ と表し，$E$ の分布 $F$ と $E'$ の分布 $G$ が等しいかどうか（位置のズレがあるかどうか）を調べるのがこの方法の基本的な考え方である．

## 9-4-1 ウィルコクソン符号付順位和検定 (Wilcoxon matched pairs signed-rank test)

$U_i$ を絶対値の大きさの順に並び換えたとき,その順位を $R_i$ で表し,

$$\varepsilon_i \begin{cases} 1 \ (U_i>0 \text{ のとき}) \\ -1 \ (U_i<0 \text{ のとき}) \end{cases}$$

と定義する.仮説のもとでは $R_i$ と $\varepsilon_i$ とは独立で,

$$\Pr\{\varepsilon_i=1\}=\Pr\{\varepsilon_i=-1\}=\frac{1}{2} \quad \text{である.}$$

検定統計量として,

$$R=\sum_{i=1}^{n}\varepsilon_i \cdot c(R_i) \quad \text{を考える.}$$

$c(i)$ は順位 $t$ に対応したスコアである.

仮説のもとで,

$$E(R)=\sum_{i=1}^{n} c(R_i) \cdot \left(\frac{1}{2}-\frac{1}{2}\right)=0$$

$$V(R)=\sum_{i=1}^{n} c(R_i)^2 \cdot \left(\frac{1}{2}+\frac{1}{2}\right)=\sum_{i=1}^{n} c(R_i)^2$$

であるから,$R$ は 0 の回りに分布し,対立仮説,

$K_2 : F(x)$ は $G(x)$ より確率的に大きい.

$K_2' : F(x)$ は右に歪んでいる.すなわち $\Pr\{U>0\} > \Pr\{U<0\}$

のもとで,平均的には + の値をとる.仮説のもとで,実現値 $r_0$ に対して,$\Pr\{R \geq r_0\}=\alpha$ のとき仮説をすてる.

このテストは符号検定の改良法を考慮したもので,ペアとなっている計測の真の差の検出にむいている(標本サイズは同数でなければいけない).その手順は,

① 各標本対において,観測値 $X_i$ と対になっている観測値 $Y_i$ の差を求める.

$$d_i=X_i-Y_i$$

② $d_i=0$ となる対応の組を無視してもとの差の符号を順位につける(同順位のときは平均順位をみる).

③ 小さい方の正の順位合計,または負の順位合計を求める.

④ $n \leq 25$ のときは Wilcoxon の表(**付表 12**)の臨界値と比較し,これより小であれば仮説をすてる.

⑤ $n>25$ のときは,$T$ の分布は正規分布に近似できるので,分布の平均値および標準偏差は次のようになり

$$\mu_T=\frac{n(n+1)}{4}, \quad \sigma_T=\sqrt{\frac{n(n+1)(2n+1)}{24}}$$

から $Z_0=\dfrac{|T-\mu_T|}{\sigma_T}$ を求めて,$|Z_0| \geq Z(\alpha)$ であれば帰無仮説を棄却する.

例題6：男の労働者10名を無作為抽出して，左右の握力(kg)を比較して表の結果を得た．右の握力は左より大であるといえるか．

**左右握力(kg)の比較**

| 右 $x_1$ | 41 | 52 | 46 | 37 | 40 | 47 | 50 | 43 | 31 | 48 | 435 |
|---|---|---|---|---|---|---|---|---|---|---|---|
| 左 $x_2$ | 35 | 50 | 40 | 32 | 40 | 49 | 53 | 40 | 29 | 40 | 408 |
| 差 | +6 | +2 | +6 | +5 | 0 | −2 | −3 | +3 | +2 | +8 | 27 |

解　答：符号を無視して差を小から大に並べると，2，−2，2，−3，3，5，6，6，8，
符号づけした順位は2，−2，2，−4.5，4.5，6，7.5，7.5，9，
(絶対値の小さい方)負の順位合計＝6.5＝$T$

Wilcoxonの表で9組で$P=0.05$のとき，
臨界値は8.1(片側検定)．
$T=6.5$であるから有意水準0.05をとれば，仮説は棄却される．したがって，対立仮説を採択し，右の握力が左より大といえる．

例題7：10人について横臥時と立位時の脈拍の変化について調べた．立位が脈拍に影響を及ぼすかどうかウィルコクソンの符号付順位検定法で調べてみよう．($p<0.05$で検定しなさい)．

|   | 横　臥 | 立　位 | $d$ | 差の順位 |
|---|---|---|---|---|
| 1 | 70 | 70 | 0 | — |
| 2 | 72 | 74 | 2 | 5 |
| 3 | 62 | 65 | 3 | 7.5 |
| 4 | 64 | 68 | 4 | 9 |
| 5 | 71 | 72 | 1 | 2 |
| 6 | 76 | 74 | −2 | 5 |
| 7 | 60 | 61 | 1 | 2 |
| 8 | 65 | 66 | 1 | 2 |
| 9 | 74 | 76 | 2 | 5 |
| 10 | 72 | 75 | 3 | 7.5 |

解　答：帰無仮説は横臥時と立位時に脈拍数に差はないとなり，対立仮説は脈拍に差があるということになる．観測値から差をとる．差が0という例があるので，それを対象数から除き$n=9$とする．差の絶対値をみるとタイ(同順位)があるので，それは平均順位を用いる．順位の合計を計算すると，

$R_1=40$，$R_2=5$
一応検算してみると，
$R_2=5$，$R_1=40$
$R_1+R_2=45$
$\frac{1}{2}n(n+1)=\frac{1}{2}\times 9\times(9+1)=45$

$R$ は小さい方を選択して $T=5$

有意水準 $\alpha$ で $n=9$ のときの値は付表13より5,

$$T=5=T_9\left(\frac{0.05}{2}\right)=5$$

したがって有意水準5%で,帰無仮説は棄却され立位によって脈拍は変化をしたといえよう(両側検定)[*1].

### 9-4-2 符号検定(The Sign Test)

比較する2群を"対"にして組み合わせ,対の値の大小から符号を付ける方法で本来の $\frac{1}{2}$ の出現確率となるべきところを,符号の数の出現確率を二項分布を用いて計算する方法である.

すなわち $H_0$ は母集団から2つの値 $x_1$, $x_2$ を対応させて無作為抽出するとき $x_1>x_2$ の確率と $x_1<x_2$ の確率が $\frac{1}{2}$ に等しいからである.

$$R=(正となるUの数)-(負となるUの数)=2(正となるUの数)-n$$

となるので,$U$ のなかで正のものの個数 $K$ をそのまま検定統計量としてもかまわない.

仮説のもとでの $K$ の分布は,よく知られた2項分布であり,

$$\Pr\{K=k'\}={}_nC_{k'}\left(\frac{1}{2}\right)^n$$

となる.$K=k$ という実現値が得られれば,$k'\geqq k$ について上の確率を計算して合計し,$\alpha$ と比較することによって検定する(片側検定).

実際の例をあげると,18回の硬貨投げの試行で15回の表が出た場合,比較的 $n$ の数が大きいので2項分布の正規分布への近似による統計量 $Z_0$ を計算する.

母集団平均値 $\mu=18\times0.5=9$

$$\sigma=\sqrt{18\times\frac{1}{2}\times\frac{1}{2}}=2.12,$$

2項分布が正規分布に近似するものとして,

$$Z_0=\frac{X-\mu}{\sigma}=\frac{15-9}{2.12}=2.83$$

有意水準0.05の片側検定では臨界値は1.65である.したがって $p=0.5$ という帰無仮説をすて,その対立仮説である $p>0.5$ を受け入れる.符号検定は母集団の型が不明であるようなときに,ペアとなっている差の符号づけをして,(+)の数を $n_1$,(-)の数を $n_2$ としたとき(差の大小を考慮せず),

$$\chi^2=\frac{(|n_1-n_2|-1)^2}{n_1+n_2}\quad で検定する.$$

この例では,$\chi_0^2=\dfrac{(|15-3|-1)^2}{15+3}=\dfrac{11^2}{18}=\dfrac{121}{18}=6.72$

$\nu=1$, $p<0.01$

---

[*1] このような例題の場合,ただ単に符合付の差で順位付けをするよりも変化率の大きさで順位付けをした方がよいかも知れない.

普通の $\chi^2$ の公式では $p=0.5$ とすれば（Yates の補正をして），

| O | E | O−E |
|---|---|---|
| 15 | 9 | 6 |
| 3 | 9 | −6 |

$$\chi^2 = \frac{(6-0.5)^2}{9} + \frac{(6-0.5)^2}{9} = \frac{2 \times 30.25}{9} = 6.72$$

$\chi^2$ を用いた符号検定は 12 組以下では，次の 2 項分布の近似をとる方がより正確である．

**例題 8**：患者 14 名について A, B の新薬を用いて，その効果をかりに 5 段階のスコアづけをしたものとする（表 1）（評点大である方をすぐれているとして）．

**解　答**：符号（＋）のもの 9 例，（−）1 例，計 10 の符号のうち（＋）が 9 例以上の出る確率は**付表 10** より $\left(p=\frac{1}{2}\text{として}\right)$ 0.011（片側検定），よって有意水準 5％をとれば A, B, 2 新薬間に効果の差がないという仮説はすてられる．A の方が B よりすぐれていると判定される．両側検定とすれば（＋）が 9 例以上では確率は 0.011×2＝0.022，よって上記と同じように仮説はすてられる．

ここで，もし符号 10 個のうち（＋）が 8 個であったとすれば 8 個以上出る確率は**付表 10** より 0.055 となるのでボーダーライン域にあり，さらに例数を増しての再検が望ましい．

表 1　新薬 A, B の効果比較

| 患者番号 | A | B | A−B | 符号 |
|---|---|---|---|---|
| 1 | 3 | 2 | 1 | ＋ |
| 2 | 4 | 3 | 1 | ＋ |
| 3 | 5 | 4 | 1 | ＋ |
| 4 | 2 | 3 | −1 | − |
| 5 | 3 | 3 | 0 | |
| 6 | 4 | 2 | 2 | ＋ |
| 7 | 4 | 4 | 0 | |
| 8 | 1 | 1 | 0 | |
| 9 | 5 | 4 | 1 | ＋ |
| 10 | 3 | 2 | 1 | ＋ |
| 11 | 4 | 3 | 1 | ＋ |
| 12 | 2 | 2 | 0 | |
| 13 | 2 | 1 | 1 | ＋ |
| 14 | 4 | 3 | 1 | ＋ |

表 2　食事療法前後の体重比較

| 症例番号 | 体重(前)kg | 体重(後)kg | 差の符号 |
|---|---|---|---|
| 1 | 60 | 59 | ＋ |
| 2 | 57 | 57 | 0 |
| 3 | 72 | 73 | − |
| 4 | 63 | 63 | 0 |
| 5 | 75 | 70 | ＋ |
| 6 | 80 | 81 | − |
| 7 | 59 | 58 | ＋ |
| 8 | 61 | 60 | ＋ |
| 9 | 56 | 54 | ＋ |
| 10 | 64 | 62 | ＋ |
| 11 | 70 | 71 | − |
| 12 | 72 | 72 | 0 |
| 13 | 60 | 59 | ＋ |
| 14 | 72 | 70 | ＋ |
| 15 | 68 | 70 | − |
| 16 | 65 | 64 | ＋ |
| 17 | 58 | 56 | ＋ |

**例題 9**：17 名の患者にある食事療法を行って前後の体重を計測したものである（表 2）．17 例中差（＋）のもの 10 例，差（－）のもの 4 例，変動なし 3 例となる．

**解　答**：仮説として食事療法が効かなかったとすれば，体重変動のない 3 例を除いて 14 例中（＋），（－）が同数 $\left(p=\dfrac{1}{2}\right)$ 生ずると考えるわけである．**付表 10** から 14 例中（＋）が 10 例以上出る確率は 0.090，よって有意水準 5% をとるとすれば，仮説はすてられない．すなわちこの食事療法では体重減少を生じたとはいえない．

## 演習問題

**問題 1**　第 7 章，例題 21 について Wilcoxon の符号付順位和検定をせよ．

**問題 2**　8 匹のラットについて，実験前に血中のビタミン C 濃度を測定し，水槽にて 20 分間泳がせた後に，血中ビタミン C 濃度を測定した．水泳によってビタミン C 濃度に差が認められるかどうか次の問に答えよ．
1）この結果を符号検定法で検定せよ．
2）同じく Wilcoxon の符号順位検定法で検定せよ．
3）結果を比較せよ．

| No. | 1 | 2 | 3 | 4 | 5 | 6 | 7 | 8 |
|---|---|---|---|---|---|---|---|---|
| 水泳前 | 72 | 59 | 77 | 56 | 42 | 58 | 63 | 65 |
| 水泳後 | 73 | 57 | 65 | 60 | 37 | 49 | 58 | 58 |

**問題 3**　下表の下段は C 型肝炎の患者がインターフェロンで治療したときの GPT 活性値である．インターフェロンは効果があったかどうかを，1) Kolmogorov-Smirnov の 2 標本検定法，2) Mann-Whitney の $U$ 検定法により検定し，それぞれの結果について比較せよ．

GPT 活性

| 対照群<br>（非治療群） | 28.1 | 78.0 | 109.6 | 140.7 | 50.5 | 84.6 | 91.0 | 86.0 | 62.2 | 102.6 | 65.1 | 80.1 | 60.0 | 54.3 | 68.8 |
|---|---|---|---|---|---|---|---|---|---|---|---|---|---|---|---|
| 治療群 | 13.4 | 29.4 | 34.4 | 115.8 | 18.6 | 64.5 | 36.0 | 36.4 | 50.6 | 60.2 | 49.6 | 44.2 | 24.3 | 29.6 | 32.1 |

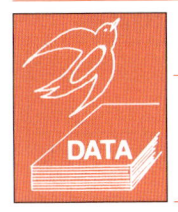

# 10章 標本調査法

　標本調査法とは，国民栄養調査，患者調査あるいは個人・世帯・病院・地域住民などを対象とした保健，医療の統計調査，罹患・死亡状況調査，健康意識調査などにおいて，目的集団(対象集団)から抽出された標本のみの調査・観察に基づいて集団全体の特性に関する統計的推論を行うための技法である．ここで，目的集団を母集団といい，調査対象として抽出されたものを標本という．ある大きな母集団から，その集団を代表させようとする標本を選択すると偏りを起こす危険があるので，偏りの少ない標本を選択するための方法をいくつか紹介する．

## 10-1 標本調査法の基本的な考え方

### 10-1-1 目的集団(対象集団)

　標本調査(sampling survey)を行う場合，目的集団がなければならない．目的集団となるのは前述の通り母集団である．母集団はその構成単位によって，有限母集団と無限母集団に分ける．標本調査の対象である集団は，調査を行えば，全数が調べられる有限の集団であり，これを有限母集団という．これに対して実験室で繰り返される同種の実験，あるいは，サイコロを振る実験は繰り返しが可能であるから，このような実験の集まりを無限母集団という．

　全数調査をしないで，標本調査を行う第一の理由は，調査に要する労力や費用や時間が限られているため，全数を調査することができないためである．標本調査においては，これらの要因を費用(cost)[*1]というが，費用が一定の場合，最も効率の高い標本を選ぶ方法が標本調査法である．第二の理由は，調査をできるだけ正確に行いたいという理由である．一見，全数調査のほうが正確であるように思われるが，いわゆる非標本誤差[*2]といわれる誤差は全数調査(census)でも，標本調査でも混入するし，全数調査のほうが数が多いだけ誤差も大きい．また，調査対象は時間とともに流動しているものであり，これをある時点での断面を調査集団として構成するのであるから，調査時間がずれるということは調査が不正確であるということになる．調査対象である母集団は，ある時点で対象を静止させた集合である．全数を調べるというよりは，いくつかの標本から計算される統計量の根拠を与えるものである．したがって，標本を正確に調べ，誤差の許容範囲を明らかにして，母集団を推測するほうが正確である．ゆえに調査を精密かつ正確に行うとすれば，標本調査法を使わなければならない(表10-1)．

---

[*1] 標本調査で費用という場合は，経費だけではなくいろいろな要因を一括している．
[*2] 調査・観察・実行のあらゆる面を含めた調査組織の質的な相違．

表10-1 全数調査と標本調査（有意抽出法と無作為抽出法）の利点と欠点

| 項目 | 調査方法 抽出方法 標本数 | 標本調査 有意抽出法 | 標本調査 無作為抽出法 小さい | 標本調査 無作為抽出法 大きい | 全数調査 |
|---|---|---|---|---|---|
| ① 非標本誤差 | | 小さくできる | 小さくできる | ある程度小さくできる | 標本調査よりは大きい |
| ② 標本誤差 | | 有 | 有(大) | 有(小) | 無 |
| ③ 標本誤差の評価 | | 評価できない | 評価できる | 評価できる | 不要 |
| ④ 母集団特性値の区間推定と検定 | | 不可能 | 可能 | 可能 | 不要 |
| ⑤ 標本抽出作業 | | 容易である | 確率的に抽出しなければならないので繁雑である | | 不要 |
| ⑥ 費用 | | 小 | 小 | 大 | 特大 |
| ⑦ 調査員数 | | 小 | 小 | 中 | 大 |
| ⑧ 調査期間 | | 短 | 短 | 中 | 長 |
| ⑨ 評価 | | 実施は容易であるが，標本誤差を評価できないという欠点がある．予備調査に適用される | 標本抽出作業は繁雑であるが，標本誤差を評価することができるので，費用と時間に制約がある場合に適用される．また，非標本誤差を小さくすることにより，全数調査よりも信頼できる情報を得ることができる | | 調査対象が大きい場合には，非標本誤差が大きくなるとともに，調査にかかる時間や費用が大きくなる |

## 10-1-2 無作為抽出法と有意抽出法

$n$ 個の単位が集まって，調査対象集団を作っているとする．$N$を母集団の大きさ(size of population)という．このなかから$n$個の標本を抽出する．この$n$を標本の大きさ(size of sample)[*3]という．

$_NC_n$ 通りの標本がどれも等しい確率で抽出される方法を単純任意抽出法(simple random sampling)という．方法は$N$個のものから任意に1個を抽出し，残りの$(N-1)$個から任意に1個を抽出する．これを$n$回繰り返すと，大きさ$n$のランダム標本(random sample)が抽出される．

一方，事前情報に基づいて母集団構成を保持するよう性別・年齢別・職種別などの割当数を主観に基づいて決定する方法が有意抽出法である．これは標本誤差の客観的評価ができず，母数に関する合理的な推論には無作為抽出法を選ばなければならない．

---

[*3] 記号の用い方は，母集団に関する記号をすべて大文字で表し標本を小文字で表すことにする．そうしたとき$N$個のものから$n$個を選ぶ組み合わせの数は，$_NC_n$ であり，次の式で計算できる．

$$_NC_n = \frac{N!}{(N-n)!n!}$$

表 10-2 標本抽出法の種類と特徴

| 標本抽出法 | サンプリングの方法 | 長所 | 短所 |
|---|---|---|---|
| ① 単純無作為抽出法 | 標本リストから，乱数を用いて，必要な数の標本を抽出する | ・最も単純で直接的<br>・区間推定が容易<br>・電子化された名簿ではコンピュータによる乱数発生により簡単にできる | ・抽出に手間がかかるため大標本リストでは実用的ではない |
| ② 系統抽出法（単純無作為抽出法の変形） | 第1番目の標本（start point）のみを乱数によって決定し，第2番目以降の標本は，一定の間隔（抽出間隔）ごとに最後まで選ぶ | ・抽出手続が簡単<br>・標本リストが用意できなくてもよい<br>・リストの順序が大きさの順になっていれば，層別効果が高い | ・標本リストに周期性があると，偏った調査結果が得られることがある<br>・推定量の標準誤差が推定できない |
| ③ 集落抽出法 | 調査単位の集まりを抽出単位として無作為抽出を行い，抽出された抽出単位内のすべての調査単位を調査対象とする．調査単位の集まりからなる抽出単位を集落という | ・標本リストが用意できなくてもよい<br>・大規模な調査に向いている | ・各集落が全体の縮図になっていなければ精度が悪くなる |
| ④ 多段抽出法 | 母集団を地域（国勢調査区，市町村，都道府県など）によって第1次抽出単位，第2次抽出単位，……と分けておき，それぞれの抽出単位から段階的に標本を抽出する<br>医師に関する調査を行う場合，調査対象となる都道府県を選び，次にその地域から2次抽出単位として，市区町村を選び，次にその市区町村から3次抽出単位として医療機関，そして4次抽出単位として医師を選ぶ | ・最終の抽出単位で標本リストが用意されていればよい<br>・大規模な調査に向いている<br>・費用と労力が軽減される | ・抽出の段階が増えるたびに，母数の推定誤差が大となる<br>・第1次抽出単位の大きさがある程度等しいことが条件となる |
| ⑤ 層別抽出法（層化抽出法） | 母集団が階層（性，年齢，職種など）よりなるとき各階層から均一に標本を抽出する．各階層のことを層，分割操作を層別という<br>疫学調査で用いられる頻度が高い | ・階層別集計が可能<br>・階層の情報を利用しているので精度が上昇<br>・行政区域の階層では調査に便利 | ・少なくとも，各層の大きさがわからないといけないが，層の作成に必要な情報が得られるとは限らない |
| ⑥ 層別多段抽出法 | 母集団をいくつかの等質な層に分けておき，各層で多段抽出法を適用して標本を抽出する | ・多段抽出法の精度をよくすることができる | ・層別抽出法と多段抽出法の欄を参照 |
| ⑦ 二相抽出法 | 最初に多数の標本（マスターサンプル）をランダムに抽出して調査を行う．次に，この調査結果からマスターサンプルを層化し，層別抽出法で標本を抽出する．標本層別抽出法と呼ばれることもある | ・層別に必要な情報がないときに有効<br>・精度が高い<br>・繰り返して調査を行う場合に有効 | ・費用，労力がかかる |

## 10-2 標本抽出法

### 10-2-1 無作為抽出の基本的方法

　大きさ$N$の母集団から大きさ$n$の無作為標本を抽出するためには，標本リスト上の抽出単位に1から始まる一連番号を付け，乱数表やパソコンによる乱数発生などにより，大きさ$N$以下の乱数を$n$個読み，該当する抽出単位を標本とする．このとき，調査単位を直接抽出単位として抽出する場合を単純無作為抽出法(simple random sampling)という．抽出過程で同じ乱数が2度以上出現したとき，それをそのままの通り標本を重複して抽出する方法を復元抽出，重複を避け，乱数を引き直す方法を非復元抽出という（4章54ページ参照）．無作為抽出法などの標本抽出の方法の種類とその得失を**表10-2**にまとめてある．

### 10-2-2 乱数表による標本抽出の方法

　乱数表が使える対象は母集団の大きさ(標本リストの大きさ)が小さい場合に限られる．たとえば100人の患者集団から標本として20人を選ぶ場合は，乱数表を見てアトランダムに何行目かの何列目かの数字(2桁)を選び00から99に番号をつけた該当する患者番号を選ぶ．その番号が仮に14であったら2つの対になった番号を右へ(下へ進めてもかまわない)14列進める．そこで選ばれた番号，19, 97, 73, 83というように右に00から99までの番号を順次20個選ぶ．同じ数が出た場合はそれを除いて次に進む．母集団の大きさが3桁の場合は数字を3つ対に選べばよい．今日では，コンピュータや電卓で簡単に乱数を発生することができるので，乱数表を用いる機会は少なくなっている．

### 10-2-3 単純無作為抽出法の適用限界

標本抽出法では最も基本的で原則的な方法だが，次の理由で現在ではあまり使われない．
① 大規模な調査では不便である．
② 調査項目が多数の場合は，それぞれ項目の標本数を計算し，それらを比較して標本数を決めなければならない．
③ 母集団の番号化が正確でなければ，非標本誤差が混入する．しかし，母集団が大きい場合，正確にリスト化することが困難である．
④ 予備知識は分散しかわからないから，種々の情報がそろっている場合は別の標本抽出を行ったほうがよい．
⑤ 標本調査後に計算した標本平均，度数比，総和は許容誤差の限界をつけ加えて表示しなければならない．
⑥ 母集団が種々の要因を含んで分数が大きくなると，母平均の推定精度が悪くなり，標本数が大となるので，以下の層別，任意抽出法を採用することが多い．

### 10-2-4 系統抽出法(systematic sampling)

　母集団の大きさを$N$とし，標本の大きさを$n$とする．このとき，$\dfrac{n}{N}$比を標本抽出比という．$N$

を $n$ で割ったとき，商が $k$，余りが $r$ であるとすると，$k=\dfrac{N}{n}-\dfrac{r}{n}$ であるから，抽出比の逆数より小さいが，そのなかで最大の整数を $k$ と考えたらよい．1, 2, ……, $i$, ……, $k$ という数字のうちから，1個の数字をでたらめに抽出する[*4]．これが $i$ であったとする．これを任意出発点(random start)という．$i$ に抽出間隔である $k$ を加えてゆくと，

$$i,\ i+k,\ i+2k,\ \cdots\cdots,\ i+jk,\ \cdots\cdots,\ i+(N-1)k$$

という数列ができる．母集団を $k$ 個の集落(cluster)に分け，乱数表を利用して，1個の集落を抽出するという，一種の集落抽出法(cluster sampling)である．抽出単位がすべてリスト化していれば，抽出できる．標本数は後節述べる方法を利用して計算し，抽出比が決まったら，その逆数より小さいもののうちの最大整数を抽出対象とし乱数表を利用して1個の数字を選びだす．これが単純抽出法である．母集団が層別化されている場合は，層からの標本抽出に系統抽出法が利用される．これが層別化抽出法である．

> **例題1**：標本抽出比が $\dfrac{1}{100}$，大きさが 15,500 である母集団から，標本を系統抽出せよ．――◆
> 
> **解　答**：
> ① 01 から 100 までの数から1個の数を乱数表を利用して選びだす．仮に 19 であったとする．
> ② 標本数を計算する．
> 
> $$N=15{,}500\times\dfrac{1}{100}=155$$
> 
> ③ 最終番号を計算する．抽出間隔 $k=100$ である．$i=19$
> 
> $$n_i=i+(N-1)k=19+(155-1)\times100=15{,}419$$
> 
> したがって 19 に抽出間隔 100 を加え，抽出番号の数列を 15,419 まで作ると標本の個数は 155 個できることになる．　　　　　　　　　　　　　　　　　　　　　　　　　　　◆

## 10-2-5　層別任意抽出法(stratified random sampling)

母集団を構成する場合，いくつかの小集団(年齢階級とか職業別など)に分割し，小集団内では，標識に関する値の分散が小さく，小集団間では，その分散が大きくなるようにすることができる．こうして母集団をいくつかの小集団に分け，そこから少しずつ標本を抽出すると，全体としては母集団を代表する標本を選ぶことになり，誤差を小さくすることができる．この小集団を層[(stratum)階層とも訳す]という．各層から標本を抽出する方法を層別抽出法(stratified sampling)[*5]という．層別化を行う目的は次の理由による．

① 調査目的が年代差や地域差を調べるような場合，階層に分けてみなければならない．それぞれの層の成績が必要な資料であるから，必然的に層別化しなければならない．

② 調査の実施や管理の都合上，便宜的に設けられる場合がある．これは面接調査員が制限されるとか，質問紙の構成を層によって変えてある場合で，調査実施の技術的側面からの要請で

---

[*4] 抽出の方法は1節で述べたように乱数表を利用する．
[*5] 層別任意抽出(stratified random sampling)が利用される大きな理由は，標本抽出数が単純任意抽出の場合より少なく，各層に割り当てると，層別の標本数が少なくなり，標本抽出の手間が省かれるため．

層別化される．
③ 推定値の精度を高めるために層に分けるが，各層が理想的に分割されたとすると，層内の分散は 0 となるはずであるから，層から 1 個の標本を抽出すれば，層を代表させることができ，層の数だけの標本数で全体を代表することができる．したがって前節に述べた単純任意抽出よりも精度が高くなる．

## 10-3 標本数の決め方

適用する標本抽出方法が決まったならば，次に標本の大きさ（$n$）を決め，標本リストから実際に標本を抽出して対象者リストを作成する．しかし，調査研究や実験研究では予算と日程の制約によって標本の大きさが決められることが多い．予算や日程が限られているからといって標本数が小さいと，推定の精度が悪くなり，問題解決に役立つ情報は得られない．したがって，調査や研究の前に必要な標本の大きさを設定することが可能であれば，限られた時間，費用，労力でしかも効果的に調査や研究ができる．

標本の大きさの問題は，大きく分けて推定を行う場合と検定を行う場合の 2 種類がある．

### 10-3-1 推定の精度

母集団のあるパラメータの推定の精度，つまりサンプリング推定誤差をこの程度に抑えるために必要な標本の大きさはいかほどか．たとえば，ある地域住民の平均塩分摂取量を推定するとか高血圧症者の割合を推定する．これは，前章で説明したように，標本特性値（標本平均や標本比率）に一定の幅をつけて母集団特性値（母平均や母比率）を推定するとき，標本数と信頼度との間に逆比例の関係が存在するからである．すなわち，小さい標本数で信頼度を高くしようとすると信頼区間は広くなり，はっきりとした結論を導きだすことはできなくなる．逆に，小さい標本数ではっきりとした結論を引き出すと，その結論の信頼度は低くなる．そこで，標本調査ではどの位の信頼幅でどの位の信頼度の推定を行いたいのかを予め明らかにしておく．そのためには公式を利用するが，抽出法によっては必要とされる標本数を求めるための公式は異なる．多段抽出法や層別抽出法の場合には公式は複雑で，しかも事前に知ることが難しい情報が必要になる．したがって，実際の標本調査では，どの標本抽出法を適用するにかかわらず，単純無作為抽出法のための公式を利用することが多い．

> **例題 2**：ある企業の産業医が管理する企業の従業員が 534 人いた．彼らの血液中の赤血球数の分散は 15,000（個）$^2$ であった（過去の検査報告から）．信頼度を 95 ％とし，1 個人あたりの平均値を抽出誤差 20 個以内で得るためには，どれくらいの人数を調査すればよいか．
>
> **解　答**：全数調査をするのは大変であるから，標本調査を計画する．1 個人あたりの平均値を推定しようとする．推定誤差が決められているから，目標精度（aimed precision）が決められる場合である[*6]．

---

[*6] 精度というのは，標本平均の分散の逆数で表す．正確さの一要素である．

① 母分散と目標精度とから，標本の概数を計算する．

$$N_0 = 2^2 \times \frac{15,000}{20^2} = 150$$

② $N_0$ と母集団の大きさ $n$ との比率を計算する．

$$\frac{N_0}{n} = \frac{150}{534} = 0.281$$

$\frac{N_0}{n}$ が 5％以下であれば，抽出率 $\frac{N}{n}$ は小さいから，$N_0$ をそのまま標本数と考えてよい．$\frac{N_0}{n}$ が 5％より大きい場合は，次のように補正する．

$$N \geqq \frac{N_0}{\left(1 + \frac{N_0}{n}\right)}$$

③ 上の計算結果が 0.05 より大きいから，補正を加え，標本数とする．

$$N \geqq \frac{150}{(1 + 0.281)} = 117.1$$

したがって，約 120 人選んで検査すればよい．

### 10-3-2 母平均の推定

(1) 母平均の区間推定

母平均の $100(1-\alpha)$％信頼区間の誤差を最大 $\varepsilon$ で抑えたいとき，標本の大きさ $N$ は，

$$N = \left\{\frac{z(\alpha/2)}{\varepsilon} \cdot \sigma\right\}^2 \text{で与えられる．}$$

大きさ $n$ の標本の標本平均 $\bar{x}$ の分布は正規分布 $N\left(\mu, \frac{\sigma^2}{n}\right)$ で近似される（**図 10-1**）．
したがって，$100(1-\alpha)$％の信頼区間に標本平均 $\bar{x}$ が属するならば，

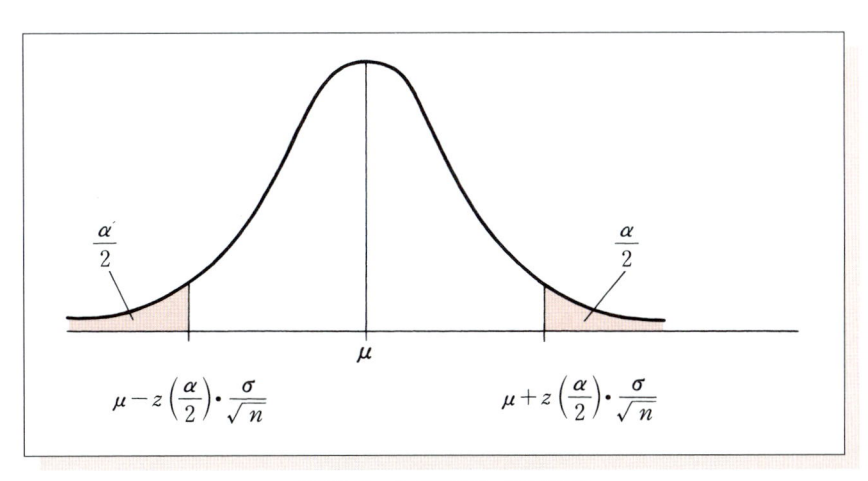

**図 10-1 区間推定（母平均）**

$$\mu - z(\alpha/2) \cdot \frac{\sigma}{\sqrt{n}} \leq \bar{x} \leq \mu + z(\alpha/2) \cdot \frac{\sigma}{\sqrt{n}}$$

となり，変形すると，

$$|\bar{x} - \mu| \leq z(\alpha/2) \cdot \frac{\sigma}{\sqrt{n}}$$

誤差 $\varepsilon = z(\alpha/2) \cdot \frac{\sigma}{\sqrt{n}}$ とおけば，$\sqrt{n} = \frac{z(\alpha/2)}{\varepsilon} \cdot \sigma$

両辺を二乗して，$n = \left\{\frac{z(\alpha/2)}{\varepsilon} \cdot \sigma\right\}^2$ となる．もし仮に95%信頼区間のときは，

$$z(\alpha/2) = 1.96 \fallingdotseq 2 \qquad n = 4 \times \left(\frac{\sigma^2}{\varepsilon}\right)$$

### 10-3-3 母比率の推定

母比率 $p$，$100(1-\alpha)$%信頼区間の誤差を最大 $\varepsilon$ で抑えたいとき，標本の大きさ $n$ は母比率 $p$ が予測できるときは，

$$n = \left\{\frac{z(\alpha/2)}{\varepsilon}\right\}^2 \cdot p(1-p), \quad \text{母比率 } p \text{ がわからないときは，}$$

$$n = \frac{1}{4}\left\{\frac{z(\alpha/2)}{E}\right\}^2 \text{で与えられる．}$$

大きさ $n$ の標本を抽出したとき，標本比率が $\frac{m}{n}$ であったとすれば，この標本比率は正規分布 $N\left(p, \frac{pq}{n}\right)$ で近似される(**図10-2**).

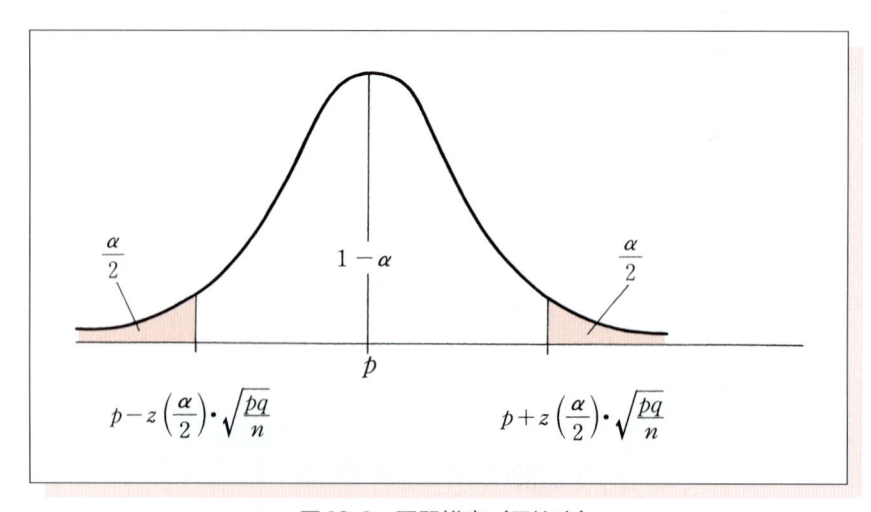

図10-2 区間推定（母比率）

$100(1-\alpha)$%信頼区間に標本比率 $\frac{m}{n}$ が属するのであれば，

$$p - z(\alpha/2) \cdot \sqrt{\frac{p(1-p)}{n}} \leqq \frac{m}{n} \leqq p + z(\alpha/2) \cdot \sqrt{\frac{p(1-p)}{n}}$$

$$\left| \frac{m}{n} - p \right| \leqq z(\alpha/2) \sqrt{\frac{p(1-p)}{n}}$$

区間推定の誤差の最大を $\varepsilon$ とすれば，$\varepsilon = \frac{m}{n} - p$

$$\varepsilon = z(\alpha/2) \cdot \sqrt{\frac{p(1-p)}{n}} \text{ となる．}$$

両辺を二乗して，

$$n = \left\{ \frac{z(\alpha/2)}{\varepsilon} \right\}^2 p(1-p)$$

母比率 $p$ が予測できないときは，

$$p(1-p) = \frac{1}{4} - \left( \frac{1}{4} - p + p^2 \right)$$
$$= \frac{1}{4} - \left( \frac{1}{2} - p \right)^2 \leqq \frac{1}{4} \quad \therefore n = \frac{1}{4} \left\{ \frac{z(\alpha/2)}{E} \right\}^2$$

### 10-3-4　1標本の場合の標本数の決め方

適切な標本数を知るためには，図10-3 に示したように $\sigma$ および $\alpha_1$，$\beta$ の値が必要である．

今，$\mu_1$ から $z_2$ までの距離は，$z(\alpha/2) \cdot SE$，

$z_2$ から $\mu_2$ までの距離は，$z(\beta) \cdot SE$ となる．

$\mu_1$ と $z_2$，$z_2$ と $\mu_2$ の距離の和は $\Delta$ であるから，

$$\Delta = z(\alpha/2) \cdot SE + z(\beta) \cdot SE = SE \{z(\alpha/2) + z(\beta)\}$$

で表される．

$SE = \frac{\sigma}{\sqrt{n}}$ を代入すると，

$$\frac{\Delta}{\sigma} = \frac{1}{\sqrt{n}} \{z(\alpha/2) + z(\beta)\} \qquad \therefore n = \{z(\alpha/2) + z(\beta)\}^2 \cdot \frac{\sigma^2}{\Delta^2}$$

### 10-3-5　2標本の場合の標本数の決め方

A群，B群の分散は等しいものとして，両群ともに $n$ 例ずつの標本が得られたとして，$\bar{x}_1$，$\bar{x}_2$ の平均値の比較を行う場合である．

独立な2標本の変量の和ないし差の分散は，各変量の分散の和となるので平均値の差の標準誤差は，

$$SE = \sqrt{\frac{\sigma^2}{n} + \frac{\sigma^2}{n}} = \sigma \sqrt{\frac{2}{n}}$$

検定統計量　$z_0 = \dfrac{|\bar{x}_1 - \bar{x}_2|}{SE} \geq z(\alpha/2)$　となる．

この場合必要な標本数は，

$$\frac{\Delta}{\sigma} = \sqrt{\frac{2}{n}}\left\{z(\alpha/2) + z(\beta)\right\}$$

両辺を二乗して，

$$n = 2\left\{z(\alpha/2) + z(\beta)\right\}^2\left\{\frac{\sigma^2}{\Delta^2}\right\}$$

となるので，標本数は1標本の場合と比較して2標本合わせて2倍の標本数となる．

次に具体例をあげて説明する．

**例題3**：平均値の差を検出する場合に無作為割当法においてA群を降圧剤投与群としB群を対照群として，1週間投与後の最大血圧値においてA群の方が降圧効果が有意に大きいことを証明したい．A, B両群は何人ずつの例数を必要とするか．ただし，A群はB群よりも試験開始時期からの最大血圧の低下が10 mmHg大きいものと期待する．また，試験開始時期からの血圧低下の標準偏差値は，$\sigma = 8$ mmHgとする．このとき第一種の過誤 $\alpha = 0.01$，第二種の過誤 $\beta = 0.10$（検出力 $1-\beta = 0.90$）の条件で，必要標本数 $n$ を求める（図10-3）．

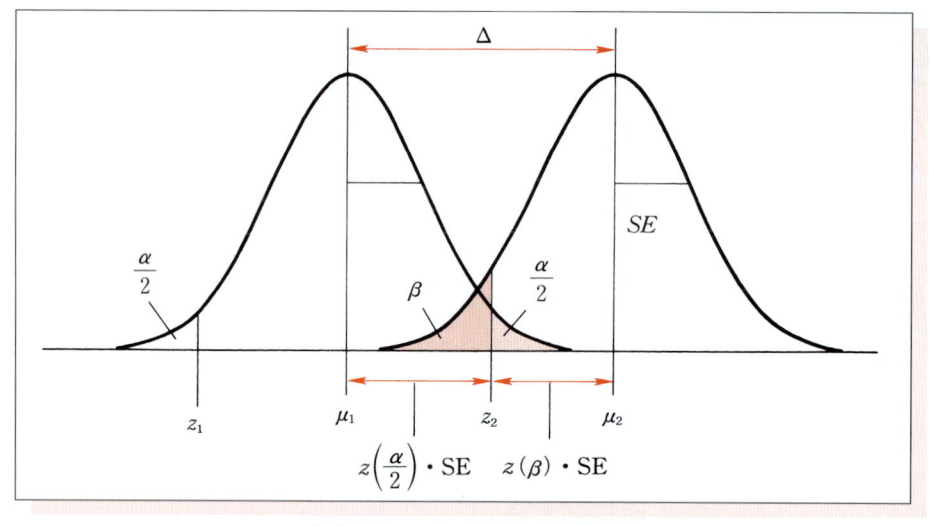

図10-3　$\alpha$ と $\beta$ と $\Delta$ との関係

**解　答**：1群の必要標本数 $n$ は下記の式によって求められる．

$$n = \frac{2\sigma^2\{z(\alpha/2) + z(\beta)\}^2}{\Delta^2}$$

である．

ここで $\sigma^2$ は，両群の分散がそれぞれ $\sigma_1^2, \sigma_2^2$ であるとき，$\sigma_1^2 = \sigma_2^2 = \sigma^2$ と仮定したときの分散

であり，$z\left(\dfrac{\alpha}{2}\right)=z(0.005)=2.58$ は投与群の上側確率 0.5% に対する $z$ 値，$z(\beta)=z(0.1)=1.28$ は対照群の下側確率 10% に対する $z$ 値である．ゆえに，

$$n=\dfrac{2\times 8^2(2.58+1.28)^2}{10^2}=19.07 \fallingdotseq 20$$

よって 1 群 20 人の例数が必要となる．

### 10-3-6 比率の差の検定（$\chi^2$ 分布による場合）

薬剤の有効率など比率で表される指標を用いて，効果を検討する場合の標本数を求める場合である．前節の応用で標本数を求めることもできるが，ここでは $\chi^2$ 分布に基づいた次の式で標本数を求める場合を説明する．

対照群の必要標本数を $N_0$，実験群の必要標本数を $N_1$，その比を $\mathrm{Pr}=\dfrac{N_0}{N_1}$ とする．

$N_1$ は次の式で計算される．

$$N_1=\dfrac{\{z(\alpha)\sqrt{(\mathrm{Pr}+1)pq}+z(\beta)\sqrt{\mathrm{Pr}P_1q_1+P_0q_0}\}^2}{\mathrm{Pr}(P_1-P_0)^2}$$

ただし，$P_0$ は特性をもつものの割合，

$Q_0=1-P_0$

$P_1$ は実験群での特性をもつものの割合．

$Q_1=1-P_1$

$P=\dfrac{\mathrm{Pr}P_0+P_1}{\mathrm{Pr}+1}$

$Q=1-P$

### 10-3-7 比率の差の検定（正規分布による場合）

**例題 4**：C 型肝炎患者にインターフェロン投与を行い，対照群である非薬物治療群に比べて治療群に効果が高いことを明らかにしたい．C 型肝炎患者からの肝癌の累積罹患率は年 $\dfrac{10}{1,000}$ であり，慢性肝炎の累積罹患率は年 $\dfrac{100}{1,000}$ である．C 型肝炎に対するインターフェロン治療は肝癌の累積罹患率を 80% 低下させ，慢性肝炎の累積罹患率を 50% 低下させる効果があるものと期待する．このとき $\alpha=0.05$，$\beta=0.10$（検出力 $1-\beta=0.90$）として，5 年後にインターフェロン治療群の肝癌および慢性肝炎を合わせた肝臓疾患の累積罹患率が対照群のそれに比べて有意になるための必要な標本数を求めよ．

**解　答**：インターフェロン治療者からの 5 年後の肝癌の累積罹患数は $10\times 5(1-0.8)=10$，同様に慢性肝炎の 5 年後の累積罹患数は $100\times 5(1-0.5)=250$ であるから，合計した肝疾患のインターフェロン治療群からの累積罹患率 $P_1$ は $\dfrac{260}{1,000}$ である．対照群のそれは治療されていないとすると，累積罹患率 $P_2$ は $\dfrac{550}{1,000}$ となる．したがって，$\dfrac{260}{1,000}$ と $\dfrac{550}{1,000}$ の 2 つの比率の差が有意水準 $\alpha=0.05$ で，90% の検出力をもつ例数を求めることになる．

このような比率の検定のための例数は，先の式に $\sigma^2$ の代わりに比率の場合の $pq$ を代入して下記のような式を用いる．

1群の必要標本数は，

$$n=\frac{2pq(z_{\alpha/2}+z_\beta)^2}{\Delta^2} \quad (ただし\ q=1-p)$$

ここで，

$p=\dfrac{2\,群の罹患数の和}{2\,群の標本数の和}$ であるから

$$p=\frac{(260+550)}{1{,}000+1{,}000}=0.405$$

$$\Delta^2=\left(\frac{550}{1{,}000}-\frac{260}{1{,}000}\right)^2=0.290^2=0.0841$$

$$n=\frac{2\times 0.405\times(1-0.405)\cdot(1.96+1.28)^2}{0.0841}=60.16$$

よって1群につき61名，2群で122名の症例数が必要となる．

---

### 演習問題

**問題1** 標本抽出比が 1/50，母集団の大きさが 10,000 である有限母集団から，標本を系統抽出せよ．

**問題2** ある県で高校生の近視の数を調査しようとする．従来の調査では，高校生において 40％ が近視とされている．相対的精度 $\alpha$ を1％とするとき標本数はどのくらいにしたらよいか．この県の高校生総数は1万名で，信頼率は99％とする．

**問題3** 山村地区Aと海岸地区Bにおいて栄養調査を実施し，住民のカルシウム摂取量に差があるか否か調査したい．必要な標本の大きさはどの程度がよいか．

ただし，$\Delta=\dfrac{|\mu_A-\mu_B|}{\sigma}$，$\Delta=0.4$，$\alpha=0.05$，検出力 90％ として $1-\beta=0.90$ とする．

## 第1章 ── 演習問題解答

**問題1** 実数で比較する場合には，男女を重ね合わせた棒グラフが適当である．比率(%)で表す場合には並列帯グラフがよい．

**問題2** 省略

**問題3** 省略

## 第2章 ── 演習問題解答

**問題1** 級間隔を 2.5 cm としたとき，各階級を 147.5 (以上)－150.0 (未満)，150.0－152.5，152.5－155.0，……，170.0－172.5 の10階級に区分して，度数を記入する．このとき，級中値は 148.75, 151.25, 153.75, ……, 171.25 である．度数分布表からの平均値と分散を $\mu_1$, $\sigma_1^2$，表 2-1 から直接求めた平均値と分散を $\mu_2$, $\sigma_2^2$ とすれば $\mu_1 = 159.43$, $\sigma_1^2 = 21.11$, $\mu_2 = 159.29$, $\sigma_2^2 = 20.46$ であり，$\mu_1 \fallingdotseq \mu_2$, $\sigma_1^2 \fallingdotseq \sigma_2^2$ の関係が認められる．

**問題2** $H = 159.29 < G = 159.36 < \mu_1 = 159.43$ （$G$ は桁数が大きくなるので対数計算式を用いるとよい）．

**問題3** $M_e = 158.85$, $Q_1 = 156.15$, $Q_3 = 162.70$ ∴ $Q = 3.275$, $M_e < \mu_1$

**問題4** 身長：$C.V. = \dfrac{3.80}{158.72} \times 100 = 2.39(\%)$, 体重：$C.V. = \dfrac{5.71}{52.12} \times 100 = 10.96(\%)$

**問題5** $\alpha_3 = 0.075$, $\alpha_4 = 2.701$

## 第3章 ── 演習問題解答

**問題1** 1回目に表の出る事象をA，2回目に表の出る事象をBとすれば，2回の試行で1回も表が出ない確率は，

$\Pr\{\overline{A} \cap \overline{B}\} = \Pr\{\overline{A}\} \Pr\{\overline{B}\} = \dfrac{1}{4}$ であるから，

少なくても1回以上表の出る確率は，

$\Pr\{A \cup B\} = \Pr\{A\} + \Pr\{B\} - \Pr\{A \cap B\} = \dfrac{1}{2} + \dfrac{1}{2} - \dfrac{1}{4} = 1 - \dfrac{1}{4} = \dfrac{3}{4}$

**問題2** 目の和が7になる組合わせは，(1, 6), (6, 1), (2, 5), (5, 2), (3, 4), (4, 3) の6通りであるから，$P = 6 \times \dfrac{1}{36} = \dfrac{1}{6}$

**問題3** くじの本数を $N$，そのなかの当たりくじの本数を $a$ とすれば，最初にくじを引いた人が

当たりくじを引く確率 $\Pr\{A\}$ は $\dfrac{a}{N}$ である．次に，2番目にくじを引いた人が当たる確率を $\Pr\{B\}$ とすれば，

$\Pr\{B\}=\Pr\{A\cap B\}+\Pr\{\overline{A}\cap B\}=\Pr\{A\}\Pr\{B\mid A\}+\Pr\{\overline{A}\}\Pr\{B\mid\overline{A}\}$

であり，$\Pr\{A\}=\dfrac{a}{N}$, $\Pr\{\overline{A}\}=\dfrac{N-a}{N}$ であるから，

$\Pr\{B\}=\left(\dfrac{a}{N}\right)\left(\dfrac{a-1}{N-1}\right)+\left(\dfrac{N-a}{N}\right)\left(\dfrac{a}{N-1}\right)=\dfrac{a}{N}$ である．

3番目以下についても同様に証明を行えばよい．

**問題4** $P={}_{20}C_0(0.4)^0(0.6)^{20}+{}_{20}C_1(0.4)^1(0.6)^{19}+{}_{20}C_2(0.4)^2(0.6)^{18}=0.004$

**問題5** 浮遊液 1 m$l$ 中に含まれる菌数はポアソン分布に従う．したがって，1 m$l$ 中の生菌数の平均は $\lambda=2$（個）であるから，浮遊液 1 m$l$ 中に $x$ 個の生菌が含まれる確率は $\dfrac{2^x}{x!}e^{-2}$ で与えられる．ここで，1 m$l$ 3個以下の確率の和は $e^{-2}\left(\dfrac{2^0}{0!}+\dfrac{2^1}{1!}+\dfrac{2^2}{2!}+\dfrac{2^3}{3!}\right)=0.857$ であるから4個以上の確率は $P=1-0.857=0.143$

**問題6** $f(x)=y=\dfrac{1}{1.1\sqrt{2\pi}}e^{-\frac{(x-16.0)^2}{2\times 1.21}}$

**問題7** $|z|=\left|\dfrac{14.0-16.0}{1.1}\right|=1.818$ であるから**付表1**により，$\Pr\{Z\geqq 1.818\}=0.035$ であるから $\Pr\{x\leqq 14.0\}=0.035$

**問題8** **付表1**により，$Z=1.645$，$\therefore\ x=(1.645\times 1.1)+16=17.81$（g/100 m$l$）

# 第4章 —— 演習問題解答

**問題1** $\chi^2_5(0.05)=11.0705$，$\chi^2_{20}(0.01)=37.5662$，$\chi^2_{25}(0.975)=13.1197$

**問題2** $\chi^2_0=\dfrac{1}{\sigma^2}\Sigma(x_i-\mu)^2=12.7971$，$\chi^2$ 表から $\chi^2_5(0.05)=11.0705$，$\chi^2_5(0.025)=12.8325$，ゆえに，直線補間（以下，補間法）により $\Pr\{\chi^2\geqq\chi^2_0\}=0.0255(2.55\%)$ を得る．または簡単に $\Pr\{\chi^2>\chi^2_0\}\fallingdotseq 0.05$ としてもよい．

**問題3** 母平均 $\mu$ の代わりに標本平均 $\bar{x}$ を用いる．ただし，自由度は $\mu=n-1=4$ になる．
$\chi^2_0=\dfrac{1}{20.5}\Sigma(x_i-160.14)^2=12.625$，**付表2**により，$\chi^2_4(0.025)=11.1433$，$\chi^2_4(0.010)=13.2767$
から補間法により $\Pr\{\chi^2\geqq\chi^2_0\}=0.0146$ を得る．

**問題4** 標本数 $n$ が大きいから2項分布の正規分布近似 $N(np=80,\ npq=48)$ を用いる．

$$\chi_0^2 = \frac{(x-np)^2}{npq} = \frac{(95-80)^2}{48} = 4.6875, \quad \chi^2 \text{表から} \chi_1^2(0.05) = 3.8415, \quad \chi_1^2(0.025) = 5.0239$$

補間法により

$\Pr\{\chi^2 \geq \chi_0^2\} = 0.0321$ を得る．

**問題 5**　$\chi_0^2 = \Sigma \dfrac{(x_i - npi)^2}{npi} = \dfrac{(46-45.6)^2}{45.6} + \dfrac{(18-26.4)^2}{26.4} + \dfrac{(38-37.2)^2}{37.2} + \dfrac{(18-10.8)^2}{10.2}$

$= 7.7758$, $\chi^2$表から $\chi_3^2(0.10) = 6.1524$, $\chi_3^2(0.05) = 7.8147$ から補間法により,

$\Pr\{\chi^2 \geq \chi_0^2\} = 0.0512$ を得る．

**問題 6**　$t_5(0.05) = 2.015$, $t_{15}(0.01) = 2.602$, $t_{30}(0.001) = 3.646$

**問題 7**　$|t_0| = \dfrac{|49.3 - 52.3|}{\dfrac{3.64}{\sqrt{5}}} = 1.8429$, ゆえに $\Pr\{t \leq t_0\} = 0.0741$

**問題 8**　$F_5^{10}(0.05) = 4.7351$, $F_{10}^{5}(0.05) = 3.3258$, $F_{10}^{20}(0.01) = 4.4054$

**問題 9**　$F_0 = \dfrac{u_1^2}{u_2^2} = \dfrac{32.4}{6.0} = 5.40$, $F$ 分布表から, $F_9^4(0.025) = 4.7148$, $F_9^4(0.01) = 6.4221$

補間法により $\Pr\{F \geq F_0\} = 0.0190$ を得る．

**問題 10**　$F$ が自由度対 $[1, \nu]$ の $F$ 分布に従うとき, $(t_0)^2 = F_0$ であるから,

$F_0 = (t_0)^2 = 3.3963$, ゆえに, $\Pr\{F \geq F_0\} = 0.0741$

---

## 第5章　演習問題解答

**問題 1**　$y = -32.03 + 0.54\,x$, $r = 0.410$

**問題 2**　正規方程式

$$\begin{cases} 1{,}361.2 = 25\,a_0 + 4{,}002.6\,a_1 + 641{,}456.2\,a_2 \\ 218{,}270.6 = 4{,}062.6\,a_0 + 641{,}456.2\,a_1 + 102{,}900.4 \times 10^3 a_2 \\ 350{,}343.5 \times 10^2 = 641{,}456.2\,a_0 + 102{,}900.4 \times 10^3 a_1 + 165{,}232.4 \times 10^5 a_2 \end{cases}$$

回帰係数：

$a_0 = -76.8626$, $a_1 = 1.0926$, $a_2 = -0.0017$

**問題 3**　$r_s = 0.435$

**問題 4**　$y = 65.6175 + 1.7195\,x_1 + 0.0312\,x_2$

**問題 5**　$\hat{y}' = a'_1 x_1 + a'_2 x_2 = 0.4896\,x_1 + 0.7368\,x_2$

問題 6　$R^2=0.2115$, $R=0.4599$, $R^2<\dfrac{p}{n-1}=\dfrac{2}{9}=0.2222$ であるから $\sqrt{\phantom{A}}$ 内は負($-0.0138$)になる．したがって，この程度のデータ数で $y$ の変動を説明することはできない．つまり，もっとデータ数を増す必要がある．

問題 7　$r_{x_1y \cdot x_2}=0.2349$, $r_{x_2y \cdot x_1}=0.3420$

問題 8　$r_{x_2y \cdot x_1}=0.751$

## 第6章　演習問題解答

問題 1　$\bar{x}_{15}=157.1$　($s_{15}^2=0.1$)

問題 2

|   | 無効 | やや有効 | 有効 |
|---|---|---|---|
| A 薬 | $\dfrac{29 \times 13}{59}=6.4$ | $\dfrac{29 \times 21}{59}=10.3$ | $\dfrac{29 \times 25}{59}=12.3$ |
| 偽 薬 | $\dfrac{30 \times 13}{59}=6.6$ | $\dfrac{30 \times 21}{59}=10.7$ | $\dfrac{30 \times 25}{59}=12.7$ |

問題 3　$(1-\alpha)\times 100=99$(%)信頼係数に対する両側確率 $\alpha=0.01$ のときの信頼限界 $\bar{x}\pm z(0.005)\dfrac{\sigma}{\sqrt{n}}$ を求める問題である．データから，$\bar{x}=1,895$, 母標準偏差は既知あって $\sigma=330$ であるから信頼係数 99% に対する信頼限界の下限は，$\bar{x}-z(0.005)\dfrac{\alpha}{\sqrt{10}}=1,895-\left(2.58 \times \dfrac{330}{\sqrt{10}}\right)=1,625.8$, 上限は $1,895+269.2=2,164.2$ (kcal) である．

問題 4　式 6-(12) から，標本分散 $s^2=116.725$ であるから，信頼係数 95% に対する信頼区間は，式 6-(11) により $61,360.6 \leqq \sigma^2 \leqq 432,252.4$ である．

問題 5　$(1-\alpha)\times 100=95$(%)信頼係数に対する両側確率 $\alpha=0.05$ のときの信頼限界を求める問題である．$\sigma$ は不明であると考えて，データから求めた不偏標準偏差 $u=360.1$ を用いる．ただし，データの分布は $t$ 分布に従う．ゆえに信頼係数 95% に対する信頼区間は $\bar{x}-t_9(0.05)\dfrac{u}{\sqrt{n}} \leqq \mu \leqq \bar{x}+t_9(0.05)\dfrac{u}{\sqrt{n}}$ から $1,637.4 \leqq \mu \leqq 2,152.6$ で与えられる．

問題 6　男女共通の不偏標準偏差推定値は $u=\sqrt{\dfrac{22 \times 10^2+18 \times 15^2}{22+18-2}}=12.8$

このとき 95% 信頼区間は，

$$|\bar{x}_1-\bar{x}_2|-t_{38}(0.05)u\sqrt{\dfrac{1}{n_1}+\dfrac{1}{n_2}}$$

$$\leqq |\mu_1-\mu_2| \leqq |\bar{x}_1-\bar{x}_2|+t_{38}(0.05)u\sqrt{\dfrac{1}{n_1}+\dfrac{1}{n_2}}$$

で与えられる．ゆえに 95% 信頼区間は $1.8 \leqq |\mu_1-\mu_2| \leqq 18.2$ である．

**問題 7**  $F_0 = \dfrac{1,110.8}{843.5} = 1.3169$, $F_{\nu_1}^{\nu_2}\left(\dfrac{\alpha}{2}\right) = F_{14}^{9}(0.025) = 3.2093$, $F_{9}^{14}(0.025) = 3.8083$（補間法），

母分散比 $\dfrac{\sigma_1^2}{\sigma_2^2}$ の 95%信頼区間は $\dfrac{F_0}{F_{\nu_1}^{\nu_2}(0.025)} \leqq \dfrac{\sigma_1^2}{\sigma_2^2} \leqq F_0 \cdot F_{\nu_2}^{\nu_1}$ である．

ゆえに 95%信頼区間は，$0.4103 \leqq \dfrac{\sigma_1^2}{\sigma_2^2} \leqq 5.0152$ で与えられる．

**問題 8**  1 m$l$ 中の平均菌数は，菌の生えていない本数が 10 本中 2 本であるから，$P = \dfrac{2}{10} = 0.2 = \dfrac{\lambda^x}{x!}e^{-\lambda} = \dfrac{\lambda^0}{0!}e^{-\lambda}$ から，$\lambda = 1.61$ が得られる．したがって近似法による 95%信頼限界は，$\lambda \pm 1.96\sqrt{\dfrac{\lambda}{10}}$ で与えられるから，下限は 0.82，上限は 2.40（個/m$l$）である．

## 第7章 演習問題解答

**問題 1**  $z = \dfrac{\bar{x} - \mu}{\dfrac{\sigma}{\sqrt{N}}} = \dfrac{\bar{x} - 169.0}{\dfrac{6}{8}} = \dfrac{8}{6}(\bar{x} - 169.0) = \dfrac{8}{6}(170.3 - 169.0) = 1.73$

$z\left(\dfrac{0.05}{2}\right) = 1.96 > z_0 = 1.73$

仮説は棄却されない．

**問題 2**  $\chi^2 = 1.729 < \chi_{0.05}^2 = 3.841$

よって関連が認められない．

**問題 3**  $\bar{x}_1 = 205.7$, $\bar{x}_2 = 190.1$, $\mu_1^2 = 592.2$, $\mu_2^2 = 766.7$,

$\dfrac{\mu_2^2}{\mu_1^2} = \dfrac{766.7}{592.2} = 1.299$, $\nu_1 = 14$, $\nu_2 = 14$, $p = 0.3154$

仮説は採択され，等分散の条件である．

**問題 4**  帰無仮説 $\mu = 1,200$ の対立仮説 $\mu \neq 1,200$

100 人中の Me は 50.5 位である．

$z_0 = \dfrac{0.60 - 0.505}{\sqrt{\dfrac{0.505 \times 0.495}{100}}} = 1.903$

仮説は採択される

**問題 5**  各々の喫煙率の標本推定値 $\hat{p}_1 = \dfrac{12}{18} = 0.667$

$\hat{p}_2 = \dfrac{5}{12} = 0.417$

全体としての喫煙率の推定値 $\hat{p} = \dfrac{12 + 5}{18 + 12} = 0.567$

$$検定統計量\ z_0 = \frac{0.667-0.417}{\sqrt{0.567\times 0.433\left(\frac{1}{18}+\frac{1}{12}\right)}} = 1.351$$

仮説は採択される．

**問題 6** 　1）$x_0^2 = 9.528 > x_3^2(0.05) = 7.815$

　　　　　2）B型について $x_0^2 = 8.741 > x_2^2(0.01) = 6.635$

**問題 7** 　$\chi^2$ 検定をしてはいけない

（仮に $\chi^2$ 値を求めると $\chi^2 = 4.947 > \chi^2(0.05) = 3.84$）

（イエーツの修正をしたとき，$\chi^2 = 3.054 < \chi^2(0.05) = 3.84$）

Fisher の直接確率法で実確率を求めると（両側のときは $p=0.056$，片側検定のときは $p=0.041$）

**問題 8** 　$r = 0.792$　　$t = \dfrac{\sqrt{8}\times 0.79}{\sqrt{1-0.79^2}} = 6.2$　　$> t_8(0.05) = 2.3$

**問題 9** 　対応があるので前後の差をとる．
$t = 1.560 < t_9(0.01) = -2.821$ ゆえに有効とはいえない．

**問題 10**

(1) 等分散の条件をF検定する

$$F_0 = \frac{\sigma_A^2}{\sigma_B^2} = \frac{1.812^2}{1.375^2} = 1.736 < 1.890 = F_{35}^{50}(0.025)$$

(2) $t_0 = \dfrac{0.8}{\sqrt{\dfrac{(51-1)\times 1.812^2 + (36-1)\times 1.375^2}{(51+36-2)}\left(\dfrac{1}{51}+\dfrac{1}{36}\right)}} = \dfrac{0.8}{\sqrt{0.1274}} = 2.802 > 1.99 = t_{85}(0.025)$

B薬はA薬に比べ有意に平均解熱時間が少ない．

**問題 11** 　(1) データから $\bar{x} = 6.01$　　$S = 1.22$

(2) $T = (x'-\bar{x})/S = (9.3-6.01)/1.22 = 2.697$

(3) $t_0 = T\sqrt{\dfrac{n-2}{n-1-T^2}} = 2.697\sqrt{\dfrac{10-2}{10-1-(2.697)^2}} = 5.806$

(4) $t_0 = 5.806$

(5) $x' = 9.3$ は異常値（$P < 0.01$）

**問題 12** 　$t_0 = 4.415$

表が与えられている場合（p.226，付表 5）は限界値と比較する．片側，両側と有意．

## 第8章 ── 演習問題解答

**問題 1** 　$F_2^{22} = \dfrac{18.992}{2.139} = 8.879$　　$p < 0.01$ で有意

**問題 2**

分散分析表

| 要因 | 変動 | 自由度 | 不偏分散 | 不偏分散比 |
|---|---|---|---|---|
| T：（全体） | 324.868 | 20−1＝19 | | |
| A：（オリ） | 11.653 | 5−1＝ 4 | 2.913 | 52.96 ≧ $F_{12}^{4}(0.01)$＝5.41 |
| B：（飼料） | 312.556 | 4−1＝ 3 | 104.185 | 1,894.27 ≧ $F_{12}^{3}(0.01)$＝5.95 |
| E：（誤差） | 0.659 | 19−7＝12 | 0.055 | |

オリ，飼料共に有意水準 $\alpha < 0.01$ で有意

## 第9章 ── 演習問題解答

**問題 1** $R_1 > R_2$ として $R_1 = 45$, $R_2 = 0$, $T = 0$, 片側，両側とも $p < 0.01$

**問題 2**
1) $p = 0.289$ よって5％水準においても有意差は認められない．
2) $T = 5$, $p \leq 0.05$ となって有意である．
3) 1)の方法は実験前後の量の減る大きさの情報が無現されているのに対し，2)の方法は順位として半定量的な量として使われている．
情報が有効に用いられているため，有意な差が認められることになる．

**問題 3**
1) Kolmogorov-Smirnov の検定法：$D_{max} = 11$, $p < 0.01$
2) $U$-検定法：$U_1 = 30$, $p < 0.01$ ($z = -3.29$)
$U$-検定法のほうが $p$ 値が低い．

## 第10章 ── 演習問題解答

**問題 1**
1) 乱数表より仮に選ばれた数が24とする．
2) 標本数を計算する．

$$N = 10{,}000 \times \frac{1}{50} = 200$$

3) 最終番号を計算する

$$n = i + (N-1)\,k = 24 + (200-1) \times 50 = 9{,}974$$

4) 24に抽出間隔を加え，抽出番号の数列を9,974まで作る．
24, 74, 124, 174, 224……, 9,974 で計200個の標本を抽出する．

**問題 2** 絶対的精度 $\beta = t_\alpha \sqrt{\dfrac{K(1-Q)}{n}} \sqrt{\dfrac{N-n}{n-1}}$

相対的精度 $\alpha = \dfrac{\beta}{P}$

$$n = \frac{N}{\left(\dfrac{\alpha}{t_\alpha}\right)^2 \dfrac{p}{1-p}(n-1)+1} = \frac{10{,}000}{\left(\dfrac{0.01}{2.58}\right)^2 \left(\dfrac{0.40}{1-0.40}\right)(10{,}000-1)+1}$$

$$= \frac{10{,}000}{11{,}006} \fallingdotseq 9.086$$

**問題 3** 両地区から132名以上となる．

## 注釈1 実験用具による中心極限定理の証明

　中心極限定理を実験を通して深く理解するためには，はじめに定理 4-1 (p. 54) の証明が必要になる．しかし，この定理は無限正規母集団についてのものであるから，実験の対象として，最適の無限正規母集団を選択し，さらにその母集団のなかから無作為に標本 (sample) を抽出して実験に供することは，現実には不可能に近い．

　そこで，この定理の証明を行うために，有限正規母集団を実験の対象に選び，その母集団から無作為抽出した標本について，平均$\bar{x}$の分布から定理 4-1 を間接的に証明することにした．以下，その概略を説明する．

　実験用具には，日本規格協会 (Japanese Standards Association：JSA) が製造・販売している「統計・品質管理実験用具」のなかから，チップ実験用具および乱数サイを使用した．チップの種類は表1に示したとおりであるが，この実験ではチップAを用いた．チップの形状は，直径 20 mm，厚さ 2 mm の白色不透明なプラスチック製円盤で，片面に表1に示した数字が印刷されている．乱数サイは直径 18 mm のプラスチック製正20面体のサイコロで，赤青黄の3種類があり，いずれも 0〜9 の数字が 2 個ずつ刻印されている．

表1　チップの種類　　（各チップの合計枚数：100 枚）

| | | | | | | | | | | | | | | | | | | | | 平均 | 分散 |
|---|---|---|---|---|---|---|---|---|---|---|---|---|---|---|---|---|---|---|---|---|---|
| チップ A の数字 | 45 | 46 | 47 | 48 | 49 | 50 | 51 | 52 | 53 | 54 | 55 | | | | | | | | | 50 | 4.02 |
| 枚　　数 | 1 | 3 | 7 | 12 | 17 | 20 | 17 | 12 | 7 | 3 | 1 | | | | | | | | | | |
| チップ B の数字 | 50 | 51 | 52 | 53 | 54 | 55 | 56 | 57 | 58 | 59 | 60 | | | | | | | | | 55 | 4.02 |
| 枚　　数 | 1 | 3 | 7 | 12 | 17 | 20 | 17 | 12 | 7 | 3 | 1 | | | | | | | | | | |
| チップ C の数字 | 41 | 42 | 43 | 44 | 45 | 46 | 47 | 48 | 49 | 50 | 51 | 52 | 53 | 54 | 55 | 56 | 57 | 58 | 59 | 50 | 11.7 |
| 枚　　数 | 1 | 1 | 1 | 2 | 4 | 6 | 8 | 10 | 11 | 12 | 11 | 10 | 8 | 6 | 4 | 2 | 1 | 1 | 1 | | |
| チップ D の数字 | 46 | 47 | 48 | 49 | 50 | 51 | 52 | 53 | 54 | 55 | 56 | 57 | 58 | 59 | 60 | 61 | 62 | 63 | 64 | 55 | 11.7 |
| 枚　　数 | 1 | 1 | 1 | 2 | 4 | 6 | 8 | 10 | 11 | 12 | 11 | 10 | 8 | 6 | 4 | 2 | 1 | 1 | 1 | | |

　　　　　　　　　　　　　　　　　　　　　　　　　　　　■は各チップの平均値を表す

　以下，実験方法を5つの段階に分けて説明する．

**手順1　チップAの無作為配列**

　チップAは，100枚のチップにそれぞれ 45〜55 までの数値が，表1に示した割合で記入されている．この数値を 10 行 10 列の枠の中に無作為に配列する作業から始める．方法は，1辺が約 25〜30 cm の正方形または長方形のトレイ (tray) を 2 枚用意し，どちらか一方のトレイ (トレイ 1 とする) にチップAを全部入れ，裏面 (数字のないほうの面) を上にして十分にかき混ぜた後，10 行 10 列の (10×10) の正方形に並べる．次に乱数サイを 2 個用意し，どちらか一方 (たとえば赤) を行，他の一方 (たとえば青) を列の数値と決めてサイを振り，該当するチップを抽出する．

　本例では，初回に赤が2青が7と出たので，トレイ1の2行7列目のチップを取り出し，表(数字が印刷されている面) を上にして，あらかじめ用意しておいた別のトレイ (トレイ2とする) の1行1列目に置いた．次に再びサイを振り，赤が8青が0と出たので，トレイ1の8行10列目のチップを取り出し表を上にして，先に抽出したチップの右隣 (1行2列目) に並べた．この操作をトレイ1のチップがなくなるまで繰り返す．なおトレイ2のチップ配列も，トレイ1と同様に 10 行 10 列としたので，11〜20 番目のチップは 2 行目に，21〜30 番目のチップは 3 行目に配列さ

れることになる（以下同様）．

実験では，結果の妥当性を検討するために，2種類の配列を用意した（図1，2）．

|   | 1 | 2 | 3 | 4 | 5 | 6 | 7 | 8 | 9 | 0 |
|---|---|---|---|---|---|---|---|---|---|---|
| 1 | 51 | 47 | 49 | 53 | 51 | 48 | 51 | 48 | 52 | 50 |
| 2 | 53 | 49 | 54 | 54 | 46 | 47 | 51 | 52 | 50 | 49 |
| 3 | 49 | 55 | 49 | 51 | 49 | 50 | 50 | 48 | 48 | 47 |
| 4 | 48 | 52 | 50 | 51 | 47 | 50 | 49 | 50 | 51 | 49 |
| 5 | 51 | 52 | 46 | 47 | 50 | 53 | 50 | 49 | 49 | 49 |
| 6 | 50 | 51 | 51 | 52 | 49 | 51 | 49 | 50 | 53 | 50 |
| 7 | 52 | 50 | 52 | 50 | 48 | 48 | 47 | 50 | 52 | 50 |
| 8 | 48 | 52 | 51 | 48 | 46 | 51 | 50 | 49 | 54 | 47 |
| 9 | 51 | 48 | 51 | 49 | 45 | 52 | 49 | 49 | 51 | 50 |
| 0 | 50 | 51 | 53 | 53 | 49 | 48 | 50 | 52 | 50 | 49 |

図1　チップAの無作為配列1

|   | 1 | 2 | 3 | 4 | 5 | 6 | 7 | 8 | 9 | 0 |
|---|---|---|---|---|---|---|---|---|---|---|
| 1 | 49 | 51 | 49 | 53 | 50 | 50 | 48 | 48 | 48 | 51 |
| 2 | 47 | 51 | 54 | 48 | 50 | 53 | 49 | 52 | 50 | 50 |
| 3 | 52 | 46 | 52 | 51 | 47 | 49 | 55 | 54 | 51 | 52 |
| 4 | 50 | 49 | 50 | 49 | 51 | 48 | 51 | 50 | 49 | 47 |
| 5 | 53 | 50 | 46 | 47 | 48 | 51 | 52 | 49 | 49 | 49 |
| 6 | 51 | 49 | 51 | 48 | 49 | 49 | 51 | 50 | 50 | 50 |
| 7 | 51 | 47 | 52 | 50 | 50 | 52 | 48 | 50 | 53 | 50 |
| 8 | 51 | 50 | 51 | 49 | 47 | 48 | 52 | 52 | 49 | 46 |
| 9 | 51 | 49 | 51 | 47 | 50 | 51 | 47 | 48 | 52 | 50 |
| 0 | 48 | 50 | 53 | 54 | 50 | 50 | 49 | 49 | 45 | 49 |

図2　チップAの無作為配列2

**手順2　2桁乱数発生と標本抽出**

ここでは図1，図2のチップ無作為配列のなかから，さらに無作為にチップの数値を読み取る作業を行う．その方法として，乱数（random number）の利用がある．乱数は乱数サイや乱数表を使用してもよいが，標本数が多い（本例では3,600）ときは，計算時間の節約や間違いを防ぐために，パソコン用の表計算ソフトを使用するほうがよい[*1]．表2にパソコンで発生した乱数，表3に乱数により抽出されたチップの数値の一部を示す[*2]．

表2　10行10列の2桁乱数表

|   | A | B | ----- | H | I | J |
|---|---|---|---|---|---|---|
| 1 | 82 | 87 | ----- | 46 | 54 | 68 |
| 2 | 01 | 38 | ----- | 27 | 35 | 05 |
| : | : | : |   | : | : | : |
| 8 | 55 | 84 | ----- | 54 | 86 | 70 |
| 9 | 72 | 26 | ----- | 97 | 51 | 50 |
| 10 | 20 | 51 | ----- | 50 | 78 | 58 |

表3　チップの数値と各行の平均値

|   | 1 | 2 | ----- | 8 | 9 | 10 | 平均：$\bar{x}$ |
|---|---|---|---|---|---|---|---|
| 1 | 52 | 50 | ----- | 50 | 47 | 50 | 49.9 |
| 2 | 50 | 48 | ----- | 51 | 49 | 49 | 49.1 |
| : | : | : |   | : | : | : | : |
| 8 | 50 | 48 | ----- | 47 | 51 | 50 | 50.0 |
| 9 | 50 | 47 | ----- | 49 | 51 | 49 | 49.9 |
| 10 | 49 | 52 | ----- | 49 | 50 | 49 | 49.3 |

以上の方法により，2通りのチップAの無作為配列のなかから，乱数を使ってチップの数値を抽出し，それぞれについて10行10列，10行20列および10行30列の数値配列表を3組ずつ作成し，各行について平均値を求める（表1，表2および図3を参照）．

---

[*1] パソコンソフトによる乱数の発生方法については，多くの解説書が出版されているので，詳細については説明をさけるが，国内で普及率の高いLOTUS 123やEXCELでは，算術関数または数学関数のなかで解説が行われている．また平均値や分散および各種検定などの計算方法は，両ソフトとも統計関数のなかで取り扱われている．
[*2] 表2の2桁の乱数，たとえば2行1列目にある乱数01は，図1（チップAの無作為配列1）または図2（チップAの無作為配列2）の0（10）行1列目のチップの位置を表す．したがって図1では50，図2では48を抽出すればよい．

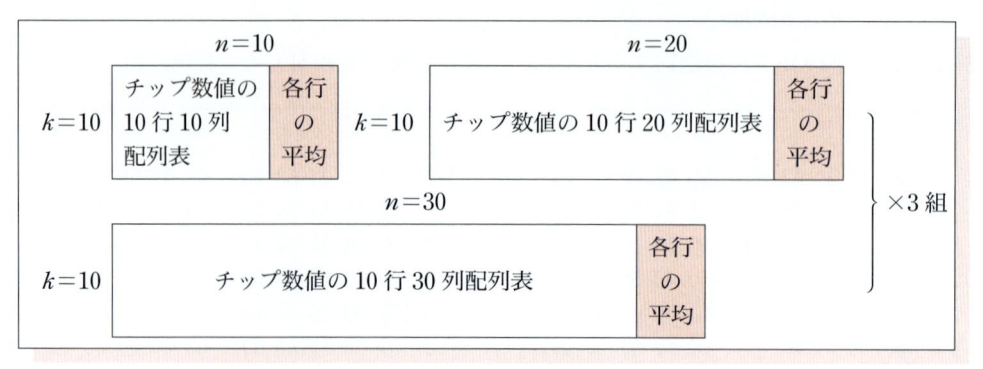

図3 乱数によるチップAの数値配列と各行の平均値

**手順3　各行の平均値の整理**

図3の条件に従い，各行の平均値を整理して**表4〜6**に示した．

**表4　実験で得られた平均値 $\overline{X}$ の分布（1）**　（標本数 $n=10$ のとき）

|  | 無作為配列表1から抽出された標本の各行の平均値 | | | 無作為配列表2から抽出された標本の各行の平均値 | | |
|---|---|---|---|---|---|---|
| $k=10$ | 49.9 | 50.8 | 50.6 | 49.8 | 50.9 | 49.9 |
| | 49.1 | 49.8 | 50.8 | 49.2 | 49.3 | 50.1 |
| | 50.3 | 49.6 | 50.6 | 49.8 | 50.0 | 50.1 |
| | 49.6 | 49.5 | 50.4 | 49.8 | 50.7 | 50.8 |
| | 49.9 | 50.2 | 50.6 | 49.2 | 49.8 | 50.5 |
| | 49.3 | 49.5 | 50.0 | 49.4 | 49.6 | 50.4 |
| | 51.5 | 50.4 | 49.5 | 49.8 | 50.3 | 50.4 |
| | 50.0 | 50.6 | 51.1 | 51.0 | 49.6 | 49.8 |
| | 49.9 | 49.7 | 49.3 | 49.6 | 50.6 | 50.0 |
| | 49.3 | 49.0 | 50.0 | 50.4 | 50.0 | 51.7 |
| $\overline{\overline{x}}=$ | 49.88 | 49.91 | 50.29 | 49.80 | 50.08 | 50.38 |
| $s_{\overline{x}}^2=$ | 0.4176 | 0.2909 | 0.2989 | 0.2720 | 0.2536 | 0.2736 |
| $u_{\overline{x}}^2=$ | 0.4640 | 0.3232 | 0.3321 | 0.3022 | 0.2818 | 0.3112 |
| $k=10\times 3$ $=30$ | $\overline{\overline{x}}=50.03$,　$s_{\overline{x}}^2=0.3706$,　$u_{\overline{x}}^2=0.3834$ | | | $\overline{\overline{x}}=50.09$,　$s_{\overline{x}}^2=0.3227$,　$u_{\overline{x}}^2=0.3339$ | | |
| $k=10\times 6$ $=60$ | $\overline{\overline{x}}=50.06$,　$s_{\overline{x}}^2=0.3475$,　$u_{\overline{x}}^2=0.3534$ | | | | | |

注）標本数 $n$ が10のときの平均値 $\overline{x}$ の分散は近似的に $V(\overline{X})=\dfrac{\sigma^2}{n}=\dfrac{4.02}{10}=0.402$ [*3]

---

[*3] 有限母集団から得られた標本平均 $\overline{X}$ の分散は，無限母集団の場合とは異なり，有限母集団修正係数による修正が必要である．
　なお非復元抽出の修正係数は $\dfrac{N-n}{N-1}$ であり，復元抽出の修正係数は $\dfrac{N+n}{N+1}$ である．
　ただし，復元抽出では抽出ごとに母集団の特性は変化することはないので，分散は無修正のままで用いられることが多い．この理由に加えて，本例では母集団の数が $N=100$ と多いこと，チップの数値が平均値50，分散4.02の正規分布になるように書き込まれているなどの理由から，修正は行われていない．

表5 実験で得られた平均値 $\overline{X}$ の分布 (2)　　(標本数 $n=20$ のとき)

|  | 無作為配列表1から抽出された標本の各行の平均値 | | | 無作為配列表2から抽出された標本の各行の平均値 | | |
|---|---|---|---|---|---|---|
| $k=10$ | 50.10 | 49.95 | 50.55 | 50.40 | 49.60 | 49.65 |
|  | 51.00 | 49.85 | 50.75 | 50.60 | 50.10 | 50.00 |
|  | ⋮ | ⋮ | ⋮ | ⋮ | ⋮ | ⋮ |
|  | 50.55 | 50.50 | 50.55 | 50.20 | 50.50 | 49.85 |
|  | 49.90 | 50.25 | 50.65 | 50.15 | 50.05 | 50.40 |
|  | 49.95 | 50.30 | 49.65 | 49.25 | 50.00 | 49.40 |
| $\overline{\overline{x}}=$ | 50.11 | 49.94 | 50.31 | 50.26 | 50.04 | 50.07 |
| $s\overline{x}^2=$ | 0.1722 | 0.1734 | 0.2004 | 0.1482 | 0.1139 | 0.1070 |
| $u\overline{x}^2=$ | 0.1914 | 0.1927 | 0.2227 | 0.1647 | 0.1266 | 0.1189 |
| $k=10\times3$ $=30$ | $\overline{\overline{x}}=50.12,\ s\overline{x}^2=0.2049,\ u\overline{x}^2=0.2120$ | | | $\overline{\overline{x}}=50.12,\ s\overline{x}^2=0.1323,\ u\overline{x}^2=0.1368$ | | |
| $k=10\times6$ $=60$ | $\overline{\overline{x}}=50.12,\ s\overline{x}^2=0.1686,\ u\overline{x}^2=0.1714$ | | | | | |

注) 標本数 $n$ が20のときの平均値 $\overline{x}$ の分散は近似的に $V(\overline{X})=\dfrac{\sigma^2}{n}=\dfrac{4.02}{20}=0.201$

表6 実験で得られた平均値 $\overline{X}$ の分布 (3)　　(標本数 $n=30$ のとき)

|  | 無作為配列表1から抽出された標本の各行の平均値 | | | 無作為配列表2から抽出された標本の各行の平均値 | | |
|---|---|---|---|---|---|---|
| $k=10$ | 50.07 | 49.63 | 49.97 | 50.27 | 50.27 | 50.43 |
|  | 49.80 | 49.93 | 50.13 | 49.90 | 49.73 | 50.13 |
|  | ⋮ | ⋮ | ⋮ | ⋮ | ⋮ | ⋮ |
|  | 50.27 | 50.37 | 50.43 | 49.93 | 50.03 | 50.23 |
|  | 50.27 | 49.97 | 49.50 | 50.30 | 49.67 | 50.50 |
|  | 50.17 | 50.17 | 49.23 | 50.27 | 49.70 | 49.57 |
| $\overline{\overline{x}}=$ | 50.01 | 50.05 | 49.84 | 50.04 | 49.89 | 50.21 |
| $s\overline{x}^2=$ | 0.0666 | 0.0529 | 0.1359 | 0.0407 | 0.0684 | 0.0880 |
| $u\overline{x}^2=$ | 0.0740 | 0.0588 | 0.1510 | 0.0452 | 0.0761 | 0.0978 |
| $k=10\times3$ $=30$ | $\overline{\overline{x}}=49.96,\ s\overline{x}^2=0.0936,\ u\overline{x}^2=0.0969$ | | | $\overline{\overline{x}}=50.05,\ s\overline{x}^2=0.0835,\ u\overline{x}^2=0.0864$ | | |
| $k=10\times6$ $=60$ | $\overline{\overline{x}}=50.01,\ s\overline{x}^2 0.0903,\ u\overline{x}^2=0.0918$ | | | | | |

注) 標本数 $n$ が30のときの平均値 $\overline{x}$ の分散は近似的に $V(\overline{X})=\dfrac{\sigma^2}{n}=\dfrac{4.02}{30}=0.134$

**手順4** 平均値,標本分散および不偏分散の実測値と定理 4-2 (p.55) による理論値との比較

標本分散 $s^2$ の標準偏差 $\sigma_S$ および不偏分散 $u^2$ の標準偏差 $\sigma_U$ は,それぞれ式

$$\sigma_S=\sqrt{\frac{\sigma_n^4(k-1)^2}{k^3}\left(\alpha_4-\frac{k-3}{k-1}\right)},\quad \sigma_U=\sqrt{\frac{\sigma_n^4}{k}\left(\alpha_4-\frac{k-3}{k-1}\right)}$$

で与えられる。ただし $\sigma_n^4=(\sigma_n^2)^2=(V(\overline{X}))^2$,$\alpha_4$ は尖度であり,分布が正規に近似するときは,

$\alpha_4 \fallingdotseq 3$ と考えてよい．また $k$ は $n$ がある数，たとえば $n=10$ とか $n=20$ であるときの平均値 $\bar{x}$ の個数である．次に $n=10, 20, 30$ のときの分散 $\sigma_n^2 = V(\bar{X})$ とその不偏標準偏差 $\sigma_u$ を示す[*4]．

$$n=10 \begin{cases} k=10 & \sigma_{10}^2=0.402 & \sigma_u=0.190 \\ k=30 & \sigma_{10}^2=0.402 & \sigma_u=0.106 \\ k=60 & \sigma_{10}^2=0.402 & \sigma_u=0.074 \end{cases} \quad n=20 \begin{cases} k=10 & \sigma_{20}^2=0.201 & \sigma_u=0.095 \\ k=30 & \sigma_{20}^2=0.201 & \sigma_u=0.053 \\ k=60 & \sigma_{20}^2=0.201 & \sigma_u=0.037 \end{cases}$$

$$n=30 \begin{cases} k=10 & \sigma_{30}^2=0.134 & \sigma_u=0.063 \\ k=30 & \sigma_{30}^2=0.134 & \sigma_u=0.035 \\ k=60 & \sigma_{30}^2=0.134 & \sigma_u=0.025 \end{cases}$$

以上の結果をまとめ，その概要を図 4 に表した．

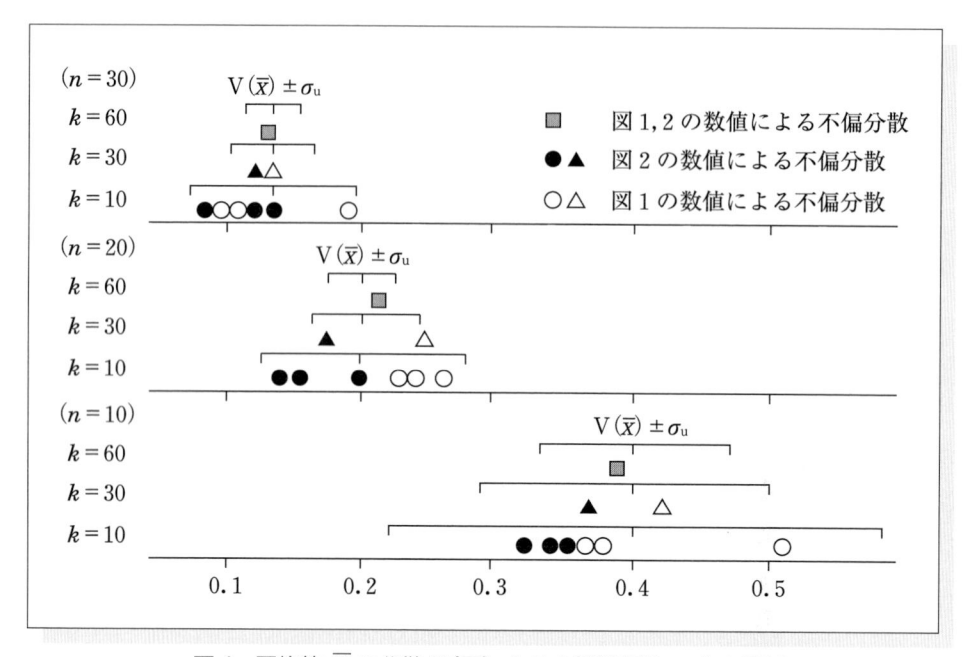

図 4 平均値 $\bar{X}$ の分散 $V(\bar{X})$ とその標準偏差 $\sigma_u$ との関係

## 手順 5 まとめ

図 4 からも明らかなように，ある母集団から抽出された標本変量 $x_i$ の $n$ 個の平均値 $\bar{x}$ の分散 $u_n^2$ は，標本数 $n$ の増加に伴って減少し，平均値 $\bar{x}$ の個数 $k$ の大きさによって $\sigma_u$ が変動することがわかる．このことは $n$ がある程度大きければ，具体的には $k \to \infty$ とすることにより，$u_n^2$ は母分散 $V(\bar{x})=\sigma_n^2$ に一致（収斂）することを意味する．さらに $x_i$ の分散は

$$\sigma^2 = \frac{\Sigma(X_i-\mu)^2}{n} \fallingdotseq \frac{\Sigma(x_i-\bar{x})^2}{n} = \frac{n\Sigma x_i^2 - (\Sigma x_i)^2}{n^2}$$

であるから，母平均 $\mu$ に関係なく成立する．

以上，定理 4-1 は，用具を用いた抽出実験によっても証明が可能なことがわかる．しかし，中心極限定理の証明には，今回の結果に加えて定理 4-2 の証明が不可欠である．このための実験には，有限母集団からの非復元抽出のデータが必要になる．非復元抽出では，チップの抽出に復元抽出ほど神経を使わなくてもよく，黒い袋の中にチップを入れ，混合後 1 枚ずつ抜き取ればよい．

統計に慣れるためには，この実験のような遊びもある程度は必要であろうと思われる．

---

[*4] $\sigma_n^2$ の標本標準偏差 $\sigma_s$ は，結果が $\sigma_u$ とほぼ同様なのでとくに説明は行わない．

## 注釈 2
# 標本集団の正規性についての正規分布検定

　標本集団の正規性については，分布の形を表す2つの特性値，標本歪度（$\alpha_3$）と標本尖度（$\alpha_4$）およびこれらの分散を用いることにより，検定することが可能である．具体的には積率（moment）の考えに基づき，次の手順に従って計算を行えばよい．

## 1．小標本の場合の検定統計量の計算方法

1）標本平均値まわりの2～4次の積率 $m_2$, $m_3$, $m_4$ の計算

$m_2 = \Sigma(x_i - \bar{x})^2/n$　　第2次積率（$m_2 = s^2$：標本分散）

$m_3 = \Sigma(x_i - \bar{x})^3/n$　　第3次積率

$m_4 = \Sigma(x_i - \bar{x})^4/n$　　第4次積率

2）積率 $m_2$, $m_3$, $m_4$ から累積率（cumulant）$k_2$, $k_3$, $k_4$ を計算する

$$k_2 = \frac{n}{n-1} m_2 = \frac{n}{n-1} \cdot \frac{\Sigma(x_i - \bar{x})^2}{n} = \frac{\Sigma(x_i - \bar{x})^2}{n-1} (= u^2 : \text{不偏分散})$$

$$k_3 = \frac{n^2}{(n-1)(n-2)} m_3 = \frac{n^2}{(n-1)(n-2)} \cdot \frac{\Sigma(x_i - \bar{x})^3}{n}$$

$$= \frac{n\Sigma(x_i - \bar{x})^3}{(n-1)(n-2)}$$

$$k_4 = \frac{n^2 \{(n+1)m_4 - 3(n-1)m_2^2\}}{(n-1)(n-2)(n-3)}$$

$$= \frac{n(n+1)\Sigma(x_i - \bar{x})^4 - 3(n-1)\{\Sigma(x_i - \bar{x})^2\}^3}{(n-1)(n-2)(n-3)}$$

3）標本歪度 $g_1$ および標本尖度 $g_2$ の計算

$$g_1 = \frac{k_3}{k_2^{3/2}}$$

$$g_2 = \frac{k_4}{k_2^2}$$

4）標本歪度の標準誤差 $\sigma_{g1}$ および標本尖度の標準誤差 $\sigma_{g2}$ の計算

$$\sigma_{g1} = \sqrt{\frac{6n(n-1)}{(n-2)(n+1)(n+3)}} \quad \sigma_{g2} = \sqrt{\frac{24n(n-1)^2}{(n-3)(n-2)(n+3)(n+5)}}$$

5）標本歪度の検定統計量 $z_{01}$ および標本尖度の検定統計量 $z_{02}$ の計算

$$z_{01} = \left\lfloor \frac{g_1}{\sigma_{g1}} \right\rfloor \quad z_{02} = \left\lfloor \frac{g_2}{\sigma_{g2}} \right\rfloor$$

　以上，小標本の歪度 $g_1$ および尖度 $g_2$ の検定統計量の計算方法について述べたが，正規母集団から抽出された小標本の歪度および尖度の母数は，それぞれ $g_1 = 0$, $g_2 = 0$ である．検定方法については従来どおりなので，次に大標本の場合の検定統計量の計算方法について述べた後で，例題により一括して説明する．

## 2．大標本の場合の検定統計量の計算方法

1）2～4次の積率 $m_2$, $m_3$, $m_4$ の計算方法は，小標本の場合と同様である

2）大標本では，積率から直接歪度および尖度を計算するので，累積率の計算は不要である

3）標本歪度 $\alpha_3$ および標本尖度 $\alpha_4$ の計算

$$\alpha_3 = \frac{m_3}{m_2^{3/2}} = \frac{\Sigma(x_i - \bar{x})^3}{ns^3} \quad \left(\text{ただし } s = \sqrt{\frac{\Sigma(x_i - \bar{x})^2}{n}} : \text{標本標準偏差}\right)$$

$$\alpha_4 = \frac{m_4}{m_2^2} = \frac{\Sigma(x_i - \bar{x})^4}{ns^4}$$

4）標本歪度の標準誤差 $\sigma_{\alpha 3}$ および標本尖度の標準誤差 $\sigma_{\alpha 4}$ の計算

厳密には $\sigma_{\alpha 3}$, $\sigma_{\alpha 4}$ ともに小標本のところで示したそれぞれの標準誤差 $\sigma_{g1}$, $\sigma_{g2}$ を用いるべきであるが，標本数 $n$ が十分に大きければ，次の近似式を用いてもよい

$$\sigma_{\alpha 3} = \sqrt{6/n}, \quad \sigma_{\alpha 4} = \sqrt{24/n}$$

5）標本歪度の検定統計量 $z_{01}$ および標本尖度の検定統計量 $z_{02}$ の計算

正規母集団の歪度を $\hat{\alpha}_3$ 尖度を $\hat{\alpha}_4$ とすれば $\hat{\alpha}_3 = 0$，$\hat{\alpha}_4 = 3$ であるから[*1]，検定統計量 $z_{01}$，$z_{02}$ は次のようになる

$$z_{01} = \frac{|\alpha_3 - \hat{\alpha}_3|}{\sigma_{\alpha 3}} = \frac{|\alpha_3 - 0|}{\sigma_{\alpha 3}} = \frac{|\alpha_3|}{\sigma_{\alpha 3}}$$

$$z_{02} = \frac{|\alpha_4 - \hat{\alpha}_4|}{\sigma_{\alpha 4}} = \frac{|\alpha_4 - 3|}{\sigma_{\alpha 4}}$$

**例題1：小標本の場合の検定統計量の計算と検定方法** ❖

［問］10人の学生に統計学の試験を行ったところ，下の表に示した結果が得られた．得点が正規分布をしているか否かについて，$\alpha = 0.05$ で検定しなさい．

| 点数（変量）$x_i$ | 60 | 70 | 80 | 90 | 100 |
|---|---|---|---|---|---|
| 人数（度数）$f_i$ | 1 | 2 | 4 | 2 | 1 |

［解］はじめに次の表を作成する．

| | $x_i$, $f_i$ および $(x_i - \bar{x})^n$ ($n$ は1〜4) | | | | | 合計 | 合計/総度数 |
|---|---|---|---|---|---|---|---|
| $x_i$ | 60 | 70 | 80 | 90 | 100 | | |
| $f_i$ | 1 | 2 | 4 | 2 | 1 | 10 | |
| $x_i f_i$ | 60 | 140 | 320 | 180 | 100 | 800 | 80：平均値 $\bar{x}$ |
| $x_i - \bar{x}$ | $-20$ | $-10$ | 0 | 10 | 20 | | |
| $(x_i - \bar{x})^2$ | 400 | 100 | 0 | 100 | 400 | 1,000 | 100：第2次積率 |
| $(x_i - \bar{x})^3$ | $-8,000$ | $-1,000$ | 0 | 1,000 | 8,000 | 0 | 0：第3次積率 |
| $(x_i - \bar{x})^4$ | 160,000 | 10,000 | 0 | 10,000 | 160,000 | 340,000 | 34,000：第4次積率 |

1）この表で得られた平均値まわりの2〜4次の積率は，次のとおりである．

$m_2 = 100$，$m_3 = 0$，$m_4 = 34000$

2）$m_2$，$m_3$，$m_4$ から累積率 $k_2$，$k_3$，$k_4$ を計算する．

$$k_2 = \frac{n}{n-1} m_2 = \frac{10}{10-1} \times 100 = 111.11$$

$$k_3 = \frac{n^2}{(n-1)(n-2)} m_3 = \frac{100}{9 \times 8} \times 0 = 0$$

$$k_4 = \frac{n^2\{(n+1)m_4 - 3(n-1)m_2^2\}}{(n-1)(n-2)(n-3)} = \frac{100\{(11 \times 34000) - (3 \times 9 \times 100^2)\}}{9 \times 8 \times 7}$$

$$= \frac{10400000}{504} = 20634.92$$

3）$k_2$，$k_3$，$k_4$ から標本歪度 $g_1$ および標本尖度 $g_2$ を計算する．

$$g_1 = \frac{k_3}{k_2^{3/2}} = \frac{0}{111.11^{3/2}} = 0 \qquad g_2 = \frac{k_4}{k_2^2} = \frac{20634.92}{111.11^2} = 1.671$$

---

[*1] 正規分布では $\alpha_4 = 3$ であるが，市販のパソコンソフトでは $\alpha_4' = \alpha_4 - 3 = 0$ のように修正が加えられているものが多いので，ソフトの使用に当たっては注意を要する．

4）標本歪度の標準誤差 $\sigma_{g1}$ および標本尖度の標準誤差 $\sigma_{g2}$ を計算する．

$$\sigma_{g1} = \sqrt{\frac{6n(n-1)}{(n-2)(n+1)(n+3)}} = \sqrt{\frac{6 \times 10 \times 9}{8 \times 11 \times 13}} = \sqrt{\frac{540}{1144}} = 0.687$$

$$\sigma_{g2} = \sqrt{\frac{24n(n-1)^2}{(n-3)(n-2)(n+3)(n+5)}} = \sqrt{\frac{24 \times 10 \times 9^2}{7 \times 8 \times 13 \times 15}} = 1.334$$

5）標本歪度の検定統計量 $z_{01}$ 標本尖度の検定統計量 $z_{02}$ を計算する．

$$z_{01} = \frac{|g_1|}{\sigma_{g1}} = \frac{0}{0.687} = 0 \qquad z_{02} = \frac{|g_2|}{\sigma_{g2}} = \frac{1.671}{1.334} = 1.253$$

[検定]

手順1　仮説設定

　　① 帰無仮説 $H_0$：標本歪度推定値 $g_1$ とその母数 $\hat{g}_1$ の間，および標本尖度推定値 $g_2$ とその母数 $\hat{g}_2$ 間に有意差なし（$g_1 = \hat{g}_1$, $g_2 = \hat{g}_2$）

　　② 対立仮説 $H_1$：標本歪度推定値 $g_1$ とその母数 $\hat{g}_1$ 間，および標本尖度推定値 $g_2$ とその母数 $\hat{g}_2$ 間に有意差あり（$g_1 \neq \hat{g}_1$, $g_2 \neq \hat{g}_2$）

手順2　検定統計量：$z_{01} = 0$（標本歪度），$z_{02} = 1.253$（標本尖度）

手順3　$\alpha$ と $\alpha$ 点（両側）：$\alpha = 0.05$，$\alpha$ 点は $z(\alpha/2) = z(0.025) = 1.96$

手順4　結果と結論：結果 $z_{01} = 0 < z(0.025) = 1.96$，$z_{02} = 1.253 < z(0.025) = 1.96$ ゆえに帰無仮説 $H_0$ は歪度，尖度共に採択される．結論「標本が正規母集団から抽出されたものであることは否定できない．」

**例題2：大標本の場合の検定統計量の計算と検定方法**

[問] K大学では，同校の女子学生のなかから100人を抽出して，体重の平均値および平均値まわりの第2～第4積率を調べたところ，次のとおりであった．

$$\bar{x} = 52.3 \qquad m_2 = \frac{\Sigma(x_i - \bar{x})^2}{n} = 42.6$$

$$m_3 = \frac{\Sigma(x_i - \bar{x})^3}{n} = 139.8 \qquad m_4 = \frac{\Sigma(x_i - \bar{x})^4}{n} = 5300.5$$

以上の結果から，この集団の体重分布の正規性について $\alpha = 0.05$ で検定しなさい．

[解]

1）歪度 $\alpha_3$ と尖度 $\alpha_4$ の計算

$$\alpha_3 = \frac{m_3}{\sqrt{(m_2)^3}} = \frac{139.8}{278.0} = 0.503$$

$$\alpha_4 = \frac{m_4}{\sqrt{(m_2)^4}} = \frac{m_4}{m_2^2} = \frac{5300.5}{1814.8} = 2.921$$

2）歪度 $\alpha_3$ の標準誤差 $\sigma_{\alpha 3}$ および尖度 $\alpha_4$ の標準誤差 $\sigma_{\alpha 4}$ の計算

$$\sigma_{\alpha 3} = \sqrt{\frac{6n(n-1)}{(n-2)(n+1)(n+3)}} = \sqrt{\frac{6 \times 100(100-1)}{(100-2)(100+1)(100+3)}}$$

$$= \sqrt{\frac{59400}{1019494}} = 0.241 \quad （近似式では \sqrt{\frac{6}{n}} = \sqrt{\frac{6}{100}} = 0.245）$$

$$\sigma_{\alpha 4} = \sqrt{\frac{24n(n-1)^2}{(n-3)(n-2)(n+3)(n+5)}} = \sqrt{\frac{23522400}{102807390}} = 0.478$$

$$（近似式では \sqrt{24/n} = \sqrt{24/100} = 0.490）$$

3）歪度 $\alpha_3$ および尖度 $\alpha_4$ の検定統計量 $z_{01}$，$z_{02}$ の計算

$$z_{01} = \frac{|\alpha_3 - \hat{\alpha}_3|}{\sigma_{\alpha 3}} = \frac{|\alpha_3 - 0|}{\sigma_{\alpha 3}} = \frac{0.503}{0.241} = 2.087$$

$$z_{02} = \frac{|\alpha_4 - \hat{\alpha}_4|}{\sigma_{\alpha 4}} = \frac{|\alpha_4 - 3|}{\sigma_{\alpha 4}} = \frac{|2.921 - 3|}{0.478} = \frac{0.079}{0.478} = 0.165$$

[検定]

手順1　仮説設定

　　①$H_0$：標本歪度 $\alpha_3$ とその母数 $\hat{\alpha}_3$ 間，標本尖度 $\alpha_4$ とその母数 $\hat{\alpha}_4$ 間に有意差なし（$\alpha_3 = \hat{\alpha}_3$，$\alpha_4 = \hat{\alpha}_4$）

　　②$H_1$：標本歪度 $\alpha_3$ とその母数 $\hat{\alpha}_3$ 間，標本尖度 $\alpha_4$ とその母数 $\hat{\alpha}_4$ 間に有意差あり（$\alpha_3 \neq \hat{\alpha}_3$，$\alpha_4 \neq \hat{\alpha}_4$）

手順2　検定統計量：$z_{01} = 2.087$，$z_{02} = 0.165$

手順3　$\alpha$ と $\alpha$ 点（両側）：$\alpha = 0.05$，$\alpha$ 点は $z(\alpha/2) = z(0.025) = 1.96$

手順4　結果と結論：結果 $z_{01} = 2.087 > z(0.025) = 1.96$，$z_{02} = 0.165 < z(0.025) = 1.96$　ゆえに歪度については対立仮説 $H_1$ が採択，尖度については帰無仮説 $H_0$ が採択された．結論「標本歪度について正規性が証明されなかったことにより，標本集団は正規分布しているとはいえない[*2]（$p < 0.05$）.」

---

[*2] 身長や体重，血液中鉛やカドミウムなどの生理値は，対数正規分布に近い右傾型分布をすることが知られている．したがってデータ数 $n$ の増加に伴って，歪度 $\alpha_3$ は正規分布に適合しなくなることがある．ゆえに検定結果の解釈には，この点を考慮して慎重に結論を下す必要がある．

# 付表

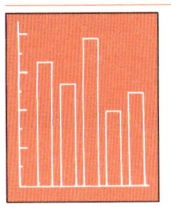

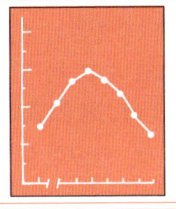

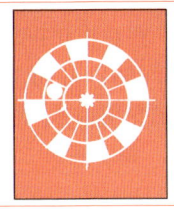

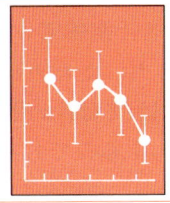

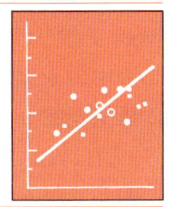

| 付表 1 | 標準正規分布の上側確率 | 215 |
| --- | --- | --- |
| 付表 2 | $\chi^2$ 分布の $\alpha$ 点 | 216 |
| 付表 3 | $t$ 分布の $\alpha$ 点 | 217 |
| 付表 4-1 | $F$ 分布の $\alpha$ 点 ($\alpha=0.050$) | 218 |
| 付表 4-2 | $F$ 分布の $\alpha$ 点 ($\alpha=0.025$) | 220 |
| 付表 4-3 | $F$ 分布の $\alpha$ 点 ($\alpha=0.010$) | 222 |
| 付表 4-4 | $F$ 分布の $\alpha$ 点 ($\alpha=0.005$) | 224 |
| 付表 5 | 相関係数の $\alpha$ 点 ($p=0$) | 226 |
| 付表 6 | 順位相関係数の $\alpha$ 点(1) ── スピアマンの順位相関 | 227 |
| 付表 7 | 順位相関係数の $\alpha$ 点(2) ── ケンドールの順位相関 | 227 |
| 付表 8 | 飛び離れたデータの Grubbs-Smirnov 棄却検定の $T_n(\alpha)$ の値 | 228 |
| 付表 9-1 | Kolmogorov-Smirnov 検定 ── 1 標本検定 | 228 |
| 付表 9-2 | Kolmogorov-Smirnov 検定 ── 2 標本検定 | 229 |
| 付表 9-3 | Kolmogorov-Smirnov 検定 ── 2 標本(両側検定) | 228 |
| 付表 10 | 符号検定表 | 229 |
| 付表 11 | 1 標本連検定法 | 230 |
| 付表 12 | Mann-Whitney の $U$-検定法 | 231 |
| 付表 13 | Wilcoxon の符号付順位和検定の $T_\alpha$ の値 | 234 |

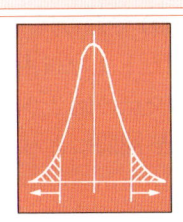

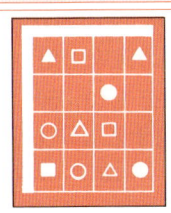

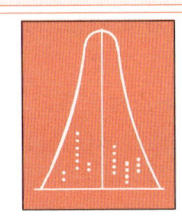

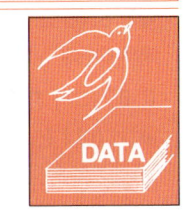

## 付表1-4 注釈

(付表5-7の注釈は各表中に掲載)

**付表1　標準正規分布の上側確率** ……………………………………………203

注1：表は標準正規分布の $z=0.00$ から $3.59$ に対する片側（上側）確率 $\alpha$ を表す．たとえば，$z=1.51$ に対する片側確率 $\alpha$ は，表から $0.06552$ が与えられる．

注2：表中の $\alpha$ 値のうち，たとえば，$.0^24661$ は，$0.004661$ を表す．

注3：両側確率 $\alpha$ に対しては，$\alpha/2$ の値を用いる．たとえば，片側確率では $\alpha=0.05$ に対する $z$ 値は表から $z=1.645$ であるが，両側確率では $\alpha/2=0.025$ に対する $z$ 値，$z=1.96$ を表から読みとる．

注4：小数第3位以下の $z$ 値に対する確率 $\alpha$ は，線形補間により近似的に求める．たとえば，$z$ 値が $2.00$ と $2.01$ との間の任意の $z$ に対する $\alpha$ は，$z=2.00$ の $\alpha$ 値 $0.02275$ と $z=2.01$ の $\alpha$ 値 $0.02222$ に関する連立方程式 $0.02275=2.00\,a+b$, $0.02222=2.01\,a+b$ から $a, b$ を解いて，1次方程式 $\alpha=0.12875-0.053z$ を求め，これに任意の $z$ ($2.00\leq z\leq 2.01$) を与えることによって得ることができる．

注5：任意の $\alpha$ に対する $z$ 値も線形補間法によって近似的に求めることができる．たとえば，$\alpha=0.005$ に対する $z$ 値は，$0.005$ の前後の近傍値 $\alpha=0.004940$ と $\alpha=0.005085$ に対するそれぞれの $z$ 値，$z=2.57$ と $z=2.58$ から連立方程式 $2.57=0.004940a+b$, $2.58=0.005085a+b$ を解いて，1次方程式 $z=2.2293-68.9655\,\alpha$ を求め，これに $\alpha=0.005$ を与えることによって得ることができる．

**付表2　$\chi^2$ 分布の $\alpha$ 点** ……………………………………………204

注1：$\chi^2_\nu(\alpha)$ は自由度 $\nu$，確率 $\alpha$ に対する $\alpha$ 点を表す．たとえば自由度 $\nu=5$，$\alpha=0.05$ に対する $\chi^2$ 分布の $\alpha$ 点は，表から $\chi^2_5(0.05)=11.0705$ である．

注2：表にない自由度 $\nu$ に対する $\alpha$ 点は，線形補間により近似的に求めればよい．たとえば，自由度 $\nu$ が91から99まで，$\alpha=0.01$ に対する $\alpha$ 点は，自由度 $\nu=90$ の $\alpha$ 点 $\chi^2_{90}(0.01)=124.116$ と自由度 $\nu=100$ の $\alpha$ 点 $\chi^2_{100}(0.01)=135.807$ から，1次方程式 $\chi^2_\nu(0.01)=1.1691\,\nu+18.897$ を求めて，$\nu$ の値を代入すればよい．たとえば $\nu=92$ ならば $\chi^2_{92}(0.01)=(1.1691\times 92)+18.897=126.454$ である．

**付表3　$t$ 分布の $\alpha$ 点** ……………………………………………205

注1：$t_\nu(\alpha)$ は自由度 $\nu$，片側（上側）確率 $\alpha$ に対する $\alpha$ 点を表す．たとえば自由度 $\nu=29$，$\alpha=0.05$ に対する $\alpha$ 点は，表から $t_{29}(0.05)=1.699$ である．

注2：両側確率 $\alpha$ に対しては，（　）内の確率を用いる．たとえば自由度 $\nu=29$，両側確率 $\alpha=0.05$ に対する $\alpha$ 点は，表の $\nu=29$ と $(0.050)$ との交点の値 $2.045$ である．

注3：$\nu>50$ 以上の表にない自由度に対する $\alpha$ 点は，線形補間によって求めればよい．

**付表4　$F$ 分布の $\alpha$ 点** ……………………………………………206

注1：$F^{\nu_1}_{\nu_2}(\alpha)$ は，自由度対 $[\nu_1, \nu_2]$ の $F$ 分布の $\alpha$ 点を表す．たとえば，自由度 $\nu_1=20$，$\nu_2=35$，確率（有意水準）$\alpha=0.050$ に対する $F$ 分布の $\alpha$ 点は，表から $F^{20}_{35}(0.050)=1.8784$ である．

注2：表にない自由度対 $[\nu_1, \nu_2]$ に対する $\alpha$ 点は，線形補間により近似的に求める．たとえば $\nu_1=28$, $\nu_2=55$, $\alpha=0.01$ の $\alpha$ 点 $F^{28}_{55}(0.01)$ は，はじめに付表4-3を用い，$F^{25}_{50}(0.01)=2.1667$ および $F^{30}_{50}(0.01)=2.0976$ から直線補間により $F^{28}_{50}(0.01)=2.1252$ を求め，さらに，同様の方法によって $F^{28}_{60}(0.01)=2.0565$ を求める．次に得られた2つの $\alpha$ 点 $F^{28}_{50}(0.01)$ および $F^{28}_{60}(0.01)$ から直線補間により $F^{28}_{55}(0.01)=2.0909$ を決定する．

## 付表1　標準正規分布の上側確率

$$\Phi(z) = \int_{z(\alpha)}^{\infty} \phi(z)\,dz = \alpha$$

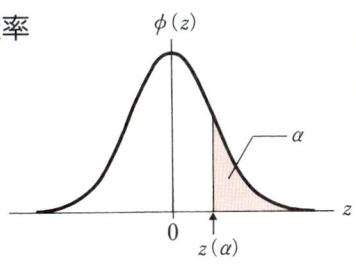

| $z$ | $z$ 値・小数第2位 |
|---|---|
| $z$ 値・小数第1位 | 確率（有意水準）$\alpha$ の値：ただし片側（上側）確率を表す． |

| z | .00 | .01 | .02 | .03 | .04 | .05 | .06 | .07 | .08 | .09 |
|---|---|---|---|---|---|---|---|---|---|---|
| .0 | .50000 | .49601 | .49202 | .48803 | .48405 | .48006 | .47608 | .47210 | .46812 | .46414 |
| .1 | .46017 | .45620 | .45224 | .44828 | .44433 | .44038 | .43644 | .43251 | .41858 | .42465 |
| .2 | .42074 | .41683 | .41294 | .40905 | .40517 | .40129 | .39743 | .39358 | .38974 | .38591 |
| .3 | .38209 | .37828 | .37448 | .37070 | .36693 | .36317 | .35942 | .35569 | .35197 | .34827 |
| .4 | .34458 | .34090 | .33724 | .33360 | .32997 | .32636 | .32276 | .31918 | .31561 | .31207 |
| .5 | .30854 | .30503 | .30153 | .29806 | .29460 | .29116 | .28774 | .28434 | .28096 | .27760 |
| .6 | .27425 | .27093 | .26763 | .26435 | .26109 | .25785 | .25463 | .25143 | .24825 | .24510 |
| .7 | .24196 | .23885 | .23576 | .23270 | .22965 | .22663 | .22363 | .22065 | .21770 | .21476 |
| .8 | .21186 | .20897 | .20611 | .20327 | .20045 | .19766 | .19489 | .19215 | .18943 | .18673 |
| .9 | .18406 | .18141 | .17879 | .17619 | .17361 | .17106 | .16853 | .16602 | .16354 | .16109 |
| 1.0 | .15866 | .15625 | .15386 | .15151 | .14917 | .14686 | .14457 | .14231 | .14007 | .13786 |
| 1.1 | .13567 | .13350 | .13136 | .12924 | .12714 | .12507 | .12302 | .12100 | .11900 | .11702 |
| 1.2 | .11507 | .11314 | .11123 | .10935 | .10749 | .10565 | .10383 | .10204 | .10027 | .09853 |
| 1.3 | .09680 | .09510 | .09342 | .09176 | .09012 | .08851 | .08692 | .08534 | .08379 | .08226 |
| 1.4 | .08076 | .07927 | .07780 | .07636 | .07493 | .07353 | .07215 | .07078 | .06944 | .06811 |
| 1.5 | .06681 | .06552 | .06426 | .06301 | .06178 | .06057 | .05938 | .05821 | .05705 | .05592 |
| 1.6 | .05480 | .05370 | .05262 | .05155 | .05050 | .04947 | .04846 | .04746 | .04648 | .04551 |
| 1.7 | .04457 | .04368 | .04272 | .04182 | .04093 | .04006 | .03920 | .03836 | .03754 | .03673 |
| 1.8 | .03593 | .03515 | .03438 | .03363 | .03288 | .03216 | .03144 | .03074 | .03005 | .02938 |
| 1.9 | .02872 | .02807 | .02743 | .02680 | .02619 | .02559 | .02500 | .02442 | .02385 | .02330 |
| 2.0 | .02275 | .02222 | .02169 | .02118 | .02068 | .02018 | .01970 | .01923 | .01876 | .01831 |
| 2.1 | .01786 | .01743 | .01700 | .01659 | .01618 | .01578 | .01539 | .01500 | .01463 | .01426 |
| 2.2 | .01390 | .01355 | .01321 | .01287 | .01255 | .01222 | .01191 | .01160 | .01130 | .01101 |
| 2.3 | .01072 | .01044 | .01017 | $.0^2 9903$ | $.0^2 9642$ | $.0^2 9387$ | $.0^2 9138$ | $.0^2 8894$ | $.0^2 8656$ | $.0^2 8424$ |
| 2.4 | $.0^2 8198$ | $.0^2 7976$ | $.0^2 7760$ | $.0^2 7549$ | $.0^2 7344$ | $.0^2 7143$ | $.0^2 6947$ | $.0^2 6756$ | $.0^2 6569$ | $.0^2 6387$ |
| 2.5 | $.0^2 6210$ | $.0^2 6037$ | $.0^2 5868$ | $.0^2 5703$ | $.0^2 5543$ | $.0^2 5386$ | $.0^2 5234$ | $.0^2 5085$ | $.0^2 4940$ | $.0^2 4799$ |
| 2.6 | $.0^2 4661$ | $.0^2 4527$ | $.0^2 4397$ | $.0^2 4269$ | $.0^2 4145$ | $.0^2 4025$ | $.0^2 3907$ | $.0^2 3793$ | $.0^2 3681$ | $.0^2 3573$ |
| 2.7 | $.0^2 3467$ | $.0^2 3364$ | $.0^2 3264$ | $.0^2 3167$ | $.0^2 3072$ | $.0^2 2980$ | $.0^2 2890$ | $.0^2 2803$ | $.0^2 2718$ | $.0^2 2635$ |
| 2.8 | $.0^2 2555$ | $.0^2 2477$ | $.0^2 2401$ | $.0^2 2327$ | $.0^2 2256$ | $.0^2 2186$ | $.0^2 2118$ | $.0^2 2052$ | $.0^2 1988$ | $.0^2 1926$ |
| 2.9 | $.0^2 1866$ | $.0^2 1807$ | $.0^2 1750$ | $.0^2 1695$ | $.0^2 1641$ | $.0^2 1589$ | $.0^2 1538$ | $.0^2 1489$ | $.0^2 1441$ | $.0^2 1395$ |
| 3.0 | $.0^2 1350$ | $.0^2 1306$ | $.0^2 1264$ | $.0^2 1223$ | $.0^2 1183$ | $.0^2 1144$ | $.0^2 1107$ | $.0^2 1070$ | $.0^2 1035$ | $.0^2 1001$ |
| 3.1 | $.0^3 9676$ | $.0^3 9354$ | $.0^3 9043$ | $.0^3 8740$ | $.0^3 8447$ | $.0^3 8164$ | $.0^3 7889$ | $.0^3 7622$ | $.0^3 7364$ | $.0^3 7114$ |
| 3.2 | $.0^3 6871$ | $.0^3 6637$ | $.0^3 6410$ | $.0^3 6190$ | $.0^3 5977$ | $.0^3 5770$ | $.0^3 5571$ | $.0^3 5377$ | $.0^3 5190$ | $.0^3 5009$ |
| 3.3 | $.0^3 4834$ | $.0^3 4665$ | $.0^3 4501$ | $.0^3 4342$ | $.0^3 4189$ | $.0^3 4041$ | $.0^3 3897$ | $.0^3 3758$ | $.0^3 3624$ | $.0^3 3495$ |
| 3.4 | $.0^3 3369$ | $.0^3 3248$ | $.0^3 3131$ | $.0^3 3018$ | $.0^3 2909$ | $.0^3 2803$ | $.0^3 2701$ | $.0^3 2602$ | $.0^3 2507$ | $.0^3 2415$ |
| 3.5 | $.0^3 2326$ | $.0^3 2241$ | $.0^3 2158$ | $.0^3 2078$ | $.0^3 2001$ | $.0^3 1926$ | $.0^3 1854$ | $.0^3 1785$ | $.0^3 1718$ | $.0^3 1653$ |
| 3.6 | $.0^3 1591$ | $.0^3 1531$ | $.0^3 1473$ | $.0^3 1417$ | $.0^3 1363$ | $.0^3 1311$ | $.0^3 1261$ | $.0^3 1213$ | $.0^3 1166$ | $.0^3 1121$ |
| 3.7 | $.0^3 1078$ | $.0^3 1036$ | $.0^4 9961$ | $.0^4 9574$ | $.0^4 9201$ | $.0^4 8842$ | $.0^4 8496$ | $.0^4 8162$ | $.0^4 7841$ | $.0^4 7532$ |
| 3.8 | $.0^4 7235$ | $.0^4 6948$ | $.0^4 6673$ | $.0^4 6407$ | $.0^4 6152$ | $.0^4 5906$ | $.0^4 5669$ | $.0^4 5442$ | $.0^4 5223$ | $.0^4 5012$ |
| 3.9 | $.0^4 4810$ | $.0^4 4615$ | $.0^4 4427$ | $.0^4 4247$ | $.0^4 4074$ | $.0^4 3908$ | $.0^4 3748$ | $.0^4 3594$ | $.0^4 3446$ | $.0^4 3304$ |
| 4.0 | $.0^4 3167$ | $.0^4 3036$ | $.0^4 2910$ | $.0^4 2789$ | $.0^4 2673$ | $.0^4 2561$ | $.0^4 2454$ | $.0^4 2351$ | $.0^4 2252$ | $.0^4 2157$ |

## 付表2　$\chi^2$ 分布の $\alpha$ 点

$$\Phi(\chi^2) = \int_{\chi_\nu^2(\alpha)}^{\infty} \phi(\chi^2)\, d\chi^2 = \alpha$$

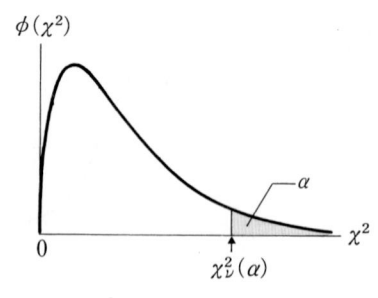

| $\alpha$ \ $\nu$ | .995 | .990 | .975 | .950 | .100 | .050 | .025 | .010 | .005 |
|---|---|---|---|---|---|---|---|---|---|
| 1 | .0⁴392704 | .0³157088 | .0³982069 | .0²393214 | 2.70554 | 3.84146 | 5.02389 | 6.63490 | 7.87944 |
| 2 | .0100251 | .0201007 | .0506356 | .102587 | 4.60517 | 5.99146 | 7.37776 | 9.21034 | 10.5966 |
| 3 | .0717218 | .114832 | .215795 | .351846 | 6.25139 | 7.81473 | 9.34840 | 11.3449 | 12.8382 |
| 4 | .206989 | .297100 | .484419 | .710723 | 7.77944 | 9.48773 | 11.1433 | 13.2767 | 14.8603 |
| 5 | .411742 | .554298 | .831212 | 1.14548 | 9.23636 | 11.0705 | 12.8325 | 15.0863 | 16.7496 |
| 6 | .675727 | .872090 | 1.23734 | 1.63538 | 10.6446 | 12.5916 | 14.4494 | 16.8119 | 18.5476 |
| 7 | .989256 | 1.23904 | 1.68987 | 2.16735 | 12.0170 | 14.0671 | 16.0128 | 18.4753 | 20.2777 |
| 8 | 1.34441 | 1.64650 | 2.17973 | 2.73264 | 13.3616 | 15.5073 | 17.5345 | 20.0902 | 21.9550 |
| 9 | 1.73493 | 2.08790 | 2.70039 | 3.32511 | 14.6837 | 16.9190 | 19.0228 | 21.6660 | 23.5894 |
| 10 | 2.15586 | 2.55821 | 3.24697 | 3.94030 | 15.9872 | 18.3070 | 20.4832 | 23.2093 | 25.1882 |
| 11 | 2.60322 | 3.05348 | 3.81575 | 4.57481 | 17.2750 | 19.6751 | 21.9200 | 24.7250 | 26.7568 |
| 12 | 3.07382 | 3.57057 | 4.40379 | 5.22603 | 18.5493 | 21.0261 | 23.3367 | 26.2170 | 28.2995 |
| 13 | 3.56503 | 4.10692 | 5.00875 | 5.89186 | 19.8119 | 22.3620 | 24.7356 | 27.6882 | 29.8195 |
| 14 | 4.07467 | 4.66043 | 5.62873 | 6.57063 | 21.0641 | 23.6848 | 26.1189 | 29.1412 | 31.3193 |
| 15 | 4.60092 | 5.22935 | 6.26214 | 7.26094 | 22.3071 | 24.9958 | 27.4884 | 30.5779 | 32.8013 |
| 16 | 5.14221 | 5.81221 | 6.90766 | 7.96165 | 23.5418 | 26.2962 | 28.8454 | 31.9999 | 34.2672 |
| 17 | 5.69722 | 6.40776 | 7.56419 | 8.67176 | 24.7690 | 27.5871 | 30.1910 | 33.4087 | 35.7185 |
| 18 | 6.26480 | 7.01491 | 8.23075 | 9.39046 | 25.9894 | 28.8693 | 31.5264 | 34.8053 | 37.1565 |
| 19 | 6.84397 | 7.63273 | 8.90652 | 10.1170 | 27.2036 | 30.1435 | 32.8523 | 36.1909 | 38.5823 |
| 20 | 7.43384 | 8.26040 | 9.59078 | 10.8508 | 28.4120 | 31.4104 | 34.1696 | 37.5662 | 39.9968 |
| 21 | 8.03365 | 8.89720 | 10.2829 | 11.5913 | 29.6151 | 32.6706 | 35.4789 | 38.9322 | 41.4011 |
| 22 | 8.64272 | 9.54249 | 10.9823 | 12.3380 | 30.8133 | 33.9244 | 36.7807 | 40.2894 | 42.7957 |
| 23 | 9.26042 | 10.1957 | 11.6886 | 13.0905 | 32.0069 | 35.1725 | 38.0756 | 41.6384 | 44.1813 |
| 24 | 9.88623 | 10.8564 | 12.4012 | 13.8484 | 33.1962 | 36.4150 | 39.3641 | 42.9798 | 45.5585 |
| 25 | 10.5197 | 11.5240 | 13.1197 | 14.6114 | 34.3816 | 37.6525 | 40.6465 | 44.3141 | 46.9279 |
| 26 | 11.1602 | 12.1981 | 13.8439 | 15.3792 | 35.5632 | 38.8851 | 41.9232 | 45.6417 | 48.2899 |
| 27 | 11.8076 | 12.8785 | 14.5734 | 16.1514 | 36.7412 | 40.1133 | 43.1945 | 46.9629 | 49.6449 |
| 28 | 12.4613 | 13.5647 | 15.3079 | 16.9279 | 37.9159 | 41.3371 | 44.4608 | 48.2782 | 50.9934 |
| 29 | 13.1211 | 14.2565 | 16.0471 | 17.7084 | 39.0875 | 42.5570 | 45.7223 | 49.5879 | 52.3356 |
| 30 | 13.7867 | 14.9535 | 16.7908 | 18.4927 | 40.2560 | 43.7730 | 46.9792 | 50.8922 | 53.6720 |
| 31 | 14.4578 | 15.6555 | 17.5387 | 19.2806 | 41.4217 | 44.9853 | 48.2319 | 52.1914 | 55.0027 |
| 32 | 15.1340 | 16.3622 | 18.2908 | 20.0719 | 42.5847 | 46.1943 | 49.4804 | 53.4858 | 56.3281 |
| 33 | 15.8153 | 17.0735 | 19.0467 | 20.8665 | 43.7452 | 47.3999 | 50.7251 | 54.7755 | 57.6484 |
| 34 | 16.5013 | 17.7891 | 19.8063 | 21.6643 | 44.9032 | 48.6024 | 51.9660 | 56.0609 | 58.9639 |
| 35 | 17.1918 | 18.5089 | 20.5694 | 22.4650 | 46.0588 | 49.8018 | 53.2033 | 57.3421 | 60.2748 |
| 36 | 17.8867 | 19.2327 | 21.3359 | 23.2686 | 47.2122 | 50.9985 | 54.4373 | 58.6192 | 61.5812 |
| 37 | 18.5858 | 19.9602 | 22.1056 | 24.0749 | 48.3634 | 52.1923 | 55.6680 | 59.8925 | 62.8833 |
| 38 | 19.2889 | 20.6914 | 22.8785 | 24.8839 | 49.5126 | 53.3835 | 56.8955 | 61.1621 | 64.1814 |
| 39 | 19.9959 | 21.4262 | 23.6543 | 25.6954 | 50.6598 | 54.5722 | 58.1201 | 62.4281 | 65.4756 |
| 40 | 20.7065 | 22.1643 | 24.4330 | 26.5093 | 51.8051 | 55.7585 | 59.3417 | 63.6907 | 66.7660 |
| 50 | 27.9907 | 29.7067 | 32.3574 | 34.7643 | 63.1671 | 67.5048 | 71.4202 | 76.1539 | 79.4900 |
| 60 | 35.5345 | 37.4849 | 40.4817 | 43.1880 | 74.3970 | 79.0819 | 83.2977 | 88.3794 | 91.9517 |
| 70 | 43.2752 | 45.4417 | 48.7576 | 51.7393 | 85.5270 | 90.5312 | 95.0232 | 100.425 | 104.215 |
| 80 | 51.1719 | 53.5401 | 57.1532 | 60.3915 | 96.5782 | 101.879 | 106.629 | 112.329 | 116.321 |
| 90 | 59.1963 | 61.7541 | 65.6466 | 69.1260 | 107.565 | 113.145 | 118.136 | 124.116 | 128.299 |
| 100 | 67.3276 | 70.0649 | 74.2219 | 77.9295 | 118.498 | 124.342 | 129.561 | 135.807 | 140.169 |
| 120 | 83.8516 | 86.9233 | 91.5726 | 95.7046 | 140.233 | 146.567 | 152.211 | 158.950 | 163.648 |
| 140 | 100.655 | 104.034 | 109.137 | 113.659 | 161.827 | 168.613 | 174.648 | 181.840 | 186.847 |
| 160 | 117.679 | 121.346 | 126.870 | 131.756 | 183.311 | 190.516 | 196.915 | 204.530 | 209.824 |
| 180 | 134.884 | 138.820 | 144.741 | 149.969 | 204.704 | 212.304 | 219.044 | 227.056 | 232.620 |
| 200 | 152.241 | 156.432 | 162.728 | 168.279 | 226.021 | 233.994 | 241.058 | 249.445 | 255.264 |
| 240 | 187.324 | 191.990 | 198.984 | 205.135 | 268.471 | 277.138 | 284.802 | 293.888 | 300.182 |

## 付表3　$t$ 分布の $\alpha$ 点

$$\Phi(t)=\int_{t_\nu(\alpha)}^{\infty}\phi(t)\,dt=\alpha$$

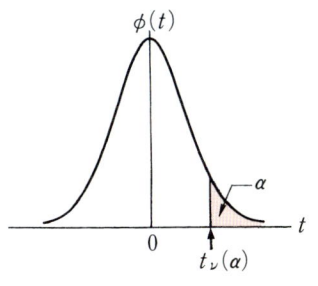

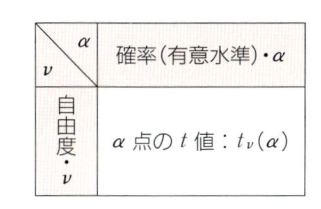

| $\nu$ \ (両側:$\alpha$) / 片側:$\alpha$ | (.500) .250 | (.400) .200 | (.300) .150 | (.200) .100 | (.100) .050 | (.050) .025 | (.020) .010 | (.010) .005 | (.0010) .0005 |
|---|---|---|---|---|---|---|---|---|---|
| 1 | 1.000 | 1.376 | 1.963 | 3.078 | 6.314 | 12.706 | 31.821 | 63.657 | 636.619 |
| 2 | .816 | 1.061 | 1.386 | 1.886 | 2.920 | 4.303 | 6.965 | 9.925 | 31.599 |
| 3 | .765 | 978 | 1.250 | 1.638 | 2.353 | 3.182 | 4.541 | 5.841 | 12.924 |
| 4 | .741 | .941 | 1.190 | 1.533 | 2.132 | 2.776 | 3.747 | 4.604 | 8.610 |
| 5 | .727 | .920 | 1.156 | 1.476 | 2.015 | 2.571 | 3.365 | 4.032 | 6.869 |
| 6 | .718 | .906 | 1.134 | 1.440 | 1.943 | 2.447 | 3.143 | 3.707 | 5.959 |
| 7 | .711 | .896 | 1.119 | 1.415 | 1.895 | 2.365 | 2.998 | 3.499 | 5.408 |
| 8 | .706 | .889 | 1.108 | 1.397 | 1.860 | 2.306 | 2.896 | 3.355 | 5.041 |
| 9 | .703 | .883 | 1.100 | 1.383 | 1.833 | 2.262 | 2.821 | 3.250 | 4.781 |
| 10 | .700 | .879 | 1.093 | 1.372 | 1.812 | 2.228 | 2.764 | 3.169 | 4.587 |
| 11 | .697 | .876 | 1.088 | 1.363 | 1.796 | 2.201 | 2.718 | 3.106 | 4.437 |
| 12 | .695 | .873 | 1.083 | 1.356 | 1.782 | 2.179 | 2.681 | 3.055 | 4.318 |
| 13 | .694 | .870 | 1.079 | 1.350 | 1.771 | 2.160 | 2.650 | 3.012 | 4.221 |
| 14 | .692 | .868 | 1.076 | 1.345 | 1.761 | 2.145 | 2.624 | 2.977 | 4.140 |
| 15 | .691 | .866 | 1.074 | 1.341 | 1.753 | 2.131 | 2.602 | 2.947 | 4.073 |
| 16 | .690 | .865 | 1.071 | 1.337 | 1.746 | 2.120 | 2.583 | 2.921 | 4.015 |
| 17 | .689 | .863 | 1.069 | 1.333 | 1.740 | 2.110 | 2.567 | 2.898 | 3.965 |
| 18 | .688 | .862 | 1.067 | 1.330 | 1.734 | 2.101 | 2.552 | 2.878 | 3.922 |
| 19 | .688 | .861 | 1.066 | 1.328 | 1.729 | 2.093 | 2.539 | 2.861 | 3.883 |
| 20 | .687 | .860 | 1.064 | 1.325 | 1.725 | 2.086 | 2.528 | 2.845 | 3.850 |
| 21 | .686 | .859 | 1.063 | 1.323 | 1.721 | 2.080 | 2.518 | 2.831 | 3.819 |
| 22 | .686 | .858 | 1.061 | 1.321 | 1.717 | 2.074 | 2.508 | 2.819 | 3.792 |
| 23 | .685 | .858 | 1.060 | 1.319 | 1.714 | 2.069 | 2.500 | 2.807 | 3.768 |
| 24 | .685 | .857 | 1.059 | 1.318 | 1.711 | 2.064 | 2.492 | 2.797 | 3.745 |
| 25 | .684 | .856 | 1.058 | 1.316 | 1.708 | 2.060 | 2.485 | 2.787 | 3.725 |
| 26 | .684 | .856 | 1.058 | 1.315 | 1.706 | 2.056 | 2.479 | 2.779 | 3.707 |
| 27 | .684 | .855 | 1.057 | 1.314 | 1.703 | 2.052 | 2.473 | 2.771 | 3.690 |
| 28 | .683 | .855 | 1.056 | 1.313 | 1.701 | 2.048 | 2.467 | 2.763 | 3.674 |
| 29 | .683 | .854 | 1.055 | 1.311 | 1.699 | 2.045 | 2.462 | 2.756 | 3.659 |
| 30 | .683 | .854 | 1.055 | 1.310 | 1.697 | 2.042 | 2.457 | 2.750 | 3.646 |
| 31 | .682 | .853 | 1.054 | 1.309 | 1.696 | 2.040 | 2.453 | 2.744 | 3.633 |
| 32 | .682 | .853 | 1.054 | 1.309 | 1.694 | 2.037 | 2.449 | 2.738 | 3.622 |
| 33 | .682 | .853 | 1.053 | 1.308 | 1.692 | 2.035 | 2.445 | 2.733 | 3.611 |
| 34 | .682 | .852 | 1.052 | 1.307 | 1.691 | 2.032 | 2.441 | 2.728 | 3.601 |
| 35 | .682 | .852 | 1.052 | 1.306 | 1.690 | 2.030 | 2.438 | 2.724 | 3.591 |
| 36 | .681 | .852 | 1.052 | 1.306 | 1.688 | 2.028 | 2.434 | 2.719 | 3.582 |
| 37 | .681 | .851 | 1.051 | 1.305 | 1.687 | 2.026 | 2.431 | 2.715 | 3.574 |
| 38 | .681 | .851 | 1.051 | 1.304 | 1.686 | 2.024 | 2.429 | 2.712 | 3.566 |
| 39 | .681 | .851 | 1.050 | 1.304 | 1.685 | 2.023 | 2.426 | 2.708 | 3.558 |
| 40 | .681 | .851 | 1.050 | 1.303 | 1.684 | 2.021 | 2.423 | 2.704 | 3.551 |
| 41 | .681 | .850 | 1.050 | 1.303 | 1.683 | 2.020 | 2.421 | 2.701 | 3.544 |
| 42 | .680 | .850 | 1.049 | 1.302 | 1.682 | 2.018 | 2.418 | 2.698 | 3.538 |
| 43 | .680 | .850 | 1.049 | 1.302 | 1.681 | 2.017 | 2.416 | 2.695 | 3.532 |
| 44 | .680 | .850 | 1.049 | 1.301 | 1.680 | 2.015 | 2.414 | 2.692 | 3.526 |
| 45 | .680 | .850 | 1.049 | 1.301 | 1.679 | 2.014 | 2.412 | 2.690 | 3.520 |
| 46 | .680 | .850 | 1.048 | 1.300 | 1.679 | 2.013 | 2.410 | 2.687 | 3.515 |
| 47 | .680 | .849 | 1.048 | 1.300 | 1.678 | 2.012 | 2.408 | 2.685 | 3.510 |
| 48 | .680 | .849 | 1.048 | 1.299 | 1.677 | 2.011 | 2.407 | 2.682 | 3.505 |
| 49 | .680 | .849 | 1.048 | 1.299 | 1.677 | 2.010 | 2.405 | 2.680 | 3.500 |
| 50 | .679 | .849 | 1.047 | 1.299 | 1.676 | 2.009 | 2.403 | 2.678 | 3.496 |
| 60 | .679 | .848 | 1.045 | 1.296 | 1.671 | 2.000 | 2.390 | 2.660 | 3.460 |
| 80 | .678 | .846 | 1.043 | 1.292 | 1.664 | 1.990 | 2.374 | 2.639 | 3.416 |
| 120 | .677 | .845 | 1.041 | 1.289 | 1.658 | 1.980 | 2.358 | 2.617 | 3.373 |
| $\infty$ | .674 | .842 | 1.036 | 1.282 | 1.645 | 1.960 | 2.326 | 2.576 | 3.291 |

自由度・$\nu$　　$\alpha$ 点の $t$ 値：$t_\nu(\alpha)$

## 付表 4-1　$F$ 分布の $\alpha$ 点（$\alpha = 0.050$）

$$\Phi(F_{\nu_2}^{\nu_1}) = \int_{F_{\nu_2}^{\nu_1}(\alpha)}^{\infty} \phi(F_{\nu_2}^{\nu_1}) dF = \alpha = 0.050$$

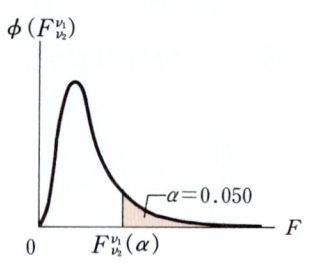

$\alpha = 0.050$

| $\nu_1$ \ $\nu_2$ | 1 | 2 | 3 | 4 | 5 | 6 | 7 | 8 | 9 | 10 |
|---|---|---|---|---|---|---|---|---|---|---|
| 1 | 161.45 | 199.50 | 215.71 | 224.58 | 230.16 | 233.99 | 236.77 | 238.88 | 240.54 | 241.88 |
| 2 | 18.513 | 19.000 | 19.164 | 19.247 | 19.296 | 19.330 | 19.353 | 19.371 | 19.385 | 19.396 |
| 3 | 10.128 | 9.5521 | 9.2766 | 9.1172 | 9.0135 | 8.9407 | 8.8867 | 8.8452 | 8.8123 | 8.7855 |
| 4 | 7.7087 | 6.9443 | 6.5914 | 6.3882 | 6.2561 | 6.1631 | 6.0942 | 6.0410 | 5.9988 | 5.9644 |
| 5 | 6.6079 | 5.7861 | 5.4095 | 5.1922 | 5.0503 | 4.9503 | 4.8759 | 4.8183 | 4.7725 | 4.7351 |
| 6 | 5.9874 | 5.1433 | 4.7571 | 4.5337 | 4.3874 | 4.2839 | 4.2067 | 4.1468 | 4.0990 | 4.0600 |
| 7 | 5.5915 | 4.7374 | 4.3468 | 4.1203 | 3.9715 | 3.8660 | 3.7870 | 3.7257 | 3.6767 | 3.6365 |
| 8 | 5.3177 | 4.4590 | 4.0662 | 3.8379 | 3.6875 | 3.5806 | 3.5005 | 3.4381 | 3.3881 | 3.3472 |
| 9 | 5.1174 | 4.2565 | 3.8626 | 3.6331 | 3.4817 | 3.3738 | 3.2928 | 3.2296 | 3.1789 | 3.1373 |
| 10 | 4.9646 | 4.1028 | 3.7083 | 3.4781 | 3.3258 | 3.2172 | 3.1355 | 3.0717 | 3.0204 | 2.9782 |
| 11 | 4.8443 | 3.9823 | 3.5874 | 3.3567 | 3.2039 | 3.0946 | 3.0123 | 2.9480 | 2.8962 | 2.8536 |
| 12 | 4.7472 | 3.8853 | 3.4903 | 3.2592 | 3.1059 | 2.9961 | 2.9134 | 2.8486 | 2.7964 | 2.7534 |
| 13 | 4.6672 | 3.8056 | 3.4105 | 3.1791 | 3.0254 | 2.9153 | 2.8321 | 2.7669 | 2.7144 | 2.6710 |
| 14 | 4.6001 | 3.7389 | 3.3439 | 3.1123 | 2.9583 | 2.8477 | 2.7642 | 2.6987 | 2.6458 | 2.6022 |
| 15 | 4.5431 | 3.6823 | 3.2874 | 3.0556 | 2.9013 | 2.7905 | 2.7066 | 2.6408 | 2.5876 | 2.5437 |
| 16 | 4.4940 | 3.6337 | 3.2389 | 3.0069 | 2.8524 | 2.7413 | 2.6572 | 2.5911 | 2.5377 | 2.4935 |
| 17 | 4.4513 | 3.5915 | 3.1968 | 2.9647 | 2.8100 | 2.6987 | 2.6143 | 2.5480 | 2.4943 | 2.4499 |
| 18 | 4.4139 | 3.5546 | 3.1599 | 2.9277 | 2.7729 | 2.6613 | 2.5767 | 2.5102 | 2.4563 | 2.4117 |
| 19 | 4.3808 | 3.5219 | 3.1274 | 2.8951 | 2.7401 | 2.6283 | 2.5435 | 2.4768 | 2.4227 | 2.3779 |
| 20 | 4.3512 | 3.4928 | 3.0984 | 2.8661 | 2.7109 | 2.5990 | 2.5140 | 2.4471 | 2.3928 | 2.3479 |
| 21 | 4.3248 | 3.4668 | 3.0725 | 2.8401 | 2.6848 | 2.5727 | 2.4876 | 2.4205 | 2.3661 | 2.3210 |
| 22 | 4.3010 | 3.4434 | 3.0491 | 2.8167 | 2.6613 | 2.5491 | 2.4638 | 2.3965 | 2.3419 | 2.2967 |
| 23 | 4.2793 | 3.4221 | 3.0280 | 2.7955 | 2.6400 | 2.5277 | 2.4422 | 2.3748 | 2.3201 | 2.2747 |
| 24 | 4.2597 | 3.4028 | 3.0088 | 2.7763 | 2.6207 | 2.5082 | 2.4226 | 2.3551 | 2.3002 | 2.2547 |
| 25 | 4.2417 | 3.3852 | 2.9912 | 2.7587 | 2.6030 | 2.4904 | 2.4047 | 2.3371 | 2.2821 | 2.2365 |
| 26 | 4.2252 | 3.3690 | 2.9752 | 2.7426 | 2.5868 | 2.4741 | 2.3883 | 2.3205 | 2.2655 | 2.2197 |
| 27 | 4.2100 | 3.3541 | 2.9604 | 2.7278 | 2.5719 | 2.4591 | 2.3732 | 2.3053 | 2.2501 | 2.2043 |
| 28 | 4.1960 | 3.3404 | 2.9467 | 2.7141 | 2.5581 | 2.4453 | 2.3593 | 2.2913 | 2.2360 | 2.1900 |
| 29 | 4.1830 | 3.3277 | 2.9340 | 2.7014 | 2.5454 | 2.4324 | 2.3463 | 2.2783 | 2.2229 | 2.1768 |
| 30 | 4.1709 | 3.3158 | 2.9223 | 2.6896 | 2.5336 | 2.4205 | 2.3343 | 2.2662 | 2.2107 | 2.1646 |
| 31 | 4.1596 | 3.3048 | 2.9113 | 2.6787 | 2.5225 | 2.4094 | 2.3232 | 2.2549 | 2.1994 | 2.1532 |
| 32 | 4.1491 | 3.2945 | 2.9011 | 2.6684 | 2.5123 | 2.3991 | 2.3127 | 2.2444 | 2.1888 | 2.1425 |
| 33 | 4.1393 | 3.2849 | 2.8916 | 2.6589 | 2.5026 | 2.3894 | 2.3030 | 2.2346 | 2.1789 | 2.1325 |
| 34 | 4.1300 | 3.2759 | 2.8826 | 2.6499 | 2.4936 | 2.3803 | 2.2938 | 2.2253 | 2.1696 | 2.1231 |
| 35 | 4.1213 | 3.2674 | 2.8742 | 2.6415 | 2.4851 | 2.3718 | 2.2852 | 2.2167 | 2.1608 | 2.1143 |
| 36 | 4.1132 | 3.2595 | 2.8663 | 2.6335 | 2.4772 | 2.3638 | 2.2771 | 2.2085 | 2.1526 | 2.1061 |
| 37 | 4.1055 | 3.2519 | 2.8588 | 2.6261 | 2.4697 | 2.3562 | 2.2695 | 2.2008 | 2.1449 | 2.0982 |
| 38 | 4.0982 | 3.2448 | 2.8517 | 2.6190 | 2.4626 | 2.3490 | 2.2623 | 2.1936 | 2.1375 | 2.0909 |
| 39 | 4.0913 | 3.2381 | 2.8451 | 2.6123 | 2.4558 | 2.3423 | 2.2555 | 2.1867 | 2.1306 | 2.0839 |
| 40 | 4.0848 | 3.2317 | 2.8388 | 2.6060 | 2.4495 | 2.3359 | 2.2490 | 2.1802 | 2.1240 | 2.0773 |
| 50 | 4.0343 | 3.1826 | 2.7900 | 2.5572 | 2.4004 | 2.2864 | 2.1992 | 2.1299 | 2.0734 | 2.0261 |
| 60 | 4.0012 | 3.1504 | 2.7581 | 2.5252 | 2.3683 | 2.2541 | 2.1665 | 2.0970 | 2.0401 | 1.9926 |
| 70 | 3.9778 | 3.1277 | 2.7355 | 2.5027 | 2.3456 | 2.2312 | 2.1438 | 2.0737 | 2.0166 | 1.9689 |
| 80 | 3.9604 | 3.1108 | 2.7188 | 2.4859 | 2.3287 | 2.2142 | 2.1263 | 2.0564 | 1.9991 | 1.9512 |
| 90 | 3.9469 | 3.0977 | 2.7058 | 2.4729 | 2.3157 | 2.2011 | 2.1131 | 2.0430 | 1.9856 | 1.9376 |
| 100 | 3.9361 | 3.0873 | 2.6955 | 2.4626 | 2.3053 | 2.1906 | 2.1025 | 2.0323 | 1.9748 | 1.9267 |
| ∞ | 3.8415 | 2.9957 | 2.6049 | 2.3719 | 2.2141 | 2.0986 | 2.0096 | 1.9384 | 1.8799 | 1.8307 |

|  | $\nu_1$ 自由度・$\nu_1$ |
|---|---|
| $\nu_2$ 自由度・$\nu_2$ | $\alpha$ 点の $F$ 値：$F_{\nu_2}^{\nu_1}(\alpha)$ |

$\alpha = 0.050$

| 15 | 20 | 25 | 30 | 35 | 40 | 45 | 50 | 100 | $\infty$ | $\nu_1/\nu_2$ |
|---|---|---|---|---|---|---|---|---|---|---|
| 245.95 | 248.01 | 249.26 | 250.10 | 250.69 | 251.14 | 251.49 | 251.77 | 253.04 | 254.31 | 1 |
| 19.429 | 19.446 | 19.456 | 19.462 | 19.467 | 19.471 | 19.474 | 19.476 | 19.486 | 19.496 | 2 |
| 8.7029 | 8.6602 | 8.6341 | 8.6166 | 8.6039 | 8.5944 | 8.5870 | 8.5810 | 8.5539 | 8.5265 | 3 |
| 5.8578 | 5.8025 | 5.7687 | 5.7459 | 5.7294 | 5.7170 | 5.7073 | 5.6995 | 5.6641 | 5.6281 | 4 |
| 4.6188 | 4.5581 | 4.5209 | 4.4957 | 4.4775 | 4.4638 | 4.4530 | 4.4444 | 4.4051 | 4.3650 | 5 |
| 3.9381 | 3.8742 | 3.8348 | 3.8082 | 3.7889 | 3.7743 | 3.7629 | 3.7537 | 3.7118 | 3.6689 | 6 |
| 3.5107 | 3.4445 | 3.4036 | 3.3758 | 3.3557 | 3.3404 | 3.3285 | 3.3189 | 3.2749 | 3.2298 | 7 |
| 3.2184 | 3.1503 | 3.1081 | 3.0794 | 3.0586 | 3.0428 | 3.0304 | 3.0204 | 2.9747 | 2.9276 | 8 |
| 3.0061 | 2.9365 | 2.8932 | 2.8637 | 2.8422 | 2.8259 | 2.8132 | 2.8028 | 2.7556 | 2.7067 | 9 |
| 2.8450 | 2.77402 | 2.7298 | 2.6996 | 2.6776 | 2.6609 | 2.6477 | 2.6371 | 2.5884 | 2.5379 | 10 |
| 2.7186 | 2.6465 | 2.6014 | 2.5705 | 2.5480 | 2.5309 | 2.5175 | 2.5066 | 2.4566 | 2.4045 | 11 |
| 2.6169 | 2.5436 | 2.4977 | 2.4663 | 2.4434 | 2.4259 | 2.4121 | 2.4010 | 2.3498 | 2.2962 | 12 |
| 2.5331 | 2.4589 | 2.4123 | 2.3803 | 2.3570 | 2.3392 | 2.3252 | 2.3138 | 2.2614 | 2.2064 | 13 |
| 2.4630 | 2.3879 | 2.3407 | 2.3082 | 2.2845 | 2.2664 | 2.2521 | 2.2405 | 2.1870 | 2.1307 | 14 |
| 2.4035 | 2.3275 | 2.2797 | 2.2468 | 2.2227 | 2.2043 | 2.1898 | 2.1780 | 2.1234 | 2.0659 | 15 |
| 2.3522 | 2.2756 | 2.2272 | 2.1938 | 2.1694 | 2.1507 | 2.1360 | 2.1240 | 2.0685 | 2.0096 | 16 |
| 2.3077 | 2.2304 | 2.1815 | 2.1477 | 2.1230 | 2.1040 | 2.0890 | 2.0769 | 2.0204 | 1.9604 | 17 |
| 2.2686 | 2.1907 | 2.1413 | 2.1071 | 2.0821 | 2.0629 | 2.0477 | 2.0354 | 1.9780 | 1.9168 | 18 |
| 2.2341 | 2.1555 | 2.1057 | 2.0712 | 2.0458 | 2.0264 | 2.0110 | 1.9986 | 1.9403 | 1.8780 | 19 |
| 2.2033 | 2.1242 | 2.0739 | 2.0391 | 2.0135 | 1.9938 | 1.9783 | 1.9656 | 1.9066 | 1.8432 | 20 |
| 2.1757 | 2.0960 | 2.0454 | 2.0103 | 1.9844 | 1.9645 | 1.9488 | 1.9360 | 1.8761 | 1.8117 | 21 |
| 2.1508 | 2.0707 | 2.0196 | 1.9842 | 1.9581 | 1.9380 | 1.9221 | 1.9092 | 1.8486 | 1.7831 | 22 |
| 2.1282 | 2.0476 | 1.9963 | 1.9605 | 1.9342 | 1.9139 | 1.8979 | 1.8848 | 1.8235 | 1.7570 | 23 |
| 2.1077 | 2.0267 | 1.9750 | 1.9390 | 1.9124 | 1.8920 | 1.8757 | 1.8625 | 1.8005 | 1.7331 | 24 |
| 2.0889 | 2.0075 | 1.9555 | 1.9192 | 1.8924 | 1.8718 | 1.8554 | 1.8421 | 1.7794 | 1.7110 | 25 |
| 2.0716 | 1.9898 | 1.9375 | 1.9010 | 1.8740 | 1.8533 | 1.8367 | 1.8233 | 1.7599 | 1.6906 | 26 |
| 2.0558 | 1.9736 | 1.9210 | 1.8842 | 1.8571 | 1.8361 | 1.8195 | 1.8059 | 1.7419 | 1.6717 | 27 |
| 2.0411 | 1.9586 | 1.9057 | 1.8687 | 1.8414 | 1.8203 | 1.8035 | 1.7898 | 1.7252 | 1.6541 | 28 |
| 2.0275 | 1.9446 | 1.8915 | 1.8543 | 1.8268 | 1.8055 | 1.7886 | 1.7748 | 1.7096 | 1.6376 | 29 |
| 2.0148 | 1.9317 | 1.8783 | 1.8409 | 1.8132 | 1.7918 | 1.7748 | 1.7609 | 1.6950 | 1.6223 | 30 |
| 2.0030 | 1.9196 | 1.8659 | 1.8283 | 1.8005 | 1.7790 | 1.7618 | 1.7478 | 1.6814 | 1.6078 | 31 |
| 1.9920 | 1.9083 | 1.8544 | 1.8166 | 1.7886 | 1.7670 | 1.7497 | 1.7356 | 1.6687 | 1.5943 | 32 |
| 1.9817 | 1.8977 | 1.8436 | 1.8056 | 1.7775 | 1.7557 | 1.7383 | 1.7242 | 1.6567 | 1.5815 | 33 |
| 1.9720 | 1.8877 | 1.8334 | 1.7953 | 1.7670 | 1.7451 | 1.7276 | 1.7134 | 1.6454 | 1.5694 | 34 |
| 1.9629 | 1.8784 | 1.8239 | 1.7856 | 1.7571 | 1.7351 | 1.7176 | 1.7032 | 1.6347 | 1.5580 | 35 |
| 1.9543 | 1.8696 | 1.8149 | 1.7764 | 1.7478 | 1.7257 | 1.7080 | 1.6936 | 1.6246 | 1.5472 | 36 |
| 1.9462 | 1.8612 | 1.8064 | 1.7678 | 1.7391 | 1.7168 | 1.6990 | 1.6845 | 1.6151 | 1.5369 | 37 |
| 1.9386 | 1.8534 | 1.7983 | 1.7596 | 1.7307 | 1.7084 | 1.6905 | 1.6759 | 1.6060 | 1.5271 | 38 |
| 1.9313 | 1.8459 | 1.7907 | 1.7518 | 1.7228 | 1.7004 | 1.6824 | 1.6678 | 1.5974 | 1.5178 | 39 |
| 1.9245 | 1.8389 | 1.7835 | 1.7444 | 1.7154 | 1.6928 | 1.6748 | 1.6600 | 1.5892 | 1.5089 | 40 |
| 1.8714 | 1.7841 | 1.7273 | 1.6872 | 1.6571 | 1.6337 | 1.6149 | 1.5995 | 1.5249 | 1.4383 | 50 |
| 1.8364 | 1.7480 | 1.6902 | 1.6491 | 1.6183 | 1.5943 | 1.5749 | 1.5590 | 1.4814 | 1.3893 | 60 |
| 1.8117 | 1.7223 | 1.6638 | 1.6220 | 1.5907 | 1.5661 | 1.5463 | 1.5300 | 1.4498 | 1.3529 | 70 |
| 1.7932 | 1.7032 | 1.6440 | 1.6017 | 1.5699 | 1.5449 | 1.5247 | 1.5081 | 1.4259 | 1.3247 | 80 |
| 1.7789 | 1.6883 | 1.6286 | 1.5859 | 1.5537 | 1.5284 | 1.5079 | 1.4910 | 1.4070 | 1.3020 | 90 |
| 1.7675 | 1.6764 | 1.6164 | 1.5733 | 1.5407 | 1.5151 | 1.4944 | 1.4772 | 1.3917 | 1.2832 | 100 |
| 1.6664 | 1.5705 | 1.5061 | 1.4591 | 1.4229 | 1.3940 | 1.3701 | 1.3501 | 1.2434 | 1.0000 | $\infty$ |

## 付表 4-2　$F$ 分布の $\alpha$ 点 $(\alpha=0.025)$

$$\Phi(F^{\nu_1}_{\nu_2}) = \int_{F^{\nu_1}_{\nu_2}(\alpha)}^{\infty} \phi(F^{\nu_1}_{\nu_2}) dF = \alpha = 0.025$$

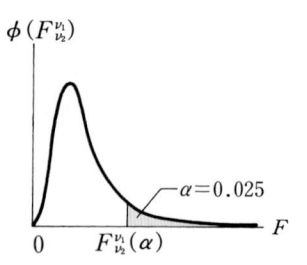

$\alpha=0.025$

| $\nu_1$ \ $\nu_2$ | 1 | 2 | 3 | 4 | 5 | 6 | 7 | 8 | 9 | 10 |
|---|---|---|---|---|---|---|---|---|---|---|
| 1 | 647.79 | 799.50 | 864.16 | 899.58 | 921.85 | 937.11 | 948.22 | 956.66 | 963.29 | 968.63 |
| 2 | 38.506 | 39.000 | 39.166 | 39.248 | 39.298 | 39.332 | 39.355 | 39.373 | 39.387 | 39.398 |
| 3 | 17.443 | 16.044 | 15.439 | 15.101 | 14.885 | 14.735 | 14.624 | 14.540 | 14.473 | 14.419 |
| 4 | 12.218 | 10.649 | 9.9792 | 9.6045 | 9.3645 | 9.1973 | 9.0741 | 8.9796 | 8.9047 | 8.8439 |
| 5 | 10.007 | 8.4336 | 7.7636 | 7.3879 | 7.1464 | 6.9777 | 6.8531 | 6.7572 | 6.6811 | 6.6192 |
| 6 | 8.8131 | 7.2599 | 6.5988 | 6.2272 | 5.9876 | 5.8198 | 5.6955 | 5.5996 | 5.5234 | 5.4613 |
| 7 | 8.0727 | 6.5415 | 5.8898 | 5.5226 | 5.2852 | 5.1186 | 4.9949 | 4.8993 | 4.8232 | 4.7611 |
| 8 | 7.5709 | 6.0595 | 5.4160 | 5.0526 | 4.8173 | 4.6517 | 4.5286 | 4.4333 | 4.3572 | 4.2951 |
| 9 | 7.2093 | 5.7147 | 5.0781 | 4.7181 | 4.4844 | 4.3197 | 4.1971 | 4.1020 | 4.0260 | 3.9639 |
| 10 | 6.9367 | 5.4564 | 4.8256 | 4.4683 | 4.2361 | 4.0721 | 3.9498 | 3.8549 | 3.7790 | 3.7168 |
| 11 | 6.7241 | 5.2559 | 4.6300 | 4.2751 | 4.0440 | 3.8807 | 3.7586 | 3.6638 | 3.5879 | 3.5257 |
| 12 | 6.5538 | 5.0959 | 4.4742 | 4.1212 | 3.8911 | 3.7283 | 3.6065 | 3.5118 | 3.4359 | 3.3736 |
| 13 | 6.4143 | 4.9653 | 4.3472 | 3.9959 | 3.7667 | 3.6043 | 3.4827 | 3.3880 | 3.3120 | 3.2497 |
| 14 | 6.2979 | 4.8567 | 4.2417 | 3.8919 | 3.6634 | 3.5014 | 3.3799 | 3.2853 | 3.2093 | 3.1469 |
| 15 | 6.1995 | 4.7651 | 4.1528 | 3.8043 | 3.5764 | 3.4147 | 3.2934 | 3.1987 | 3.1227 | 3.0602 |
| 16 | 6.1151 | 4.6867 | 4.0768 | 3.7294 | 3.5021 | 3.3406 | 3.2194 | 3.1248 | 3.0488 | 2.9862 |
| 17 | 6.0420 | 4.6189 | 4.0112 | 3.6648 | 3.4379 | 3.2767 | 3.1556 | 3.0610 | 2.9849 | 2.9222 |
| 18 | 5.9781 | 4.5597 | 3.9539 | 3.6083 | 3.3820 | 3.2209 | 3.0999 | 3.0053 | 2.9291 | 2.8664 |
| 19 | 5.9216 | 4.5075 | 3.9034 | 3.5587 | 3.3327 | 3.1718 | 3.0509 | 2.9563 | 2.8801 | 2.8173 |
| 20 | 5.8715 | 4.4613 | 3.8587 | 3.5147 | 3.2891 | 3.1283 | 3.0074 | 2.9128 | 2.8366 | 2.7737 |
| 21 | 5.8267 | 4.4199 | 3.8188 | 3.4754 | 3.2501 | 3.0895 | 2.9686 | 2.8740 | 2.7977 | 2.7348 |
| 22 | 5.7863 | 4.3828 | 3.7829 | 3.4401 | 3.2151 | 3.0546 | 2.9338 | 2.8392 | 2.7628 | 2.6998 |
| 23 | 5.7498 | 4.3492 | 3.7505 | 3.4083 | 3.1835 | 3.0232 | 2.9024 | 2.8077 | 2.7313 | 2.6682 |
| 24 | 5.7166 | 4.3187 | 3.7211 | 3.3794 | 3.1548 | 2.9946 | 2.8738 | 2.7791 | 2.7027 | 2.6396 |
| 25 | 5.6864 | 4.2909 | 3.6943 | 3.3530 | 3.1287 | 2.9686 | 2.8478 | 2.7531 | 2.6766 | 2.6135 |
| 26 | 5.6586 | 4.2655 | 3.6697 | 3.3289 | 3.1048 | 2.9447 | 2.8240 | 2.7293 | 2.6528 | 2.5896 |
| 27 | 5.6331 | 4.2421 | 3.6472 | 3.3067 | 3.0828 | 2.9228 | 2.8021 | 2.7074 | 2.6309 | 2.5676 |
| 28 | 5.6096 | 4.2205 | 3.6264 | 3.2863 | 3.0626 | 2.9027 | 2.7820 | 2.6872 | 2.6106 | 2.5473 |
| 29 | 5.5878 | 4.2006 | 3.6072 | 3.2674 | 3.0438 | 2.8840 | 2.7633 | 2.6686 | 2.5920 | 2.5286 |
| 30 | 5.5675 | 4.1821 | 3.5894 | 3.2499 | 3.0265 | 2.8667 | 2.7460 | 2.6513 | 2.5746 | 2.5112 |
| 31 | 5.5487 | 4.1648 | 3.5728 | 3.2336 | 3.0103 | 2.8506 | 2.7300 | 2.6352 | 2.5585 | 2.4950 |
| 32 | 5.5311 | 4.1488 | 3.5573 | 3.2185 | 2.9953 | 2.8356 | 2.7150 | 2.6202 | 2.5434 | 2.4799 |
| 33 | 5.5147 | 1.1338 | 3.5429 | 3.2043 | 2.9812 | 2.8216 | 2.7010 | 2.6061 | 2.5294 | 2.4659 |
| 34 | 5.4993 | 4.1197 | 3.5293 | 3.1910 | 2.9680 | 2.8085 | 2.6878 | 2.5930 | 2.5162 | 2.4526 |
| 35 | 5.4848 | 4.1065 | 3.5166 | 3.1785 | 2.9557 | 2.7961 | 2.6755 | 2.5807 | 2.5039 | 2.4403 |
| 36 | 5.4712 | 4.0941 | 3.5047 | 3.1668 | 2.9440 | 2.7846 | 2.6639 | 2.5691 | 2.4922 | 2.4286 |
| 37 | 5.4584 | 4.0824 | 3.4934 | 3.1557 | 2.9331 | 2.7736 | 2.6530 | 2.5582 | 2.4813 | 2.4176 |
| 38 | 5.4463 | 4.0713 | 3.4828 | 3.1453 | 2.9227 | 2.7633 | 2.6427 | 2.5478 | 2.4710 | 2.4072 |
| 39 | 5.4348 | 4.0609 | 3.4728 | 3.1354 | 2.9130 | 2.7536 | 2.6330 | 2.5381 | 2.4612 | 2.3974 |
| 40 | 5.4239 | 4.0510 | 3.4633 | 3.1261 | 2.9037 | 2.7444 | 2.6238 | 2.5289 | 2.4519 | 2.3882 |
| 50 | 5.3403 | 3.9749 | 3.3902 | 3.0544 | 2.8327 | 2.6736 | 2.5530 | 2.4579 | 2.3808 | 2.3168 |
| 60 | 5.2856 | 3.9253 | 3.3425 | 3.0077 | 2.7863 | 2.6274 | 2.5068 | 2.4117 | 2.3344 | 2.2702 |
| 70 | 5.2470 | 3.8903 | 3.3090 | 2.9748 | 2.7537 | 2.5949 | 2.4743 | 2.3791 | 2.3017 | 2.2374 |
| 80 | 5.2184 | 3.8643 | 3.2841 | 2.9504 | 2.7295 | 2.5708 | 2.4502 | 2.3549 | 2.2775 | 2.2130 |
| 90 | 5.1962 | 3.8443 | 3.2649 | 2.9315 | 2.7109 | 2.5522 | 2.4316 | 2.3363 | 2.2588 | 2.1942 |
| 100 | 5.1786 | 3.8284 | 3.2496 | 2.9166 | 2.6961 | 2.5374 | 2.4168 | 2.3215 | 2.2439 | 2.1793 |
| $\infty$ | 5.0239 | 3.6889 | 3.1161 | 2.7858 | 2.5665 | 2.4082 | 2.2875 | 2.1918 | 2.1136 | 2.0483 |

|  | $\nu_1$ | 自由度・$\nu_1$ |
|---|---|---|
| $\nu_2$ | | |
| 自由度・$\nu_2$ | | $\alpha$ 点の $F$ 値：$F^{\nu_1}_{\nu_2}(\alpha)$ |

$\alpha = 0.025$

| 15 | 20 | 25 | 30 | 35 | 40 | 45 | 50 | 100 | $\infty$ | $\nu_1$ / $\nu_2$ |
|---|---|---|---|---|---|---|---|---|---|---|
| 984.87 | 993.10 | 998.08 | 1001.4 | 1003.8 | 1005.6 | 1007.0 | 1008.1 | 1013.2 | 1018.3 | 1 |
| 39.431 | 39.448 | 39.458 | 39.465 | 39.469 | 39.473 | 39.476 | 39.478 | 39.488 | 39.498 | 2 |
| 14.253 | 14.167 | 14.116 | 14.081 | 14.055 | 14.037 | 14.022 | 14.010 | 13.956 | 13.902 | 3 |
| 8.6565 | 8.5599 | 8.5010 | 8.4613 | 8.4327 | 8.4111 | 8.3943 | 8.3808 | 8.3195 | 8.2573 | 4 |
| 6.4277 | 6.3286 | 6.2678 | 6.2269 | 6.1974 | 6.1751 | 6.1576 | 6.1436 | 6.0800 | 6.0153 | 5 |
| 5.2687 | 5.1684 | 5.1069 | 5.0652 | 5.0352 | 5.0125 | 4.9947 | 4.9804 | 4.9154 | 4.8491 | 6 |
| 4.5678 | 4.4667 | 4.4046 | 4.3624 | 4.3319 | 4.3089 | 4.2908 | 4.2763 | 4.2101 | 4.1423 | 7 |
| 4.1012 | 3.9995 | 3.9367 | 3.8940 | 3.8632 | 3.8398 | 3.8215 | 3.8067 | 3.7393 | 3.6702 | 8 |
| 3.7694 | 3.6669 | 3.6035 | 3.5604 | 3.5292 | 3.5055 | 3.4869 | 3.4719 | 3.4034 | 3.3329 | 9 |
| 3.5217 | 3.4185 | 3.3546 | 3.3110 | 3.2794 | 3.2554 | 3.2366 | 3.2214 | 3.1517 | 3.0798 | 10 |
| 3.3299 | 3.2261 | 3.1616 | 3.1176 | 3.0856 | 3.0613 | 3.0422 | 3.0268 | 2.9561 | 2.8828 | 11 |
| 3.1772 | 3.0728 | 3.0077 | 2.9633 | 2.9309 | 2.9064 | 2.8870 | 2.8714 | 2.7996 | 2.7249 | 12 |
| 3.0527 | 2.9477 | 2.8821 | 2.8373 | 2.8046 | 2.7797 | 2.7601 | 2.7443 | 2.6715 | 2.5955 | 13 |
| 2.9493 | 2.8437 | 2.7777 | 2.7324 | 2.6994 | 2.6742 | 2.6544 | 2.6384 | 2.5646 | 2.4872 | 14 |
| 2.8621 | 2.7559 | 2.6894 | 2.6437 | 2.6104 | 2.5850 | 2.5650 | 2.5488 | 2.4739 | 2.3954 | 15 |
| 2.7875 | 2.6808 | 2.6138 | 2.5678 | 2.5342 | 2.5085 | 2.4883 | 2.4719 | 2.3961 | 2.3163 | 16 |
| 2.7230 | 2.6158 | 2.5484 | 2.5020 | 2.4681 | 2.4422 | 2.4218 | 2.4053 | 2.3285 | 2.2474 | 17 |
| 2.6667 | 2.5590 | 2.4912 | 2.4445 | 2.4103 | 2.3842 | 2.3636 | 2.3468 | 2.2692 | 2.1869 | 18 |
| 2.6171 | 2.5089 | 2.4408 | 2.3937 | 2.3593 | 2.3329 | 2.3121 | 2.2952 | 2.2167 | 2.1333 | 19 |
| 2.5731 | 2.4645 | 2.3959 | 2.3486 | 2.3139 | 2.2873 | 2.2663 | 2.2493 | 2.1699 | 2.0853 | 20 |
| 2.5338 | 2.4247 | 2.3558 | 2.3082 | 2.2733 | 2.2465 | 2.2253 | 2.2081 | 2.1280 | 2.0422 | 21 |
| 2.4984 | 2.3890 | 2.3198 | 2.2718 | 2.2367 | 2.2097 | 2.1883 | 2.1710 | 2.0901 | 2.0032 | 22 |
| 2.4665 | 2.3567 | 2.2871 | 2.2389 | 2.2035 | 2.1763 | 2.1548 | 2.1374 | 2.0557 | 1.9677 | 23 |
| 2.4374 | 2.3273 | 2.2574 | 2.2090 | 2.1733 | 2.1460 | 2.1243 | 2.1067 | 2.0243 | 1.9353 | 24 |
| 2.4110 | 2.3005 | 2.2303 | 2.1816 | 2.1458 | 2.1183 | 2.0965 | 2.0787 | 1.9955 | 1.9055 | 25 |
| 2.3867 | 2.2759 | 2.2055 | 2.1565 | 2.1205 | 2.0928 | 2.0708 | 2.0530 | 1.9691 | 1.8781 | 26 |
| 2.3644 | 2.2533 | 2.1826 | 2.1334 | 2.0972 | 2.0693 | 2.0472 | 2.0293 | 1.9447 | 1.8527 | 27 |
| 2.3439 | 2.2324 | 2.1615 | 2.1121 | 2.0757 | 2.0477 | 2.0254 | 2.0073 | 1.9221 | 1.8291 | 28 |
| 2.3248 | 2.2131 | 2.1419 | 2.0923 | 2.0557 | 2.0276 | 2.0052 | 1.9870 | 1.9011 | 1.8072 | 29 |
| 2.3072 | 2.1952 | 2.1237 | 2.0739 | 2.0372 | 2.0089 | 1.9864 | 1.9681 | 1.8816 | 1.7867 | 30 |
| 2.2907 | 2.1785 | 2.1068 | 2.0568 | 2.0199 | 1.9915 | 1.9688 | 1.9504 | 1.8633 | 1.7675 | 31 |
| 2.2754 | 2.1629 | 2.0910 | 2.0408 | 2.0038 | 1.9752 | 1.9524 | 1.9339 | 1.8462 | 1.7495 | 32 |
| 2.2611 | 2.1483 | 2.0762 | 2.0259 | 1.9886 | 1.9599 | 1.9371 | 1.9184 | 1.8302 | 1.7326 | 33 |
| 2.2476 | 2.1346 | 2.0623 | 2.0118 | 1.9744 | 1.9456 | 1.9226 | 1.9039 | 1.8151 | 1.7166 | 34 |
| 2.2350 | 2.1218 | 2.0493 | 1.9986 | 1.9611 | 1.9321 | 1.9091 | 1.8902 | 1.8009 | 1.7016 | 35 |
| 2.2231 | 2.1097 | 2.0370 | 1.9862 | 1.9485 | 1.9194 | 1.8963 | 1.8773 | 1.7875 | 1.6873 | 36 |
| 2.2119 | 2.0983 | 2.0255 | 1.9745 | 1.9367 | 1.9074 | 1.8842 | 1.8652 | 1.7748 | 1.6738 | 37 |
| 2.2014 | 2.0876 | 2.0145 | 1.9634 | 1.9254 | 1.8961 | 1.8727 | 1.8537 | 1.7627 | 1.6610 | 38 |
| 2.1914 | 2.0774 | 2.0042 | 1.9529 | 1.9148 | 1.8854 | 1.8619 | 1.8427 | 1.7513 | 1.6488 | 39 |
| 2.1819 | 2.0677 | 1.9943 | 1.9429 | 1.9047 | 1.8752 | 1.8516 | 1.8324 | 1.7405 | 1.6371 | 40 |
| 2.1090 | 1.9933 | 1.9186 | 1.8659 | 1.8267 | 1.7963 | 1.7719 | 1.7520 | 1.6559 | 1.5452 | 50 |
| 2.0613 | 1.9445 | 1.8687 | 1.8152 | 1.7752 | 1.7441 | 1.7191 | 1.6986 | 1.5990 | 1.4822 | 60 |
| 2.0277 | 1.9100 | 1.8334 | 1.7792 | 1.7386 | 1.7069 | 1.6814 | 1.6604 | 1.5581 | 1.4357 | 70 |
| 2.0026 | 1.8843 | 1.8071 | 1.7523 | 1.7112 | 1.6790 | 1.6532 | 1.6318 | 1.5271 | 1.3998 | 80 |
| 1.9833 | 1.8644 | 1.7867 | 1.7315 | 1.6899 | 1.6574 | 1.6312 | 1.6096 | 1.5028 | 1.3710 | 90 |
| 1.9679 | 1.8486 | 1.7705 | 1.7149 | 1.6730 | 1.6401 | 1.6136 | 1.5917 | 1.4833 | 1.3473 | 100 |
| 1.8326 | 1.7085 | 1.6259 | 1.5660 | 1.5201 | 1.4835 | 1.4536 | 1.4284 | 1.3581 | 1.0000 | $\infty$ |

## 付表 4-3　$F$ 分布の $\alpha$ 点 ($\alpha=0.010$)

$$\Phi(F^{\nu_1}_{\nu_2}) = \int_{F^{\nu_1}_{\nu_2}(\alpha)}^{\infty} \phi(F^{\nu_1}_{\nu_2})\,dF = \alpha = 0.010$$

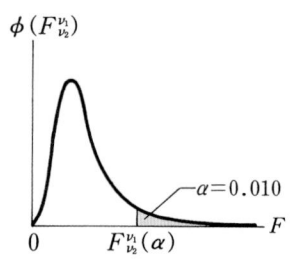

$\alpha=0.010$

| $\nu_2$ \ $\nu_1$ | 1 | 2 | 3 | 4 | 5 | 6 | 7 | 8 | 9 | 10 |
|---|---|---|---|---|---|---|---|---|---|---|
| 1 | 4052.2 | 4999.5 | 5403.4 | 5624.6 | 5763.7 | 5859.0 | 5928.4 | 5981.1 | 6022.5 | 6055.9 |
| 2 | 98.503 | 99.000 | 99.166 | 99.249 | 99.299 | 99.333 | 99.356 | 99.374 | 99.388 | 99.399 |
| 3 | 34.116 | 30.817 | 29.457 | 28.710 | 28.237 | 27.911 | 27.672 | 27.489 | 27.345 | 27.229 |
| 4 | 21.198 | 18.000 | 16.694 | 15.977 | 15.522 | 15.207 | 14.976 | 14.799 | 14.659 | 14.546 |
| 5 | 16.258 | 13.274 | 12.060 | 11.392 | 10.967 | 10.672 | 10.456 | 10.289 | 10.158 | 10.0510 |
| 6 | 13.745 | 10.925 | 9.7795 | 9.1483 | 8.7459 | 8.4661 | 8.2600 | 8.1017 | 7.9761 | 7.8741 |
| 7 | 12.246 | 9.5466 | 8.4513 | 7.8467 | 7.4604 | 7.1914 | 6.9928 | 6.8401 | 6.7188 | 6.6201 |
| 8 | 11.259 | 8.6491 | 7.5910 | 7.0061 | 6.6318 | 6.3707 | 6.1776 | 6.0289 | 5.9106 | 5.8143 |
| 9 | 10.561 | 8.0215 | 6.9919 | 6.4221 | 6.0569 | 5.8018 | 5.6129 | 5.4671 | 5.3511 | 5.2565 |
| 10 | 10.044 | 7.5594 | 6.5523 | 5.9943 | 5.6363 | 5.3858 | 5.2001 | 5.0567 | 4.9424 | 4.8492 |
| 11 | 9.6460 | 7.2057 | 6.2167 | 5.6683 | 5.3160 | 5.0692 | 4.8861 | 4.7445 | 4.6315 | 4.5393 |
| 12 | 9.3302 | 6.9266 | 5.9525 | 5.4120 | 5.0643 | 4.8206 | 4.6395 | 4.4994 | 4.3875 | 4.2961 |
| 13 | 9.0738 | 6.7010 | 5.7394 | 5.2053 | 4.8616 | 4.6204 | 4.4410 | 4.3021 | 4.1911 | 4.1003 |
| 14 | 8.8616 | 5.5149 | 5.5639 | 5.0354 | 4.6950 | 4.4558 | 4.2779 | 4.1400 | 4.0297 | 3.9394 |
| 15 | 8.6831 | 6.3589 | 5.4170 | 4.8932 | 4.5556 | 4.3183 | 4.1416 | 4.0045 | 3.8948 | 3.8049 |
| 16 | 8.5310 | 6.2262 | 5.2922 | 4.7726 | 4.4374 | 4.2016 | 4.0260 | 3.8896 | 3.7804 | 3.6909 |
| 17 | 8.3997 | 6.1121 | 5.1850 | 4.6690 | 4.3359 | 4.1015 | 3.9267 | 3.7910 | 3.6822 | 3.5931 |
| 18 | 8.2854 | 6.0129 | 5.0919 | 4.5790 | 4.2479 | 4.0146 | 3.8406 | 3.7054 | 3.5971 | 3.5082 |
| 19 | 8.1850 | 5.9259 | 5.0103 | 4.5003 | 4.1708 | 3.9386 | 3.7653 | 3.6305 | 3.5225 | 3.4338 |
| 20 | 8.0960 | 5.8489 | 4.9382 | 4.4307 | 4.1027 | 3.8714 | 3.6987 | 3.5644 | 3.4567 | 3.3682 |
| 21 | 8.0166 | 5.7804 | 4.8741 | 4.3688 | 4.0421 | 3.8117 | 3.6396 | 3.5056 | 3.3982 | 3.3098 |
| 22 | 7.9454 | 5.7190 | 4.8166 | 4.3134 | 3.9880 | 3.7583 | 3.5867 | 3.4530 | 3.3458 | 3.2576 |
| 23 | 7.8811 | 5.6637 | 4.7649 | 4.2636 | 3.9392 | 3.7102 | 3.5390 | 3.4057 | 3.2986 | 3.2106 |
| 24 | 7.8229 | 5.6136 | 4.7181 | 4.2185 | 3.8951 | 3.6667 | 3.4959 | 3.3629 | 3.2560 | 3.1681 |
| 25 | 7.7698 | 5.5680 | 4.6755 | 4.1774 | 3.8550 | 3.6272 | 3.4568 | 3.3239 | 3.2172 | 3.1294 |
| 26 | 7.7213 | 5.5263 | 4.6366 | 4.1400 | 3.8183 | 3.5911 | 3.4210 | 3.2884 | 3.1818 | 3.0941 |
| 27 | 7.6767 | 5.4881 | 4.6009 | 4.1056 | 3.7848 | 3.5580 | 3.3882 | 3.2558 | 3.1494 | 3.0618 |
| 28 | 7.6356 | 5.4529 | 4.5681 | 4.0740 | 3.7539 | 3.5276 | 3.3581 | 3.2259 | 3.1196 | 3.0320 |
| 29 | 7.5977 | 5.4205 | 4.5378 | 4.0449 | 3.7254 | 3.4995 | 3.3303 | 3.1982 | 3.0920 | 3.0045 |
| 30 | 7.5625 | 5.3904 | 4.5097 | 4.0179 | 3.6990 | 3.4735 | 3.3045 | 3.1726 | 3.0665 | 2.9791 |
| 31 | 7.5298 | 5.3624 | 4.4837 | 3.9928 | 3.6745 | 3.4493 | 3.2806 | 3.1489 | 3.0429 | 2.9555 |
| 32 | 7.4993 | 5.3363 | 4.4594 | 3.9695 | 3.6517 | 3.4269 | 3.2583 | 3.1268 | 3.0208 | 2.9335 |
| 33 | 7.4708 | 5.3120 | 4.4368 | 3.9477 | 3.6305 | 3.4059 | 3.2376 | 3.1061 | 3.0003 | 2.9130 |
| 34 | 7.4441 | 5.2893 | 4.4156 | 3.9273 | 3.6106 | 3.3863 | 3.2182 | 3.0868 | 2.9810 | 2.8938 |
| 35 | 7.4191 | 5.2679 | 4.3958 | 3.9082 | 3.5919 | 3.3679 | 3.2000 | 3.0687 | 2.9630 | 2.8758 |
| 36 | 7.3956 | 5.2479 | 4.3771 | 3.8903 | 3.5744 | 3.3507 | 3.1829 | 3.0517 | 2.9461 | 2.8590 |
| 37 | 7.3734 | 5.2290 | 4.3595 | 3.8734 | 3.5579 | 3.3344 | 3.1668 | 3.0357 | 2.9302 | 2.8431 |
| 38 | 7.3525 | 5.2112 | 4.3430 | 3.8575 | 3.5424 | 3.3191 | 3.1516 | 3.0207 | 2.9152 | 2.8281 |
| 39 | 7.3328 | 5.1944 | 4.3274 | 3.8425 | 3.5277 | 3.3047 | 3.1373 | 3.0064 | 2.9010 | 2.8139 |
| 40 | 7.3141 | 5.1785 | 4.3126 | 3.8283 | 3.5138 | 3.2910 | 3.1238 | 2.9930 | 2.8876 | 2.8006 |
| 50 | 7.1706 | 5.0566 | 4.1993 | 3.7196 | 3.4077 | 3.1864 | 3.0202 | 2.8900 | 2.7850 | 2.6981 |
| 60 | 7.0771 | 4.9774 | 4.1259 | 3.6491 | 3.3389 | 3.1187 | 2.9531 | 2.8233 | 2.7185 | 2.6318 |
| 70 | 7.0114 | 4.9219 | 4.0744 | 3.5997 | 3.2907 | 3.0712 | 2.9060 | 2.7765 | 2.6719 | 2.5852 |
| 80 | 6.9627 | 4.8807 | 4.0363 | 3.5631 | 3.2551 | 3.0361 | 2.8713 | 2.7420 | 2.6374 | 2.5508 |
| 90 | 6.9251 | 4.8491 | 4.0070 | 3.5350 | 3.2276 | 3.0091 | 2.8445 | 2.7154 | 2.6109 | 2.5243 |
| 100 | 6.8953 | 4.8239 | 3.9837 | 3.5127 | 3.2059 | 2.9877 | 2.8233 | 2.6943 | 2.5898 | 2.5033 |
| ∞ | 6.6349 | 4.6052 | 2.7816 | 3.3192 | 3.0173 | 2.8020 | 2.6393 | 2.5113 | 2.4073 | 2.3209 |

|  | $\nu_1$ | 自由度・$\nu_1$ |
|---|---|---|
| $\nu_2$ | | |
| 自由度・$\nu_2$ | | $\alpha$点の$F$値：$F_{\nu_2}^{\nu_1}(\alpha)$ |

$\alpha=0.010$

| 15 | 20 | 25 | 30 | 35 | 40 | 45 | 50 | 100 | $\infty$ | $\nu_1$ / $\nu_2$ |
|---|---|---|---|---|---|---|---|---|---|---|
| 6157.3 | 6208.7 | 6239.8 | 6260.7 | 6275.6 | 6286.8 | 6295.5 | 6302.5 | 6334.1 | 6365.9 | 1 |
| 99.433 | 99.449 | 99.459 | 99.466 | 99.471 | 99.474 | 99.477 | 99.479 | 99.489 | 99.499 | 2 |
| 26.872 | 26.690 | 26.579 | 26.505 | 26.451 | 26.411 | 26.379 | 26.354 | 26.240 | 26.125 | 3 |
| 14.198 | 14.020 | 13.911 | 13.838 | 13.785 | 13.745 | 13.714 | 13.690 | 13.577 | 13.463 | 4 |
| 9.7222 | 9.5527 | 9.4491 | 9.3793 | 9.3291 | 9.2912 | 9.2616 | 9.2378 | 9.1299 | 9.0204 | 5 |
| 7.5590 | 7.3958 | 7.2960 | 7.2285 | 7.1799 | 7.1432 | 7.1145 | 7.0915 | 6.9867 | 6.8800 | 6 |
| 6.3143 | 6.1554 | 6.0580 | 5.9920 | 5.9444 | 5.9085 | 5.8803 | 5.8577 | 5.7547 | 5.6495 | 7 |
| 5.5151 | 5.3591 | 5.2631 | 5.1981 | 5.1512 | 5.1156 | 5.0878 | 5.0654 | 4.9633 | 4.8588 | 8 |
| 4.9621 | 4.8080 | 4.7130 | 4.6486 | 4.6020 | 4.5667 | 4.5390 | 4.5167 | 4.4150 | 4.3106 | 9 |
| 4.5581 | 4.4054 | 4.3111 | 4.2469 | 4.2005 | 4.1653 | 4.1377 | 4.1155 | 4.0137 | 3.9090 | 10 |
| 4.2509 | 4.0991 | 4.0051 | 3.9411 | 3.8948 | 3.8596 | 3.8320 | 3.8097 | 3.7077 | 3.6024 | 11 |
| 4.0096 | 3.8584 | 3.7647 | 3.7008 | 3.6544 | 3.6192 | 3.5915 | 3.5692 | 3.4668 | 3.3608 | 12 |
| 3.8154 | 3.6646 | 3.5710 | 3.5070 | 3.4606 | 3.4253 | 3.3976 | 3.3752 | 3.2723 | 3.1654 | 13 |
| 3.6557 | 3.5052 | 3.4116 | 3.3476 | 3.3010 | 3.2656 | 3.2378 | 3.2153 | 3.1118 | 3.0040 | 14 |
| 3.5222 | 3.3719 | 3.2782 | 3.2141 | 3.1674 | 3.1319 | 3.1040 | 3.0814 | 2.9772 | 2.8684 | 15 |
| 3.4090 | 3.2587 | 3.1650 | 3.1007 | 3.0539 | 3.0183 | 2.9902 | 2.9675 | 2.8627 | 2.7528 | 16 |
| 3.3117 | 3.1615 | 3.0676 | 3.0032 | 2.9563 | 2.9205 | 2.8923 | 2.8694 | 2.7639 | 2.6530 | 17 |
| 3.2273 | 3.0771 | 2.9831 | 2.9185 | 2.8714 | 2.8354 | 2.8071 | 2.7841 | 2.6779 | 2.5660 | 18 |
| 3.1533 | 3.0031 | 2.9089 | 2.8442 | 2.7969 | 2.7608 | 2.7323 | 2.7093 | 2.6023 | 2.4893 | 19 |
| 3.0880 | 2.9377 | 2.8434 | 2.7785 | 2.7310 | 2.6948 | 2.6661 | 2.6430 | 2.5353 | 2.4212 | 20 |
| 3.0300 | 2.8796 | 2.7851 | 2.7200 | 2.6723 | 2.6359 | 2.6071 | 2.5838 | 2.4755 | 2.3603 | 21 |
| 2.9780 | 2.8275 | 2.7328 | 2.6675 | 2.6197 | 2.5831 | 2.5542 | 2.5308 | 2.4218 | 2.3055 | 22 |
| 2.9311 | 2.7805 | 2.6857 | 2.6202 | 2.5722 | 2.5355 | 2.5065 | 2.4829 | 2.3732 | 2.2559 | 23 |
| 2.8887 | 2.7380 | 2.6430 | 2.5773 | 2.5292 | 2.4923 | 2.4632 | 2.4395 | 2.3291 | 2.2107 | 24 |
| 2.8502 | 2.6993 | 2.6041 | 2.5383 | 2.4900 | 2.4530 | 2.4237 | 2.3999 | 2.2888 | 2.1694 | 25 |
| 2.8150 | 2.6640 | 2.5686 | 2.5026 | 2.4542 | 2.4170 | 2.3876 | 2.3637 | 2.2519 | 2.1315 | 26 |
| 2.7827 | 2.6316 | 2.5360 | 2.4699 | 2.4213 | 2.3840 | 2.3544 | 2.3304 | 2.2180 | 2.0965 | 27 |
| 2.7530 | 2.6017 | 2.5060 | 2.4397 | 2.3909 | 2.3535 | 2.3238 | 2.2998 | 2.1867 | 2.0642 | 28 |
| 2.7256 | 2.5742 | 2.4783 | 2.4118 | 2.3629 | 2.3253 | 2.2956 | 2.2714 | 2.1577 | 2.0342 | 29 |
| 2.7002 | 2.5487 | 2.4526 | 2.3860 | 2.3369 | 2.2992 | 2.2693 | 2.2450 | 2.1307 | 2.0062 | 30 |
| 2.6766 | 2.5249 | 2.4287 | 2.3619 | 2.3127 | 2.2749 | 2.2449 | 2.2205 | 2.1056 | 1.9801 | 31 |
| 2.6546 | 2.5029 | 2.4065 | 2.3395 | 2.2902 | 2.2523 | 2.2221 | 2.1976 | 2.0821 | 1.9557 | 32 |
| 2.6341 | 2.4822 | 2.3857 | 2.3186 | 2.2691 | 2.2311 | 2.2009 | 2.1763 | 2.0602 | 1.9328 | 33 |
| 2.6150 | 2.4629 | 2.3663 | 2.2990 | 2.2494 | 2.2112 | 2.1809 | 2.1562 | 2.0396 | 1.9113 | 34 |
| 2.5970 | 2.4448 | 2.3480 | 2.2806 | 2.2309 | 2.1926 | 2.1622 | 2.1374 | 2.0202 | 1.8910 | 35 |
| 2.5801 | 2.4278 | 2.3308 | 2.2633 | 2.2135 | 2.1751 | 2.1445 | 2.1197 | 2.0019 | 1.8718 | 36 |
| 2.5642 | 2.4118 | 2.3147 | 2.2470 | 2.1971 | 2.1586 | 2.1279 | 2.1030 | 1.9847 | 1.8537 | 37 |
| 2.5492 | 2.3967 | 2.2994 | 2.2317 | 2.1816 | 2.1430 | 2.1122 | 2.0872 | 1.9684 | 1.8365 | 38 |
| 2.5350 | 2.3824 | 2.2850 | 2.2171 | 2.1669 | 2.1282 | 2.0974 | 2.0723 | 1.9530 | 1.8202 | 39 |
| 2.5216 | 2.3689 | 2.2714 | 2.2034 | 2.1531 | 2.1142 | 2.0833 | 2.0581 | 1.9383 | 1.8047 | 40 |
| 2.4190 | 2.2652 | 2.1667 | 2.0976 | 2.0463 | 2.0066 | 1.9749 | 1.9490 | 1.8248 | 1.6831 | 50 |
| 2.3523 | 2.1978 | 2.0984 | 2.0285 | 1.9764 | 1.9360 | 1.9037 | 1.8772 | 1.7493 | 1.6007 | 60 |
| 2.3055 | 2.1504 | 2.0503 | 1.9798 | 1.9271 | 1.8861 | 1.8533 | 1.8263 | 1.6954 | 1.5404 | 70 |
| 2.2709 | 2.1153 | 2.0146 | 1.9435 | 1.8904 | 1.8489 | 1.8157 | 1.7883 | 1.6548 | 1.4942 | 80 |
| 2.2442 | 2.0882 | 1.9871 | 1.9155 | 1.8620 | 1.8201 | 1.7865 | 1.7588 | 1.6231 | 1.4574 | 90 |
| 2.2230 | 2.0667 | 1.9652 | 1.8933 | 1.8393 | 1.7972 | 1.7633 | 1.7353 | 1.5977 | 1.4273 | 100 |
| 2.0385 | 1.8783 | 1.7726 | 1.6964 | 1.6383 | 1.5923 | 1.5546 | 1.5231 | 1.3581 | 1.00000 | $\infty$ |

## 付表 4-4  $F$ 分布の $\alpha$ 点 ($\alpha = 0.005$)

$$\Phi(F^{\nu_1}_{\nu_2}) = \int_{F^{\nu_1}_{\nu_2}(\alpha)}^{\infty} \phi(F^{\nu_1}_{\nu_2}) dF = \alpha = 0.005$$

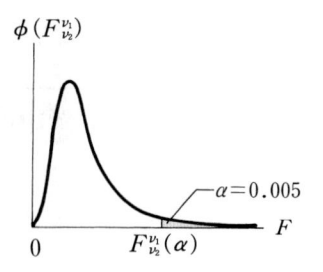

$\alpha = 0.005$

| $\nu_1$ \ $\nu_2$ | 1 | 2 | 3 | 4 | 5 | 6 | 7 | 8 | 9 | 10 |
|---|---|---|---|---|---|---|---|---|---|---|
| 1 | 16211. | 20000. | 21615. | 22500. | 23056. | 23437. | 23715. | 23925. | 24091. | 24225. |
| 2 | 198.50 | 199.00 | 199.17 | 199.25 | 199.30 | 199.33 | 199.36 | 199.38 | 199.39 | 199.40 |
| 3 | 55.552 | 49.799 | 47.467 | 46.195 | 45.392 | 44.839 | 44.434 | 44.126 | 43.882 | 43.686 |
| 4 | 31.333 | 26.284 | 24.259 | 23.155 | 22.456 | 21.975 | 21.622 | 21.352 | 21.139 | 20.967 |
| 5 | 22.785 | 18.314 | 16.530 | 15.556 | 14.940 | 14.513 | 14.200 | 13.961 | 13.772 | 13.618 |
| 6 | 18.635 | 14.544 | 12.917 | 12.028 | 11.464 | 11.073 | 10.786 | 10.566 | 10.392 | 10.250 |
| 7 | 16.236 | 12.404 | 10.882 | 10.051 | 9.5221 | 9.1553 | 8.8854 | 8.6781 | 8.5138 | 8.3803 |
| 8 | 14.688 | 11.042 | 9.5965 | 8.8051 | 8.3018 | 7.9520 | 7.6941 | 7.4959 | 7.3386 | 7.2106 |
| 9 | 13.614 | 10.107 | 8.7171 | 7.9559 | 7.4712 | 7.1339 | 6.8849 | 6.6933 | 6.5411 | 6.4172 |
| 10 | 12.827 | 9.4270 | 8.0808 | 7.3428 | 6.8724 | 6.5446 | 6.3025 | 6.1159 | 5.9676 | 5.8467 |
| 11 | 12.226 | 8.9123 | 7.6004 | 6.8809 | 6.4218 | 6.1016 | 5.8648 | 5.6821 | 5.5368 | 5.4183 |
| 12 | 11.754 | 8.5096 | 7.2258 | 6.5211 | 6.0711 | 5.7570 | 5.5245 | 5.3451 | 5.2021 | 5.0855 |
| 13 | 11.374 | 8.1865 | 6.9258 | 6.2335 | 5.7910 | 5.4819 | 5.2529 | 5.0761 | 4.9351 | 4.8199 |
| 14 | 11.060 | 7.9216 | 6.6804 | 5.9984 | 5.5623 | 5.2574 | 5.0313 | 4.8566 | 4.7173 | 4.6034 |
| 15 | 10.798 | 7.7008 | 6.4760 | 5.8029 | 5.3721 | 5.0708 | 4.8473 | 4.6744 | 4.5364 | 4.4235 |
| 16 | 10.576 | 7.5138 | 6.3034 | 5.6379 | 5.2117 | 4.9134 | 4.6920 | 4.5207 | 4.3838 | 4.2719 |
| 17 | 10.384 | 7.3536 | 6.1556 | 5.4967 | 5.0746 | 4.7789 | 4.5594 | 4.3894 | 4.2535 | 4.1424 |
| 18 | 10.218 | 7.2148 | 6.0278 | 5.3746 | 4.9560 | 4.6627 | 4.4448 | 4.2760 | 4.1410 | 4.0305 |
| 19 | 10.073 | 7.0935 | 5.9161 | 5.2681 | 4.8526 | 4.5614 | 4.3448 | 4.1770 | 4.0428 | 3.9329 |
| 20 | 9.9439 | 6.9865 | 5.8177 | 5.1743 | 4.7616 | 4.4722 | 4.2569 | 4.0900 | 3.9564 | 3.8470 |
| 21 | 9.8295 | 6.8914 | 5.7304 | 5.0911 | 4.6809 | 4.3931 | 4.1789 | 4.0128 | 3.8799 | 3.7709 |
| 22 | 9.7271 | 6.8065 | 5.6524 | 5.0168 | 4.6088 | 4.3225 | 4.1094 | 3.9440 | 3.8116 | 3.7030 |
| 23 | 9.6348 | 6.7300 | 5.5823 | 4.9501 | 4.5441 | 4.2591 | 4.0469 | 3.8822 | 3.7503 | 3.6420 |
| 24 | 9.5513 | 6.6610 | 5.5190 | 4.8898 | 4.4857 | 4.2019 | 3.9905 | 3.8264 | 3.6949 | 3.5870 |
| 25 | 9.4753 | 6.5982 | 5.4615 | 4.8351 | 4.4327 | 4.1500 | 3.9394 | 3.7758 | 3.6447 | 3.5371 |
| 26 | 9.4059 | 6.5410 | 5.4091 | 4.7852 | 4.3844 | 4.1027 | 3.8928 | 3.7297 | 3.5989 | 3.4916 |
| 27 | 9.3423 | 6.4885 | 5.3611 | 4.7396 | 4.3402 | 4.0594 | 3.8501 | 3.6875 | 3.5571 | 3.4500 |
| 28 | 9.2838 | 6.4403 | 5.3170 | 4.6977 | 4.2996 | 4.0197 | 3.8110 | 3.6488 | 3.5186 | 3.4117 |
| 29 | 9.2297 | 6.3958 | 5.2764 | 4.6591 | 4.2622 | 3.9831 | 3.7749 | 3.6131 | 3.4832 | 3.3765 |
| 30 | 9.1797 | 6.3547 | 5.2388 | 4.6234 | 4.2276 | 3.9492 | 3.7416 | 3.5801 | 3.4505 | 3.3440 |
| 31 | 9.1332 | 6.3165 | 5.2039 | 4.5902 | 4.1955 | 3.9178 | 3.7106 | 3.5495 | 3.4201 | 3.3138 |
| 32 | 9.0899 | 6.2810 | 5.1715 | 4.5594 | 4.1657 | 3.8887 | 3.6819 | 3.5210 | 3.3919 | 3.2857 |
| 33 | 9.0495 | 6.2479 | 5.1412 | 4.5307 | 4.1379 | 3.8615 | 3.6551 | 3.4945 | 3.3656 | 3.2596 |
| 34 | 9.0117 | 6.2169 | 5.1130 | 4.5039 | 4.1119 | 3.8360 | 3.6301 | 3.4698 | 3.3410 | 3.2351 |
| 35 | 8.9763 | 6.1878 | 5.0865 | 4.4788 | 4.0876 | 3.8123 | 3.6067 | 3.4466 | 3.3180 | 3.2123 |
| 36 | 8.9430 | 6.1606 | 5.0617 | 4.4552 | 4.0648 | 3.7899 | 3.5847 | 3.4248 | 3.2965 | 3.1908 |
| 37 | 8.9117 | 6.1350 | 5.0383 | 4.4330 | 4.0433 | 3.7689 | 3.5640 | 3.4044 | 3.2762 | 3.1706 |
| 38 | 8.8821 | 6.1108 | 5.0163 | 4.4121 | 4.0231 | 3.7492 | 3.5445 | 3.3851 | 3.2571 | 3.1516 |
| 39 | 8.8543 | 6.0880 | 4.9955 | 4.3924 | 4.0041 | 3.7305 | 3.5262 | 3.3670 | 3.2390 | 3.1337 |
| 40 | 8.8279 | 6.0664 | 4.9758 | 4.3738 | 3.9861 | 3.7129 | 3.5088 | 3.3498 | 3.2220 | 3.1168 |
| 50 | 8.6258 | 5.9016 | 4.8259 | 4.2316 | 3.8486 | 3.5785 | 3.3765 | 3.2189 | 3.0921 | 2.9875 |
| 60 | 8.4946 | 5.7950 | 4.7290 | 4.1399 | 3.7600 | 3.4918 | 3.2911 | 3.1344 | 3.0083 | 2.9042 |
| 70 | 8.4027 | 5.7204 | 4.6613 | 4.0758 | 3.6980 | 3.4313 | 3.2315 | 3.0755 | 2.9498 | 2.8460 |
| 80 | 8.3346 | 5.6652 | 4.6113 | 4.0285 | 3.6524 | 3.3867 | 3.1876 | 3.0320 | 2.9066 | 2.8031 |
| 90 | 8.2822 | 5.6228 | 4.5728 | 3.9922 | 3.6173 | 3.3524 | 3.1538 | 2.9986 | 2.8735 | 2.7701 |
| 100 | 8.2406 | 5.5892 | 4.5424 | 3.9634 | 3.5895 | 3.3252 | 3.1271 | 2.9722 | 2.8472 | 2.7440 |
| $\infty$ | 7.8794 | 5.2983 | 4.2794 | 3.7151 | 3.3499 | 3.0913 | 2.8968 | 2.7444 | 2.6210 | 2.5188 |

|  | $\nu_1$ |
|---|---|
| $\nu_2$ | 自由度・$\nu_1$ |
| 自由度・$\nu_2$ | $\alpha$ 点の $F$ 値：$F^{\nu_1}_{\nu_2}(\alpha)$ |

$\alpha = 0.005$

| 15 | 20 | 25 | 30 | 35 | 40 | 45 | 50 | 100 | $\infty$ | $\nu_1$ / $\nu_2$ |
|---|---|---|---|---|---|---|---|---|---|---|
| 24630. | 24836. | 24960. | 25044. | 25103. | 25148. | 25183. | 25211. | 25338. | 25465. | 1 |
| 199.43 | 199.45 | 199.46 | 199.47 | 199.47 | 199.48 | 199.48 | 199.48 | 199.49 | 199.50 | 2 |
| 43.085 | 42.778 | 42.591 | 42.466 | 42.376 | 42.308 | 42.255 | 42.213 | 42.022 | 41.828 | 3 |
| 20.438 | 20.167 | 20.002 | 19.892 | 19.812 | 19.752 | 19.705 | 19.667 | 19.497 | 19.325 | 4 |
| 13.146 | 12.904 | 12.755 | 12.656 | 12.584 | 12.530 | 12.488 | 12.454 | 12.300 | 12.144 | 5 |
| 9.8140 | 9.5888 | 9.4511 | 9.3582 | 9.2913 | 9.2409 | 9.2014 | 9.1697 | 9.0257 | 8.8793 | 6 |
| 7.9678 | 7.7540 | 7.6230 | 7.5345 | 7.4707 | 7.4225 | 7.3847 | 7.3544 | 7.2166 | 7.0760 | 7 |
| 6.8143 | 6.6082 | 6.4817 | 6.3961 | 6.3343 | 6.2875 | 6.2510 | 6.2216 | 6.0875 | 5.9506 | 8 |
| 6.0325 | 5.8318 | 5.7084 | 5.6248 | 5.5643 | 5.5186 | 5.4828 | 5.4539 | 5.3224 | 5.1875 | 9 |
| 5.4707 | 5.2740 | 5.1528 | 5.0706 | 5.0110 | 4.9659 | 4.9306 | 4.9022 | 4.7721 | 4.6385 | 10 |
| 5.0489 | 4.8552 | 4.7356 | 4.6543 | 4.5955 | 4.5508 | 4.5158 | 4.4876 | 4.3585 | 4.2255 | 11 |
| 4.7213 | 4.5299 | 4.4115 | 4.3309 | 4.2725 | 4.2282 | 4.1934 | 4.1653 | 4.0368 | 3.9039 | 12 |
| 4.4600 | 4.2703 | 4.1528 | 4.0727 | 4.0146 | 3.9704 | 3.9358 | 3.9078 | 3.7795 | 3.6465 | 13 |
| 4.2468 | 4.0585 | 3.9417 | 3.8619 | 3.8040 | 3.7600 | 3.7254 | 3.6975 | 3.5692 | 3.4359 | 14 |
| 4.0698 | 3.8826 | 3.7662 | 3.6868 | 3.6290 | 3.5850 | 3.5504 | 3.5225 | 3.3941 | 3.2602 | 15 |
| 3.9205 | 3.7342 | 3.6182 | 3.5389 | 3.4811 | 3.4372 | 3.4026 | 3.3747 | 3.2460 | 3.1115 | 16 |
| 3.7929 | 3.6073 | 3.4916 | 3.4124 | 3.3547 | 3.3108 | 3.2762 | 3.2482 | 3.1192 | 2.9839 | 17 |
| 3.6827 | 3.4977 | 3.3822 | 3.3030 | 3.2453 | 3.2014 | 3.1667 | 3.1387 | 3.0093 | 2.8732 | 18 |
| 3.5866 | 3.4020 | 3.2867 | 3.2075 | 3.1498 | 3.1058 | 3.0711 | 3.0430 | 2.9131 | 2.7762 | 19 |
| 3.5020 | 3.3178 | 3.2025 | 3.1234 | 3.0656 | 3.0215 | 2.9868 | 2.9586 | 2.8282 | 2.6904 | 20 |
| 3.4270 | 3.2431 | 3.1279 | 3.0488 | 2.9909 | 2.9467 | 2.9119 | 2.8837 | 2.7527 | 2.6140 | 21 |
| 3.3600 | 3.1764 | 3.0613 | 2.9821 | 2.9241 | 2.8799 | 2.8450 | 2.8167 | 2.6852 | 2.5455 | 22 |
| 3.2999 | 3.1165 | 3.0014 | 2.9221 | 2.8647 | 2.8198 | 2.7847 | 2.7564 | 2.6243 | 2.4837 | 23 |
| 3.2456 | 3.0624 | 2.9473 | 2.8679 | 2.8098 | 2.7654 | 2.7303 | 2.7018 | 2.5692 | 2.4276 | 24 |
| 3.1963 | 3.0133 | 2.8981 | 2.8187 | 2.7605 | 2.7160 | 2.6808 | 2.6522 | 2.5191 | 2.3765 | 25 |
| 3.1515 | 2.9685 | 2.8533 | 2.7738 | 2.7155 | 2.6709 | 2.6356 | 2.6070 | 2.4733 | 2.3297 | 26 |
| 3.1104 | 2.9275 | 2.8123 | 2.7327 | 2.6743 | 2.6296 | 2.5942 | 2.5655 | 2.4312 | 2.2867 | 27 |
| 3.0727 | 2.8899 | 2.7746 | 2.6949 | 2.6364 | 2.5916 | 2.5561 | 2.5273 | 2.3925 | 2.2470 | 28 |
| 3.0379 | 2.8552 | 2.7398 | 2.6601 | 2.6015 | 2.5565 | 2.5209 | 2.4921 | 2.3567 | 2.2102 | 29 |
| 3.0057 | 2.8230 | 2.7076 | 2.6278 | 2.5691 | 2.5241 | 2.4884 | 2.4594 | 2.3235 | 2.1760 | 30 |
| 2.9759 | 2.7933 | 2.6778 | 2.5978 | 2.5390 | 2.4939 | 2.4581 | 2.4291 | 2.2926 | 2.1442 | 31 |
| 2.9482 | 2.7656 | 2.6500 | 2.5700 | 2.5111 | 2.4658 | 2.4300 | 2.4008 | 2.2638 | 2.1144 | 32 |
| 2.9223 | 2.7397 | 2.6241 | 2.5440 | 2.4850 | 2.4397 | 2.4037 | 2.3745 | 2.2369 | 2.0866 | 33 |
| 2.8982 | 2.7156 | 2.5999 | 2.5197 | 2.4606 | 2.4151 | 2.3791 | 2.3498 | 2.2117 | 2.0605 | 34 |
| 2.8756 | 2.6930 | 2.5772 | 2.4969 | 2.4377 | 2.3922 | 2.3560 | 2.3266 | 2.1880 | 2.0359 | 35 |
| 2.8544 | 2.6717 | 2.5559 | 2.4755 | 2.4162 | 2.3706 | 2.3344 | 2.3049 | 2.1657 | 2.0127 | 36 |
| 2.8344 | 2.6518 | 2.5359 | 2.4553 | 2.3959 | 2.3502 | 2.3139 | 2.2844 | 2.1447 | 1.9908 | 37 |
| 2.8156 | 2.6330 | 2.5170 | 2.4364 | 2.3769 | 2.3311 | 2.2947 | 2.2651 | 2.1249 | 1.9700 | 38 |
| 2.7979 | 2.6152 | 2.4992 | 2.4184 | 2.3589 | 2.3130 | 2.2765 | 2.2468 | 2.1062 | 1.9504 | 39 |
| 2.7811 | 2.5984 | 2.4823 | 2.4015 | 2.3418 | 2.2958 | 2.2593 | 2.2295 | 2.0884 | 1.9318 | 40 |
| 2.6531 | 2.4702 | 2.3533 | 2.2717 | 2.2112 | 2.1644 | 2.1272 | 2.0967 | 1.9512 | 1.7863 | 50 |
| 2.5705 | 2.3872 | 2.2698 | 2.1874 | 2.1263 | 2.0789 | 2.0410 | 2.0100 | 1.8609 | 1.6885 | 60 |
| 2.5127 | 2.3291 | 2.2112 | 2.1283 | 2.0666 | 2.0187 | 1.9803 | 1.9488 | 1.7966 | 1.6176 | 70 |
| 2.4701 | 2.2862 | 2.1678 | 2.0845 | 2.0223 | 1.9739 | 1.9352 | 1.9033 | 1.7484 | 1.5634 | 80 |
| 2.4373 | 2.2532 | 2.1345 | 2.0507 | 1.9881 | 1.9394 | 1.9003 | 1.8681 | 1.7109 | 1.5204 | 90 |
| 2.4113 | 2.2270 | 2.1080 | 2.0239 | 1.9610 | 1.9119 | 1.8725 | 1.8400 | 1.6809 | 1.4853 | 100 |
| 2.1868 | 1.9998 | 1.8771 | 1.7891 | 1.7221 | 1.6692 | 1.6259 | 1.5898 | 1.4017 | 1.0000 | $\infty$ |

## 付表 5　相関係数の α 点 ($p=0$)

$$\Phi(r_n) = \int_{r_n(\alpha)}^{1} \phi(r_n)\, dr$$

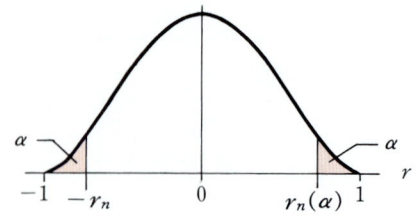

| $n$ | $\nu$ | $\alpha$：片側 .05 両側 .10 | .025 .05 | .010 .02 | .005 .01 | .001 .002 | .0005 .001 |
|---|---|---|---|---|---|---|---|
| 3 | 1 | .9877 | .9969 | .9995 | .9999 | 1.0000 | 1.0000 |
| 4 | 2 | .9000 | .9500 | .9800 | .9900 | .9980 | .9990 |
| 5 | 3 | .8054 | .8783 | .9343 | .9587 | .9859 | .9911 |
| 6 | 4 | .7293 | .8114 | .8822 | .9172 | .9633 | .9741 |
| 7 | 5 | .6694 | .7545 | .8329 | .8745 | .9350 | .9509 |
| 8 | 6 | .6215 | .7067 | .7887 | .8343 | .9049 | .9249 |
| 9 | 7 | .5822 | .6664 | .7498 | .7977 | .8751 | .8983 |
| 10 | 8 | .5494 | .6319 | .7155 | .7646 | .8467 | .8721 |
| 11 | 9 | .5214 | .6021 | .6851 | .7348 | .8199 | .8471 |
| 12 | 10 | .4973 | .5760 | .6581 | .7079 | .7950 | .8233 |
| 13 | 11 | .4762 | .5529 | .6339 | .6835 | .7717 | .8010 |
| 14 | 12 | .4575 | .5324 | .6121 | .6614 | .7501 | .7800 |
| 15 | 13 | .4409 | .5140 | .5923 | .6411 | .7301 | .7604 |
| 16 | 14 | .4259 | .4973 | .5743 | .6226 | .7114 | .7419 |
| 17 | 15 | .4124 | .4822 | .5577 | .6055 | .6940 | .7247 |
| 18 | 16 | .4000 | .4683 | .5426 | .5897 | .6777 | .7084 |
| 19 | 17 | .3887 | .4555 | .5285 | .5751 | .6624 | .6932 |
| 20 | 18 | .3783 | .4438 | .5155 | .5614 | .6481 | .6788 |
| 21 | 19 | .3687 | .4329 | .5034 | .5487 | .6346 | .6652 |
| 22 | 20 | .3598 | .4227 | .4921 | .5368 | .6219 | .6524 |
| 23 | 21 | .3515 | .4133 | .4815 | .5256 | .6099 | .6402 |
| 24 | 22 | .3438 | .4044 | .4716 | .5151 | .5986 | .6287 |
| 25 | 23 | .3365 | .3961 | .4622 | .5052 | .5879 | .6178 |
| 26 | 24 | .3297 | .3882 | .4534 | .4958 | .5777 | .6074 |
| 27 | 25 | .3233 | .3809 | .4451 | .4869 | .5680 | .5975 |
| 28 | 26 | .3172 | .3739 | .4372 | .4785 | .5587 | .5880 |
| 29 | 27 | .3115 | .3673 | .4297 | .4705 | .5499 | .5790 |
| 30 | 28 | .3061 | .3610 | .4226 | .4629 | .5415 | .5703 |
| 31 | 29 | .3009 | .3551 | .4158 | .4556 | .5334 | .5621 |
| 32 | 30 | .2960 | .3494 | .4093 | .4487 | .5257 | .5541 |
| 33 | 31 | .2913 | .3440 | .4032 | .4421 | .5184 | .5465 |
| 34 | 32 | .2869 | .3388 | .3973 | .4357 | .5113 | .5392 |
| 35 | 33 | .2826 | .3338 | .3916 | .4297 | .5045 | .5322 |
| 36 | 34 | .2785 | .3291 | .3862 | .4238 | .4979 | .5254 |
| 37 | 35 | .2746 | .3246 | .3810 | .4182 | .4916 | .5189 |
| 38 | 36 | .2709 | .3202 | .3760 | .4128 | .4856 | .5126 |
| 39 | 37 | .2673 | .3160 | .3712 | .4076 | .4797 | .5066 |
| 40 | 38 | .2638 | .3120 | .3666 | .4026 | .4741 | .5007 |
| 50 | 48 | .2353 | .2787 | .3281 | .3610 | .4267 | .4514 |
| 60 | 58 | .2144 | .2542 | .2997 | .3301 | .3912 | .4143 |
| 70 | 68 | .1982 | .2352 | .2776 | .3060 | .3632 | .3850 |
| 80 | 78 | .1852 | .2199 | .2597 | .2864 | .3405 | .3611 |
| 90 | 88 | .1745 | .2073 | .2449 | .2702 | .3215 | .3412 |
| 100 | 98 | .1654 | .1966 | .2324 | .2565 | .3054 | .3242 |
| 200 | 198 | .1166 | .1388 | .1644 | .1818 | .2173 | .2310 |
| 300 | 298 | .0952 | .1133 | .1343 | .1485 | .1777 | .1891 |
| 400 | 398 | .0824 | .0981 | .1163 | .1287 | .1541 | .1639 |
| 500 | 498 | .0736 | .0877 | .1040 | .1151 | .1379 | .1467 |

注1：たとえば，$n=30$（$\nu=28$）の標本相関係数が $r_0=0.3968$ であるとき，両側有意水準 $\alpha=0.05$ に対する $\alpha$ 点は，表から $r_{28}(0.05)=0.3610$ であるから，関係式 $r_0=0.3968 > r_{28}(0.05)=0.3610$ によって，有意水準 $\alpha=0.05$ で有意（相関関係あり）と判断する．

注2：相関係数 $r_0$ の検定は，関係式 $t_0 = |r_0| \sqrt{(n-2)/(1-r^2)}$ により，$t$-検定を用いてもよい．

注3：変量の組が $k$ 個の偏相関係数 $r$ に対して，自由度を $\nu=n-k$ とおくことにより付表を利用することができる．重相関係数 $R$ についても $\nu=n-k$ とおくことにより，近似的に付表を利用することができる．

## 付表 6 順位相関係数の $\alpha$ 点（1）
―スピアマンの順位相関

| $n$ \ $\alpha$：片側（両側） | 0.05 (.10) | 0.025 (.05) | 0.01 (.02) | 0.005 (.01) |
|---|---|---|---|---|
| 4 | 1.000 | | | |
| 5 | .900 | 1.000 | 1.000 | |
| 6 | .829 | .886 | .943 | 1.000 |
| 7 | .714 | .750 | .893 | .929 |
| 8 | .643 | .738 | .833 | .881 |
| 9 | .600 | .700 | .783 | .833 |
| 10 | .564 | .648 | .745 | .794 |

注1：たとえば，$n=8$，両側有意水準 $\alpha=0.01$ に対するスピアマンの順位相関係数 $r_s$ の $\alpha$ 点は，表より $r_8(\alpha)=r_8(0.01)=0.881$ が与えられる．

注2：$n=11$ 以上の $r_n(\alpha)$ は，
近似式　$r_n(\alpha)=t_\nu(\alpha)\sqrt{1/\{(t_\nu(\alpha))^2+\nu\}}$
を用いる．ただし，$\nu=n-1$ である．

## 付表 7 順位相関係数の $\alpha$ 点（2）
―ケンドールの順位相関

| $n$ \ $\alpha$：片側（両側） | 0.05 (.10) | 0.025 (.05) | 0.01 (.02) | 0.005 (.01) |
|---|---|---|---|---|
| 4 | 1.000 | | | |
| 5 | .800 | 1.000 | 1.000 | |
| 6 | .733 | .867 | .867 | 1.000 |
| 7 | .619 | .714 | .810 | .905 |
| 8 | .571 | .643 | .714 | .786 |
| 9 | .500 | .556 | .667 | .722 |
| 10 | .467 | .511 | .600 | .644 |
| 11 | .418 | .491 | .564 | .600 |
| 12 | .394 | .455 | .545 | .576 |
| 13 | .359* | .436 | .513 | .564 |
| 14 | .363 | .407 | .473 | .516 |
| 15 | .333 | .390 | .467 | .505 |
| 16 | .317 | .383 | .433 | .483 |
| 17 | .309 | .368 | .426 | .471 |
| 18 | .294 | .346 | .412 | .451 |
| 19 | .287 | .333 | .392 | .439 |
| 20 | .274 | .326 | .379 | .421 |

注1：たとえば，$n=15$，片側有意水準 $\alpha=0.05$ に対するケンドールの順位相関係数 $r_k$ の $\alpha$ 点は，表より $r_n(\alpha)=r_{15}(0.05)=0.333$ が与えられる．

注2：$n=21$ 以上の $r_n(\alpha)$ は，
近似式　$r_n(\alpha)=z(\alpha)\sqrt{(4n+10)/9n(n-1)}$
を用いる．

注3：$r_{13}(0.05)=0.359*$ は，上下の数値の大小関係からみて $r_{14}(0.05)$ と逆順序のようにみえるが，間違いではない．離散型統計量の場合に，まれにみられることがある．

## 付表 8
飛び離れたデータの Grubbs-Smirnov 棄却検定の $T_n(\alpha)$ の値

| $n$ \ $\alpha$ | .100 | .050 | .025 | .010 |
|---|---|---|---|---|
| 3 | 1.148 | 1.153 | 1.154 | 1.155 |
| 4 | 1.425 | 1.462 | 1.481 | 1.493 |
| 5 | 1.602 | 1.671 | 1.715 | 1.749 |
| 6 | 1.729 | 1.822 | 1.887 | 1.944 |
| 7 | 1.828 | 1.938 | 2.020 | 2.097 |
| 8 | 1.909 | 2.032 | 2.127 | 2.221 |
| 9 | 1.977 | 2.110 | 2.215 | 2.323 |
| 10 | 2.036 | 2.176 | 2.290 | 2.410 |
| 11 | 2.088 | 2.234 | 2.355 | 2.484 |
| 12 | 2.134 | 2.285 | 2.412 | 2.549 |
| 13 | 2.176 | 2.331 | 2.462 | 2.607 |
| 14 | 2.213 | 2.372 | 2.507 | 2.658 |
| 15 | 2.218 | 2.409 | 2.548 | 2.705 |
| 16 | 2.279 | 2.443 | 2.586 | 2.747 |
| 17 | 2.309 | 2.475 | 2.620 | 2.785 |
| 18 | 2.336 | 2.504 | 2.652 | 2.821 |
| 19 | 2.361 | 2.531 | 2.681 | 2.853 |
| 20 | 2.385 | 2.557 | 2.708 | 2.884 |
| 21 | 2.407 | 2.580 | 2.734 | 2.912 |
| 22 | 2.428 | 2.603 | 2.758 | 2.939 |
| 23 | 2.448 | 2.624 | 2.780 | 2.963 |
| 24 | 2.467 | 2.644 | 2.802 | 2.987 |
| 25 | 2.485 | 2.663 | 2.822 | 3.009 |
| 26 | 2.502 | 2.681 | 2.841 | 3.029 |
| 27 | 2.518 | 2.698 | 2.859 | 3.049 |
| 28 | 2.534 | 2.714 | 2.876 | 3.068 |
| 29 | 2.549 | 2.730 | 2.893 | 3.086 |
| 30 | 2.563 | 2.745 | 2.908 | 3.103 |
| 31 | 2.577 | 2.759 | 2.923 | 3.119 |
| 32 | 2.590 | 2.773 | 2.938 | 3.135 |
| 33 | 2.603 | 2.786 | 2.952 | 3.150 |
| 34 | 2.615 | 2.799 | 2.965 | 3.164 |
| 35 | 2.627 | 2.811 | 2.978 | 3.178 |
| 36 | 2.638 | 2.823 | 2.990 | 3.191 |
| 37 | 2.649 | 2.834 | 3.002 | 3.204 |
| 38 | 2.660 | 2.845 | 3.014 | 3.216 |
| 39 | 2.670 | 2.856 | 3.025 | 3.228 |
| 40 | 2.680 | 2.867 | 3.036 | 3.239 |
| 41 | 2.690 | 2.877 | 3.046 | 3.251 |
| 42 | 2.700 | 2.886 | 3.056 | 3.261 |
| 43 | 2.709 | 2.896 | 3.066 | 3.272 |
| 44 | 2.718 | 2.905 | 3.076 | 3.282 |
| 45 | 2.727 | 2.914 | 3.085 | 3.292 |
| 46 | 2.735 | 2.923 | 3.094 | 3.301 |
| 47 | 2.744 | 2.931 | 3.103 | 3.310 |
| 48 | 2.752 | 2.940 | 3.111 | 3.319 |
| 49 | 2.760 | 2.948 | 3.120 | 3.328 |
| 50 | 2.767 | 2.956 | 3.128 | 3.337 |

## 付表 9-1  Kolmogorov-Smirnov 検定

1標本検定表(両側検定用). 相対度数の差の最大値が表中の値より大きくなれば該当する有意水準で帰無仮説を棄却することができる．

| 標本の大きさ $n$ | 有意水準 | | | | |
|---|---|---|---|---|---|
| | .20 | .15 | .10 | .05 | .01 |
| 1 | .900 | .925 | .950 | .975 | .995 |
| 2 | .684 | .726 | .776 | .842 | .929 |
| 3 | .565 | .597 | .642 | .708 | .828 |
| 4 | .494 | .525 | .564 | .624 | .733 |
| 5 | .446 | .474 | .510 | .565 | .669 |
| 6 | .410 | .436 | .470 | .521 | .618 |
| 7 | .381 | .405 | .438 | .486 | .577 |
| 8 | .358 | .381 | .411 | .457 | .543 |
| 9 | .339 | .360 | .388 | .432 | .514 |
| 10 | .322 | .342 | .368 | .410 | .490 |
| 11 | .307 | .326 | .352 | .391 | .468 |
| 12 | .295 | .313 | .338 | .375 | .450 |
| 13 | .284 | .302 | .325 | .361 | .433 |
| 14 | .274 | .292 | .314 | .349 | .418 |
| 15 | .266 | .283 | .304 | .338 | .404 |
| 16 | .258 | .274 | .295 | .328 | .392 |
| 17 | .250 | .266 | .286 | .318 | .381 |
| 18 | .244 | .259 | .278 | .309 | .371 |
| 19 | .237 | .252 | .272 | .301 | .363 |
| 20 | .231 | .246 | .264 | .294 | .356 |
| 25 | .21 | .22 | .24 | .27 | .32 |
| 30 | .19 | .20 | .22 | .24 | .29 |
| 35 | .18 | .19 | .21 | .23 | .27 |
| 35 以上 | $\dfrac{1.07}{\sqrt{n}}$ | $\dfrac{1.14}{\sqrt{n}}$ | $\dfrac{1.22}{\sqrt{n}}$ | $\dfrac{1.36}{\sqrt{n}}$ | $\dfrac{1.63}{\sqrt{n}}$ |

## 付表 9-3  2 標本(両側検定)

| $\alpha$ | $\cdot D = \mid G_1(x)(X) - G_2(x)(X) \mid$ |
|---|---|
| .10 | $1.22\sqrt{\dfrac{n_1+n_2}{n_1 n_2}}$ |
| .05 | $1.36\sqrt{\dfrac{n_1+n_2}{n_1 n_2}}$ |
| .025 | $1.48\sqrt{\dfrac{n_1+n_2}{n_1 n_2}}$ |
| .01 | $1.63\sqrt{\dfrac{n_1+n_2}{n_1 n_2}}$ |
| .005 | $1.73\sqrt{\dfrac{n_1+n_2}{n_1 n_2}}$ |
| .001 | $1.95\sqrt{\dfrac{n_1+n_2}{n_1 n_2}}$ |

## 付表 9-2 2標本検定

累積相対度数の差の最大値が表中の値より大きくなれば該当する有意水準で帰無仮説を棄却する.

| n | 片側検定 $\alpha=.05$ | 片側検定 $\alpha=.01$ | 両側検定 $\alpha=.05$ | 両側検定 $\alpha=.01$ | n | 片側検定 $\alpha=.05$ | 片側検定 $\alpha=.01$ | 両側検定 $\alpha=.05$ | 両側検定 $\alpha=.01$ |
|---|---|---|---|---|---|---|---|---|---|
| 3 | 3 | — | — | — | 18 | 8 | 10 | 9 | 10 |
| 4 | 4 | — | 4 | — | 19 | 8 | 10 | 9 | 10 |
| 5 | 4 | 5 | 5 | 5 | 20 | 8 | 10 | 9 | 11 |
| 6 | 5 | 6 | 5 | 6 | 21 | 8 | 10 | 9 | 11 |
| 7 | 5 | 6 | 6 | 6 | 22 | 9 | 11 | 9 | 11 |
| 8 | 5 | 6 | 6 | 7 | 23 | 9 | 11 | 10 | 11 |
| 9 | 6 | 7 | 6 | 7 | 24 | 9 | 11 | 10 | 12 |
| 10 | 6 | 7 | 7 | 8 | 25 | 9 | 11 | 10 | 12 |
| 11 | 6 | 8 | 7 | 8 | 26 | 9 | 11 | 10 | 12 |
| 12 | 6 | 8 | 7 | 8 | 27 | 9 | 12 | 10 | 12 |
| 13 | 7 | 8 | 7 | 9 | 28 | 10 | 12 | 11 | 13 |
| 14 | 7 | 8 | 8 | 9 | 29 | 10 | 12 | 11 | 13 |
| 15 | 7 | 9 | 8 | 9 | 30 | 10 | 12 | 11 | 13 |
| 16 | 7 | 9 | 8 | 10 | 35 | 11 | 13 | 12 | |
| 17 | 8 | 9 | 8 | 10 | 40 | 11 | 14 | 13 | |

## 付表 10 符号検定表

成功の確率が $1/2$ のときの $n$ 回試行中 $k$ 回以上成功の確率

| k | 3 | 4 | 5 | 6 | 7 | 8 | 9 | 10 | 11 | 12 | 13 |
|---|---|---|---|---|---|---|---|---|---|---|---|
| n | | | | | | | | | | | |
| 5 | .500 | .180 | .031 | | | | | | | | |
| 6 | .656 | .344 | .109 | .016 | | | | | | | |
| 7 | | .500 | .227 | .063 | .008 | | | | | | |
| 8 | | .636 | .363 | .145 | .035 | .004 | | | | | |
| 9 | | | .500 | .254 | .090 | .020 | .002 | | | | |
| 10 | | | .623 | .377 | .172 | .055 | .011 | .001 | | | |
| 11 | | | | .500 | .274 | .113 | .033 | .006 | * | | |
| 12 | | | | .613 | .387 | .194 | .073 | .019 | .003 | * | |
| 13 | | | | | .500 | .291 | .133 | .046 | .011 | .002 | * |
| 14 | | | | | .605 | .395 | .212 | .090 | .029 | .006 | .001 |
| 15 | | | | | | .500 | .304 | .151 | .059 | .018 | .004 |
| 16 | | | | | | .598 | .402 | .227 | .105 | .038 | .011 |
| 17 | | | | | | | .500 | .315 | .166 | .072 | .025 |
| 18 | | | | | | | .593 | .407 | .240 | .119 | .048 |
| 19 | | | | | | | | .500 | .324 | .180 | .084 |
| 20 | | | | | | | | .588 | .412 | .252 | .132 |
| 21 | | | | | | | | | .500 | .332 | .192 |
| 22 | | | | | | | | | .584 | .416 | .262 |
| 23 | | | | | | | | | | .500 | 339 |
| 24 | | | | | | | | | | .581 | .419 |

| k | 14 | 15 | 16 | 17 | 18 | 19 | 20 | 21 | 22 | 23 | 24 |
|---|---|---|---|---|---|---|---|---|---|---|---|
| n | | | | | | | | | | | |
| 14 | * | | | | | | | | | | |
| 15 | * | * | | | | | | | | | |
| 16 | .002 | * | * | | | | | | | | |
| 17 | .006 | .001 | * | * | | | | | | | |
| 18 | .015 | .004 | .001 | * | * | | | | | | |
| 19 | .032 | .010 | .002 | * | * | * | | | | | |
| 20 | .058 | .021 | .006 | .001 | * | * | * | | | | |
| 21 | .095 | .039 | .013 | .004 | .001 | * | * | * | * | | |
| 22 | .143 | .067 | .026 | .008 | .002 | * | * | * | * | | |
| 23 | .202 | .105 | .047 | .017 | .005 | .001 | * | * | * | * | |
| 24 | .271 | .154 | .076 | .032 | .011 | .003 | .001 | * | * | * | * |

*$P<0.001$

**付表 11** $n_1$, $n_2$ は標本数，**表 a** はランの総計が等しいか，それ未満の場合，ランダムでないことを示し，**表 b** はランの総計が表中の数字以上であってもランダムでないことを示している（両側検定で有意水準 5 ％）

**表 a**

| $n_1$ \ $n_2$ | 2 | 3 | 4 | 5 | 6 | 7 | 8 | 9 | 10 | 11 | 12 | 13 | 14 | 15 | 16 | 17 | 18 | 19 | 20 |
|---|---|---|---|---|---|---|---|---|---|---|---|---|---|---|---|---|---|---|---|
| 2 | | | | | | | | | | | 2 | 2 | 2 | 2 | 2 | 2 | 2 | 2 | 2 |
| 3 | | | | | 2 | 2 | 2 | 2 | 2 | 2 | 2 | 2 | 2 | 3 | 3 | 3 | 3 | 3 | 3 |
| 4 | | | | 2 | 2 | 2 | 3 | 3 | 3 | 3 | 3 | 3 | 3 | 3 | 4 | 4 | 4 | 4 | 4 |
| 5 | | | 2 | 2 | 2 | 3 | 3 | 3 | 3 | 4 | 4 | 4 | 4 | 4 | 4 | 4 | 5 | 5 | 5 |
| 6 | | 2 | 2 | 3 | 3 | 3 | 3 | 4 | 4 | 4 | 4 | 5 | 5 | 5 | 5 | 5 | 5 | 6 | 6 |
| 7 | | 2 | 2 | 3 | 3 | 3 | 4 | 4 | 5 | 5 | 5 | 5 | 5 | 6 | 6 | 6 | 6 | 6 | 6 |
| 8 | | 2 | 3 | 3 | 3 | 4 | 4 | 5 | 5 | 5 | 6 | 6 | 6 | 6 | 6 | 7 | 7 | 7 | 7 |
| 9 | | 2 | 3 | 3 | 4 | 4 | 5 | 5 | 5 | 6 | 6 | 6 | 7 | 7 | 7 | 7 | 8 | 8 | 8 |
| 10 | | 2 | 3 | 3 | 4 | 5 | 5 | 5 | 6 | 6 | 7 | 7 | 7 | 7 | 8 | 8 | 8 | 8 | 9 |
| 11 | | 2 | 3 | 4 | 4 | 5 | 5 | 6 | 6 | 7 | 7 | 7 | 8 | 8 | 8 | 9 | 9 | 9 | 9 |
| 12 | 2 | 2 | 3 | 4 | 4 | 5 | 6 | 6 | 7 | 7 | 7 | 8 | 8 | 8 | 9 | 9 | 9 | 10 | 10 |
| 13 | 2 | 2 | 3 | 4 | 5 | 5 | 6 | 6 | 7 | 7 | 8 | 8 | 9 | 9 | 9 | 10 | 10 | 10 | 10 |
| 14 | 2 | 2 | 3 | 4 | 5 | 5 | 6 | 7 | 7 | 8 | 8 | 9 | 9 | 9 | 10 | 10 | 10 | 11 | 11 |
| 15 | 2 | 3 | 3 | 4 | 5 | 6 | 6 | 7 | 7 | 8 | 8 | 9 | 9 | 10 | 10 | 11 | 11 | 11 | 12 |
| 16 | 2 | 3 | 4 | 4 | 5 | 6 | 6 | 7 | 8 | 8 | 9 | 9 | 10 | 10 | 11 | 11 | 11 | 12 | 12 |
| 17 | 2 | 3 | 4 | 4 | 5 | 6 | 7 | 7 | 8 | 9 | 9 | 10 | 10 | 11 | 11 | 11 | 12 | 12 | 13 |
| 18 | 2 | 3 | 4 | 5 | 5 | 6 | 7 | 8 | 8 | 9 | 9 | 10 | 10 | 11 | 11 | 12 | 12 | 13 | 13 |
| 19 | 2 | 3 | 4 | 5 | 6 | 6 | 7 | 8 | 8 | 9 | 10 | 10 | 11 | 11 | 12 | 12 | 13 | 13 | 13 |
| 20 | 2 | 3 | 4 | 5 | 6 | 6 | 7 | 8 | 9 | 9 | 10 | 10 | 11 | 12 | 12 | 13 | 13 | 13 | 14 |

**表 b**

| $n_1$ \ $n_2$ | 2 | 3 | 4 | 5 | 6 | 7 | 8 | 9 | 10 | 11 | 12 | 13 | 14 | 15 | 16 | 17 | 18 | 19 | 20 |
|---|---|---|---|---|---|---|---|---|---|---|---|---|---|---|---|---|---|---|---|
| 2 | | | | | | | | | | | | | | | | | | | |
| 3 | | | | | | | | | | | | | | | | | | | |
| 4 | | | | | 9 | 9 | | | | | | | | | | | | | |
| 5 | | | | 9 | 10 | 10 | 11 | 11 | | | | | | | | | | | |
| 6 | | | | 9 | 10 | 11 | 12 | 12 | 13 | 13 | 13 | 13 | | | | | | | |
| 7 | | | | | 11 | 12 | 13 | 13 | 14 | 14 | 14 | 14 | 15 | 15 | 15 | | | | |
| 8 | | | | | 11 | 12 | 13 | 14 | 14 | 15 | 15 | 16 | 16 | 16 | 16 | 17 | 17 | 17 | 17 |
| 9 | | | | | | 13 | 14 | 14 | 15 | 16 | 16 | 16 | 17 | 17 | 18 | 18 | 18 | 18 | 18 |
| 10 | | | | | | 13 | 14 | 15 | 16 | 16 | 17 | 17 | 18 | 18 | 18 | 19 | 19 | 19 | 20 | 20 |
| 11 | | | | | | 13 | 14 | 15 | 16 | 17 | 17 | 18 | 19 | 19 | 19 | 20 | 20 | 20 | 21 | 21 |
| 12 | | | | | | 13 | 14 | 16 | 16 | 17 | 18 | 19 | 19 | 20 | 20 | 21 | 21 | 21 | 22 | 22 |
| 13 | | | | | | | 15 | 16 | 17 | 18 | 19 | 19 | 20 | 20 | 21 | 21 | 22 | 22 | 23 | 23 |
| 14 | | | | | | | 15 | 16 | 17 | 18 | 19 | 20 | 20 | 21 | 22 | 22 | 23 | 23 | 23 | 24 |
| 15 | | | | | | | 15 | 16 | 18 | 18 | 19 | 20 | 21 | 22 | 22 | 23 | 23 | 24 | 24 | 25 |
| 16 | | | | | | | | 17 | 18 | 19 | 20 | 21 | 21 | 22 | 23 | 23 | 24 | 25 | 25 | 25 |
| 17 | | | | | | | | 17 | 18 | 19 | 20 | 21 | 22 | 23 | 23 | 24 | 25 | 25 | 26 | 26 |
| 18 | | | | | | | | 17 | 18 | 19 | 20 | 21 | 22 | 23 | 24 | 25 | 25 | 26 | 26 | 27 |
| 19 | | | | | | | | 17 | 18 | 20 | 21 | 22 | 23 | 23 | 24 | 25 | 26 | 26 | 27 | 27 |
| 20 | | | | | | | | 17 | 18 | 20 | 21 | 22 | 23 | 24 | 25 | 25 | 26 | 27 | 27 | 28 |

## 付表 12 Mann-Whitney の $U$-検定法

表 **a** は両側検定，有意水準 **0.05** の表，**b** は片側検定，有意水準 **0.05** の表である．表 **c** は標本の大きさ $n_1$, $n_2$ が 8 以下のときの，$U$ の値についてそれより小さな $U$ の値が得られる確率を示す表．

### 表 a  $\alpha = 0.05$（両側検定用）

| $n_1$ \ $n_2$ | 1 | 2 | 3 | 4 | 5 | 6 | 7 | 8 | 9 | 10 | 11 | 12 | 13 | 14 | 15 | 16 | 17 | 18 | 19 | 20 |
|---|---|---|---|---|---|---|---|---|---|---|---|---|---|---|---|---|---|---|---|---|
| 1 | | | | | | | | | | | | | | | | | | | | |
| 2 | | | | | | | | 0 | 0 | 0 | 0 | 1 | 1 | 1 | 1 | 1 | 2 | 2 | 2 | 2 |
| 3 | | | | | 0 | 1 | 1 | 2 | 2 | 3 | 3 | 4 | 4 | 5 | 5 | 6 | 6 | 7 | 7 | 8 |
| 4 | | | | 0 | 1 | 2 | 3 | 4 | 4 | 5 | 6 | 7 | 8 | 9 | 10 | 11 | 11 | 12 | 13 | 13 |
| 5 | | | 0 | 1 | 2 | 3 | 5 | 6 | 7 | 8 | 9 | 11 | 12 | 13 | 14 | 15 | 17 | 18 | 19 | 20 |
| 6 | | | 1 | 2 | 3 | 5 | 6 | 8 | 10 | 11 | 13 | 14 | 16 | 17 | 19 | 21 | 22 | 24 | 25 | 27 |
| 7 | | | 1 | 3 | 5 | 6 | 8 | 10 | 12 | 14 | 16 | 18 | 20 | 22 | 24 | 26 | 28 | 30 | 32 | 34 |
| 8 | | 0 | 2 | 4 | 6 | 8 | 10 | 13 | 15 | 17 | 19 | 22 | 24 | 26 | 29 | 31 | 34 | 36 | 38 | 41 |
| 9 | | 0 | 2 | 4 | 7 | 10 | 12 | 15 | 17 | 20 | 23 | 26 | 28 | 31 | 34 | 37 | 39 | 42 | 45 | 48 |
| 10 | | 0 | 3 | 5 | 8 | 11 | 14 | 17 | 20 | 23 | 26 | 29 | 33 | 36 | 39 | 42 | 45 | 48 | 52 | 55 |
| 11 | | 0 | 3 | 6 | 9 | 13 | 16 | 19 | 23 | 26 | 30 | 33 | 37 | 40 | 44 | 47 | 51 | 55 | 58 | 62 |
| 12 | | 1 | 4 | 7 | 11 | 14 | 18 | 22 | 26 | 29 | 33 | 37 | 41 | 45 | 49 | 53 | 57 | 61 | 65 | 69 |
| 13 | | 1 | 4 | 8 | 12 | 16 | 20 | 24 | 28 | 33 | 37 | 41 | 45 | 50 | 54 | 59 | 63 | 67 | 72 | 76 |
| 14 | | 1 | 5 | 9 | 13 | 17 | 22 | 26 | 31 | 36 | 40 | 45 | 50 | 55 | 59 | 64 | 67 | 74 | 78 | 83 |
| 15 | | 1 | 5 | 10 | 14 | 19 | 24 | 29 | 34 | 39 | 44 | 49 | 54 | 59 | 64 | 70 | 75 | 80 | 85 | 90 |
| 16 | | 1 | 6 | 11 | 15 | 21 | 26 | 31 | 37 | 42 | 47 | 53 | 59 | 64 | 70 | 75 | 81 | 86 | 92 | 98 |
| 17 | | 2 | 6 | 11 | 17 | 22 | 28 | 34 | 39 | 45 | 51 | 57 | 63 | 67 | 75 | 81 | 87 | 93 | 99 | 105 |
| 18 | | 2 | 7 | 12 | 18 | 24 | 30 | 36 | 42 | 48 | 55 | 61 | 67 | 74 | 80 | 86 | 93 | 99 | 106 | 112 |
| 19 | | 2 | 7 | 13 | 19 | 25 | 32 | 38 | 45 | 52 | 58 | 65 | 72 | 78 | 85 | 92 | 99 | 106 | 113 | 119 |
| 20 | | 2 | 8 | 13 | 20 | 27 | 34 | 41 | 48 | 55 | 62 | 69 | 76 | 83 | 90 | 98 | 105 | 112 | 119 | 127 |

### 表 b  $\alpha = 0.05$（片側検定用）または $\alpha = 0.10$（両側検定用）

| $n_1$ \ $n_2$ | 1 | 2 | 3 | 4 | 5 | 6 | 7 | 8 | 9 | 10 | 11 | 12 | 13 | 14 | 15 | 16 | 17 | 18 | 19 | 20 |
|---|---|---|---|---|---|---|---|---|---|---|---|---|---|---|---|---|---|---|---|---|
| 1 | | | | | | | | | | | | | | | | | | | 0 | 6 |
| 2 | | | | | 0 | 0 | 0 | 1 | 1 | 1 | 1 | 2 | 2 | 2 | 3 | 3 | 3 | 4 | 4 | 4 |
| 3 | | | 0 | 1 | 2 | 2 | 3 | 3 | 4 | 5 | 5 | 6 | 7 | 7 | 8 | 9 | 9 | 10 | 11 | |
| 4 | | | 0 | 1 | 2 | 3 | 4 | 5 | 6 | 7 | 8 | 9 | 10 | 11 | 12 | 14 | 15 | 16 | 17 | 18 |
| 5 | | 0 | 1 | 2 | 4 | 5 | 6 | 8 | 9 | 11 | 12 | 13 | 15 | 16 | 18 | 19 | 20 | 22 | 23 | 25 |
| 6 | | 0 | 2 | 3 | 5 | 7 | 8 | 10 | 12 | 14 | 16 | 17 | 19 | 21 | 23 | 25 | 26 | 28 | 30 | 32 |
| 7 | | 0 | 2 | 4 | 6 | 8 | 11 | 13 | 15 | 17 | 19 | 21 | 24 | 26 | 28 | 30 | 33 | 35 | 37 | 39 |
| 8 | | 1 | 3 | 5 | 8 | 10 | 13 | 15 | 18 | 20 | 23 | 26 | 28 | 31 | 33 | 36 | 39 | 41 | 44 | 47 |
| 9 | | 1 | 3 | 6 | 9 | 12 | 15 | 18 | 21 | 24 | 27 | 30 | 33 | 36 | 39 | 42 | 45 | 48 | 51 | 54 |
| 10 | | 1 | 4 | 7 | 11 | 14 | 17 | 20 | 24 | 27 | 31 | 34 | 37 | 41 | 44 | 48 | 51 | 55 | 58 | 62 |
| 11 | | 1 | 5 | 8 | 12 | 16 | 19 | 23 | 27 | 31 | 34 | 38 | 42 | 46 | 50 | 54 | 57 | 61 | 65 | 69 |
| 12 | | 2 | 5 | 9 | 13 | 17 | 21 | 26 | 30 | 34 | 38 | 42 | 47 | 51 | 55 | 60 | 64 | 68 | 72 | 77 |
| 13 | | 2 | 6 | 10 | 15 | 19 | 24 | 28 | 33 | 37 | 42 | 47 | 51 | 56 | 61 | 65 | 70 | 75 | 80 | 84 |
| 14 | | 2 | 7 | 11 | 16 | 21 | 26 | 31 | 36 | 41 | 46 | 51 | 56 | 61 | 66 | 71 | 77 | 82 | 87 | 92 |
| 15 | | 3 | 7 | 12 | 18 | 23 | 28 | 33 | 39 | 44 | 50 | 55 | 61 | 66 | 72 | 77 | 83 | 88 | 94 | 100 |
| 16 | | 3 | 8 | 14 | 19 | 25 | 30 | 36 | 42 | 48 | 54 | 60 | 65 | 71 | 77 | 83 | 89 | 95 | 101 | 107 |
| 17 | | 3 | 9 | 15 | 20 | 26 | 33 | 39 | 45 | 51 | 57 | 64 | 70 | 77 | 83 | 89 | 96 | 102 | 109 | 115 |
| 18 | | 4 | 9 | 16 | 22 | 28 | 35 | 41 | 48 | 55 | 61 | 68 | 75 | 82 | 88 | 95 | 102 | 109 | 116 | 123 |
| 19 | 0 | 4 | 10 | 17 | 23 | 30 | 37 | 44 | 51 | 58 | 65 | 72 | 80 | 87 | 94 | 101 | 109 | 116 | 123 | 130 |
| 20 | 0 | 4 | 11 | 18 | 25 | 32 | 39 | 47 | 54 | 62 | 69 | 77 | 84 | 92 | 100 | 107 | 115 | 123 | 130 | 138 |

### 表 c-1  $n_2 = 3$

| $U$ \ $n_1$ | 1 | 2 | 3 |
|---|---|---|---|
| 0 | .250 | .100 | .050 |
| 1 | .500 | .200 | .100 |
| 2 | .750 | .400 | .200 |
| 3 | | .600 | .350 |
| 4 | | | .500 |
| 5 | | | .650 |

### 表 c-2  $n_2 = 4$

| $U$ \ $n_1$ | 1 | 2 | 3 | 4 |
|---|---|---|---|---|
| 0 | .200 | .067 | .028 | .014 |
| 1 | .400 | .133 | .057 | .029 |
| 2 | .600 | .267 | .114 | .057 |
| 3 | | .400 | .200 | .100 |
| 4 | | .600 | .314 | .171 |
| 5 | | | .429 | .243 |
| 6 | | | .571 | .343 |
| 7 | | | | .443 |
| 8 | | | | .557 |

表 c-3　$n_2=5$

| U \ $n_1$ | 1 | 2 | 3 | 4 | 5 |
|---|---|---|---|---|---|
| 0 | .167 | .047 | .018 | .008 | .004 |
| 1 | .333 | .095 | .036 | .016 | .008 |
| 2 | .500 | .190 | .071 | .032 | .016 |
| 3 | .667 | .286 | .125 | .056 | .028 |
| 4 |  | .429 | .196 | .095 | .048 |
| 5 |  | .571 | .286 | .143 | .075 |
| 6 |  |  | .393 | .206 | .111 |
| 7 |  |  | .500 | .278 | .155 |
| 8 |  |  | .607 | .365 | .210 |
| 9 |  |  |  | .452 | .274 |
| 10 |  |  |  | .548 | .345 |
| 11 |  |  |  |  | .421 |
| 12 |  |  |  |  | .500 |
| 13 |  |  |  |  | .579 |

表 c-4　$n_2=6$

| U \ $n_1$ | 1 | 2 | 3 | 4 | 5 | 6 |
|---|---|---|---|---|---|---|
| 0 | .143 | .036 | .012 | .005 | .002 | .001 |
| 1 | .286 | .071 | .024 | .010 | .004 | .002 |
| 2 | .428 | .143 | .048 | .019 | .009 | .004 |
| 3 | .571 | .214 | .083 | .033 | .015 | .008 |
| 4 |  | .321 | .131 | .057 | .026 | .013 |
| 5 |  | .429 | .190 | .086 | .041 | .021 |
| 6 |  | .571 | .274 | .129 | .063 | .032 |
| 7 |  |  | .357 | .176 | .089 | .047 |
| 8 |  |  | .452 | .238 | .123 | .066 |
| 9 |  |  | .548 | .305 | .165 | .090 |
| 10 |  |  |  | .381 | .214 | .120 |
| 11 |  |  |  | .457 | .268 | .155 |
| 12 |  |  |  | .545 | .331 | .197 |
| 13 |  |  |  |  | .396 | .242 |
| 14 |  |  |  |  | .465 | .294 |
| 15 |  |  |  |  | .535 | .350 |
| 16 |  |  |  |  |  | .409 |
| 17 |  |  |  |  |  | .469 |
| 18 |  |  |  |  |  | .531 |

表 c-5　$n_2=7$

| U \ $n_1$ | 1 | 2 | 3 | 4 | 5 | 6 | 7 |
|---|---|---|---|---|---|---|---|
| 0 | .125 | .028 | .008 | .003 | .001 | .001 | .000 |
| 1 | .250 | .056 | .017 | .006 | .003 | .001 | .001 |
| 2 | .375 | .111 | .033 | .012 | .005 | .002 | .001 |
| 3 | .500 | .167 | .058 | .021 | .009 | .004 | .002 |
| 4 | .625 | .250 | .092 | .036 | .015 | .007 | .003 |
| 5 |  | .333 | .133 | .055 | .024 | .011 | .006 |
| 6 |  | .444 | .192 | .082 | .037 | .017 | .009 |
| 7 |  | .556 | .258 | .115 | .053 | .026 | .013 |
| 8 |  |  | .333 | .158 | .074 | .037 | .019 |
| 9 |  |  | .417 | .206 | .101 | .051 | .027 |
| 10 |  |  | .500 | .264 | .134 | .069 | .036 |
| 11 |  |  | .583 | .324 | .172 | .090 | .049 |
| 12 |  |  |  | .394 | .216 | .117 | .064 |
| 13 |  |  |  | .464 | .265 | .147 | .082 |
| 14 |  |  |  | .538 | .319 | .183 | .104 |
| 15 |  |  |  |  | .378 | .223 | .130 |
| 16 |  |  |  |  | .438 | .267 | .159 |
| 17 |  |  |  |  | .500 | .314 | .191 |
| 18 |  |  |  |  | .562 | .365 | .228 |
| 19 |  |  |  |  |  | .418 | .267 |
| 20 |  |  |  |  |  | .473 | .310 |
| 21 |  |  |  |  |  | .527 | .355 |
| 22 |  |  |  |  |  |  | .402 |
| 23 |  |  |  |  |  |  | .451 |
| 24 |  |  |  |  |  |  | .500 |
| 25 |  |  |  |  |  |  | .549 |

**表 c-6** $n_2 = 8$

| $U$ \ $n_1$ | 1 | 2 | 3 | 4 | 5 | 6 | 7 | 8 | $t$ | Normal |
|---|---|---|---|---|---|---|---|---|---|---|
| 0 | .111 | .022 | .006 | .002 | .001 | .000 | .000 | .000 | 3.308 | .001 |
| 1 | .222 | .044 | .012 | .004 | .002 | .001 | .000 | .000 | 3.203 | .001 |
| 2 | .333 | .089 | .024 | .008 | .003 | .001 | .001 | .000 | 3.098 | .001 |
| 3 | .444 | .133 | .042 | .014 | .005 | .002 | .001 | .001 | 2.993 | .001 |
| 4 | .556 | .200 | .067 | .024 | .009 | .004 | .002 | .001 | 2.888 | .002 |
| 5 |  | .267 | .097 | .036 | .015 | .006 | .003 | .001 | 2.783 | .003 |
| 6 |  | .356 | .139 | .055 | .023 | .010 | .005 | .002 | 2.678 | .004 |
| 7 |  | .444 | .188 | .077 | .033 | .015 | .007 | .003 | 2.573 | .005 |
| 8 |  | .556 | .248 | .107 | .047 | .021 | .010 | .005 | 2.468 | .007 |
| 9 |  |  | .315 | .141 | .064 | .030 | .014 | .007 | 2.363 | .009 |
| 10 |  |  | .387 | .184 | .085 | .041 | .020 | .010 | 2.258 | .012 |
| 11 |  |  | .461 | .230 | .111 | .054 | .027 | .014 | 2.153 | .016 |
| 12 |  |  | .539 | .285 | .142 | .071 | .036 | .019 | 2.048 | .020 |
| 13 |  |  |  | .341 | .177 | .091 | .047 | .025 | 1.943 | .026 |
| 14 |  |  |  | .404 | .217 | .114 | .060 | .032 | 1.838 | .033 |
| 15 |  |  |  | .467 | .262 | .141 | .076 | .041 | 1.733 | .041 |
| 16 |  |  |  | .533 | .311 | .172 | .095 | .052 | 1.628 | .052 |
| 17 |  |  |  |  | .362 | .207 | .116 | .065 | 1.523 | .064 |
| 18 |  |  |  |  | .416 | .245 | .140 | .080 | 1.418 | .078 |
| 19 |  |  |  |  | .472 | .286 | .168 | .097 | 1.313 | .094 |
| 20 |  |  |  |  | .528 | .331 | .198 | .117 | 1.208 | .113 |
| 21 |  |  |  |  |  | .377 | .232 | .139 | 1.102 | .135 |
| 22 |  |  |  |  |  | .426 | .268 | .164 | .998 | .159 |
| 23 |  |  |  |  |  | .475 | .306 | .191 | .893 | .185 |
| 24 |  |  |  |  |  | .525 | .347 | .221 | .788 | .215 |
| 25 |  |  |  |  |  |  | .389 | .253 | .683 | .247 |
| 26 |  |  |  |  |  |  | .433 | .287 | .578 | .282 |
| 27 |  |  |  |  |  |  | .478 | .323 | .473 | .318 |
| 28 |  |  |  |  |  |  | .522 | .360 | .368 | .356 |
| 29 |  |  |  |  |  |  |  | .399 | .263 | .396 |
| 30 |  |  |  |  |  |  |  | .439 | .158 | .437 |
| 31 |  |  |  |  |  |  |  | .480 | .052 | .481 |
| 32 |  |  |  |  |  |  |  | .520 |  |  |

## 付表 13  Wilcoxon の符号付順位和検定の $T_\alpha$ の値

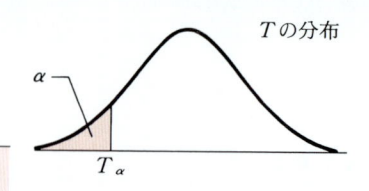

| n \ α | .005 | .01 | .025 | .05 |
|---|---|---|---|---|
| 1 | — | — | — | — |
| 2 | — | — | — | — |
| 3 | — | — | — | — |
| 4 | — | — | — | — |
| 5 | — | — | — | 0(.0312) |
| 6 | — | — | 0(.0156) | 2(.0469) |
| 7 | — | 0(.0078) | 2(.0234) | 3(.0391) |
| 8 | 0(.0039) | 1(.0078) | 3(.0195) | 5(.0391) |
| 9 | 1(.0039) | 3(.0098) | 5(.0195) | 8(.0488) |
| 10 | 3(.0049) | 5(.0098) | 8(.0244) | 10(.0420) |
| 11 | 5(.0049) | 7(.0093) | 10(.0210) | 13(.0415) |
| 12 | 7(.0046) | 9(.0081) | 13(.0212) | 17(.0461) |
| 13 | 9(.0040) | 12(.0085) | 17(.0239) | 21(.0471) |
| 14 | 12(.0043) | 15(.0083) | 21(.0247) | 25(.0453) |
| 15 | 15(.0042) | 19(.0090) | 25(.0240) | 30(.0473) |
| 16 | 19(.0046) | 23(.0091) | 29(.0222) | 35(.0467) |
| 17 | 23(.0047) | 27(.0087) | 34(.0224) | 41(.0492) |
| 18 | 27(.0045) | 32(.0091) | 40(.0241) | 47(.0494) |
| 19 | 32(.0047) | 37(.0090) | 46(.0247) | 53(.0478) |
| 20 | 37(.0047) | 43(.0096) | 52(.0242) | 60(.0487) |
| 21 | 42(.0045) | 49(.0097) | 58(.0230) | 67(.0479) |
| 22 | 48(.0046) | 55(.0095) | 65(.0231) | 75(.0492) |
| 23 | 54(.0046) | 62(.0098) | 73(.0242) | 83(.0490) |
| 24 | 61(.0048) | 69(.0097) | 81(.0245) | 91(.0475) |
| 25 | 68(.0048) | 76(.0094) | 89(.0241) | 100(.0479) |
| 26 | 75(.0047) | 84(.0095) | 98(.0247) | 110(.0497) |
| 27 | 83(.0048) | 92(.0093) | 107(.0246) | 119(.0477) |
| 28 | 91(.0048) | 101(.0096) | 116(.0239) | 130(.0496) |
| 29 | 100(.0049) | 110(.0095) | 126(.0240) | 140(.0482) |
| 30 | 109(.0050) | 120(.0098) | 137(.0249) | 151(.0481) |
| 31 | 118(.0049) | 130(.0099) | 147(.0239) | 163(.0491) |
| 32 | 128(.0050) | 140(.0097) | 159(.0249) | 175(.0492) |
| 33 | 138(.0049) | 151(.0099) | 170(.0242) | 187(.0485) |
| 34 | 148(.0048) | 162(.0098) | 182(.0242) | 200(.0488) |
| 35 | 159(.0048) | 173(.0096) | 195(.0247) | 213(.0484) |
| 36 | 171(.0050) | 185(.0096) | 208(.0248) | 227(.0489) |
| 37 | 182(.0048) | 198(.0099) | 221(.0245) | 241(.0487) |
| 38 | 194(.0048) | 211(.0099) | 235(.0247) | 256(.0493) |
| 39 | 207(.0049) | 224(.0099) | 249(.0246) | 271(.0493) |
| 40 | 220(.0049) | 238(.0100) | 264(.0249) | 286(.0486) |
| 41 | 233(.0048) | 252(.0100) | 279(.0248) | 302(.0488) |
| 42 | 247(.0049) | 266(.0098) | 294(.0245) | 319(.0496) |
| 43 | 261(.0048) | 281(.0098) | 310(.0245) | 336(.0498) |
| 44 | 276(.0049) | 296(.0097) | 327(.0250) | 353(.0495) |
| 45 | 291(.0049) | 312(.0098) | 343(.0244) | 371(.0498) |
| 46 | 507(.0050) | 328(.0098) | 361(.0249) | 389(.0497) |
| 47 | 322(.0048) | 345(.0099) | 378(.0245) | 407(.0490) |
| 48 | 339(.0050) | 362(.0099) | 396(.0244) | 426(.0490) |
| 49 | 355(.0049) | 379(.0098) | 415(.0247) | 446(.0495) |
| 50 | 373(.0050) | 397(.0098) | 434(.0247) | 466(.0495) |

かっこ内は表の値に対する正確な危険率である．
$n$ は差が 0 を除いたデータのペア数である．

# 索　引

## 和文索引

### ■数字

2×2 分割表　125
2 項係数　32
2 項定理　32
2 項分布　32
4 分位偏差　23
5 段階評価法　51
一元配置　159
一元配置表　159
一元配置分散分析法　161
一元配置法　160
一様分布　40
一致推定量　94
一致性　94
二元配置　159
二元配置分散分析法　164
二元配置法　164
二相抽出法　187

### ■あ

当てはまり検定　120

### ■い

イプシロン　94
因子　155

### ■う

ウィルコクソン符号付順位和検定　180
ウェルチの検定法　142

### ■え

エックスバー　16
絵グラフ　8
円グラフ　7

### ■お

オイラーの数　37
オッズ比　113
オッズ比の検定　153
応答変量　67
帯グラフ　5

### ■か

カイ　58
カイ 2 乗　58
ガンマ　59
加重平均　17
加法定理　29
回帰関数　67
回帰曲線　68
回帰係数　68
回帰直線　68, 72
回帰方程式　67
絵画グラフ　8
階級　2, 13
階層　185
確率　27
確率収束　94
確率比例抽出　187
確率分布　32
確率密度関数　44
片側検定　116
完全無作為化法　169

### ■き

幾何平均　15
危険率　116
帰無仮説　116
規準化　46
寄与率　87
期待値　34
棄却域　116
級　13
級下限界　13
級間隔　13
級間変動　161
級上限界　13
級心　13
級中値　13
級内変動　161
共分散　70, 75
共変動　75

### ■く

くもの巣グラフ　8
グラブス-スミルノフの棄却検定法　152
区間推定　93, 192
区間推定法　99
矩形分布　41

### ■け

ケンドールの順位相関係数　81
系統抽出法　187, 188
計数　1
計量　1
経過グラフ　11
決定係数　87
検出力　118

### ■こ

コロモゴロフ-スミルノフの検定　172
個体　1
誤差変動　161
交互作用効果　161
交差積比　113

### ■さ

採択域　116
最頻値　19
最小 2 乗法　69
最小分散不偏推定量　94
最尤推定値　95
最尤推定法　94
最尤推定量　95
最尤法　94
最良不偏推定量　94
散布図　74
散布度　15
算術平均　16
残差　68

### ■し

シグマ　16, 20
自由度　58
自由度調整済み重相関係数　88
自由度対　64
実験計画法　168
主効果　157
種別統計表　2
集落　189
集落抽出法　187, 189
重回帰　82
重回帰方程式　82, 83
重相関係数　86, 87
従属変量　67

順位相関係数　79
乗法定理　30
信頼区間　100
信頼係数　100
信頼限界　100

■す
スタージェスの方法　13
ステレオグラム　11
スピアマンの順位相関係数　79
水準　155
水準数　155
推定　93

■せ
正規曲線　44
正規分布　43
正規分布の再生性　56
正規方程式　70
正の相関　74
積事象　28
積和　75
切片　68
説明変量　67
尖度　25

■そ
相関　67
相関関係　74, 82
相関係数　75, 78
相関係数の検定　150
相関数　10
相関表　75
層　185
層化抽出法　187
層グラフ　6
層別多段抽出法　187
層別抽出法　187, 189
層別任意抽出法　189
属性　1
属性統計表　2

■た
多項分布　40
多重比較　164
多段抽出法　187
対象集団　185
対数正規分布　51
対立仮説　116
代表値　15
第1種の誤り　117
第2種の誤り　117
多重比較検定　164

単回帰　67
単回帰方程式　68
単純回帰式　68
単純任意抽出法　186
単純無作為抽出法　187
単相関　74

■ち
チェビシェフの不等式　21
中位数　19
中央値　19
中心極限定理　55
中心変換　75
調和平均　18

■て
適合度の検定　120
点推定　93

■と
ドゥ・モルガンの法則　29
度数　13
度数折線グラフ　9
度数柱状グラフ　9
度数分布図　9
度数分布表　2, 13
統計集団　1
統計資料　1
統計図表　4
統計地図　8
統計的推定　93
統計表　1
同数割当　187
特性値　15
独立性の検定　122
独立変量　67

■な
並数　19

■に
ニュー　58
任意出発点　189
任意標本　53

■ね
ネイマン割当　187

■は
ハッチング　4
パイ　95
パイグラフ　7
パラメータ　44

排反　28
排反事象　29
範囲　23

■ひ
ヒストグラム　9
ピアソンの相関係数　78
比率の差の検定　195
比例割当　187
非標本誤差　185
非復元抽出　40, 54
費用　181
標識　1
標準化　46
標準正規分布　47
標準偏回帰係数　85
標準偏差　20
標本　1
標本抽出法　188
標本特性値　190
標本の大きさ　186
標本標準偏差　21
標本分散　20, 53
標本分布　53
標本平均　53

■ふ
ファイ　47, 58
不偏推定値　93
不偏推定量　93
不偏分散　20
不偏分散平方根　21
負の2項分布　36
負の相関　74
符号検定　182
副次抽出　187
復元抽出　40, 54
分散　20, 34
分布の形　16

■へ
平均偏差　23
変動係数　23
変量　1
変量モデル　161
偏回帰係数　83
偏差　20
偏差平方　20
偏差平方和　20
偏相関係数　89

■ほ
ボンフェローニの不等式　153

ポアソン分布　37
母集団　1
母集団特性値　190
母集団の大きさ　186
母数　44
母数モデル　160
母標準偏差　21
母比率と標本比率との差の検定
　146
母比率の推定　192
母分散　20
母分散推定量　58
母分散に関する検定　144
母平均の検定　132
母平均の推定　191
棒グラフ　5

■ま

マクネマーの検定　131
マンテル-エクステンション法　132
マンテル-ヘンツェル法　131
マンホイットニー検定　174

■み

ミュー　16

■む

無限母集団　1, 185
無作為抽出法　186
無作為標本　53
無相関　75
無相関の検定　150

■め

メディアン検定　177

■も

目的集団　185

■ゆ

尤度関数　95
有意　116
有意水準　116, 117
有限母集団　1, 185
有効推定量　94

■よ

余事象　28

■ら

ラテン方格法　169
ランダム標本　186
ランによるテスト　178

■り

離散型一様分布　40
離散変量　1
流行値　19
両側検定　116

■る

累積度数曲線　9
累積度数分布　14

■れ

レーダーチャート　8
連検定法　178
連続型一様分布　41
連続変量　1

■わ

和事象　28
歪度　24

# 欧文索引

## ■数字

$2\times 2$ contingency table　125

## ■ギリシャ文字など

$\varepsilon$　94
$\Gamma$　59
$\chi$　58
$\chi^2$　58
$\chi^2$ 分布　58
$\mu$　16
$\nu$　58
$\Pi$　95
$\pi$　95
$\Phi$　47
$\phi$　58
$\Sigma$　16
$\sigma$　20
$\hat{x}$　68
$\hat{y}$　68

## ■A

$A_1 \cup A_2$　28
$A_1 \cap A_2$　28
acceptance region　116
addition theorem　30
alternative hypothesis　116
A Median Test　177
analysis of variance　159
arithmetic mean　15
A Test based on Runs　178
attribute　1

## ■B

binomial coefficient　32
binomial distribution　33
binomial theorem　32

## ■C

census　185
centering　75
central limit theorem　55
class　2,13
class interval　13
class lower limit　13
class upper limit　13
class width　13

cluster　189
cluster sampling　189
coefficient of determination　87
coefficient of variation　15
complementary event　28
confidence band　172
consistency　94
consistent estimator　94
continuous uniform distribution　41
continuous variate　1
converge in probability　94
correlation　74
correlation coefficient　78
correlation table　75
cost　185
count　1
covariance　70,77
critical rate　116
critical region　116
cumulative frequency distribution　14

## ■D

data　1
de Morgan の法則　29
dependent variate　67
deviation　20
discrete uniform distribution　40
discrete variate　1
dispersion　15
distribution-free test　171

## ■E

$e$　37
efficient estimator　94
ei　94
epsilon　94
equally probable or likely　27
error of the first kind　117
error of the second kind　117
Euler の数　37
exclusive　28
expectation　34
explanatory variate　67

## ■F

$F$-distribution　63
factor　159
finite population　1
Fisher の直接確率法　129
frequency　13
frequency polygon　9
frequency table　3

## ■G

gamma　59
geometric mean　15
Grubbs-Smirnov の棄却検定法　153

## ■H

harmonic mean　15
hatching　4
histogram　9

## ■I

independent　28
independent variate　67
individual　1
infinite population　1
interaction effect　161
interval estimation　93

## ■K

Kendall の順位相関係数　79
Kolmogorov-Smirnov の検定　172
kurtosis　16

## ■L

level　159
log-normal distribution　52

## ■M

main effect　161
Mann-Whitney Test　174
mark　1
matrix　83
McNemar Test　131
mean　15
mean deviation　15

measure  1
median  15
method of least squares  69
mode  15
more efficient  94
multinomial distribution  40
multiple correlation coefficient  87
multiple regression equation  83
multiplication theorem  30

## N

negative correlation  74
no correlation  75
non-parametric test  171
normal curve  44
normal distribution  44
normal equation  70
nu  58
null hypothesis  116

## O

ogive  9
one-sided test  116
one-way layout  159

## P

parameter  44
partial correlation coefficient  89
partial regression coefficient  83
ph  47
phei  47
pi  95
point estimation  93
Poisson distribution  38
population  1
population variance  20
positive correlation  74
power  118
probability  27

## Q

quartile deviation  15

## R

random-effect model  161
random sample  53, 186
random sampling  20
random start  189
range  15
rank correlation coefficient  79
rectangular distribution  41
regression coefficient  68
regression curve  68
regression equation  67
regression line  68
response variate  67
roof  68

## S

sample  1
sample variance  20
sampling distribution  53
sampling survey  185
scatter diagram  74
significant  116
significant level  116
simple random sampling  186
simple regression equation  68
size of population  186
size of sample  186
sk  24
skewness  16, 24
Spearman の順位相関係数  79
square of deviation  20
ss  51
standard deviation  15
standardization  46
standardized normal distribution  47
standardized partial regression coefficient  85
standard score  51
statistical aggregate  1
statistical diagram  4
statistical estimate  93
statistical graph  4
statistical table  1, 46
statistical test of hypothesis  115
stereogram  11
stochastically  171
stratified random sampling  189
stratified sampling  189
stratum  189
Sturges の方法  13
sum of products  75
sum of square  20
systematic sampling  188

## T

$t$-distribution  61
The Sign Test  182
The U-test  174
two-sided test  116
two-way layout  159

## U

unbiased estimate  93
unbiased estimator  93
unbiased variance  20
U test  174

## V

variable  1
variate  1, 67
vector  83

## W

weighted arithmetic mean  17
weighting  1
Welch の検定法  142
Wilcoxon matched pairs signed-rank test  180

## X

x ループ  68

## Y

y ループ  68
Yates の補正  127

[著者略歴]

**佐藤敏雄**（サトウトシオ）

1958年　北海道大学獣医学部卒業
　　　　元北海道教育大学札幌校教授

**村松　宰**（ムラマツ　ツカサ）

1974年　東京大学大学院医学系研究科
　　　　保健学専門課程博士課程修了
2007年　北海道大学名誉教授
　　　　松本大学人間健康学部健康栄養学科教授
2014年　日本医療大学保健医療学部看護学科教授

---

やさしい医療系の統計学（第2版）　　ISBN978-4-263-20179-4

1995年 6 月 5 日　第1版第1刷発行
2002年 2 月20日　第1版第8刷発行
2002年11月20日　第2版第1刷発行
2019年 1 月10日　第2版第12刷発行

　　　　　著　者　佐　藤　敏　雄
　　　　　　　　　村　松　　　宰
　　　　　発行者　白　石　泰　夫
　　　　　発行所　医歯薬出版株式会社

〒113-8612　東京都文京区本駒込1-7-10
TEL.(03) 5395―7641(編集)・7616(販売)
FAX.(03) 5395―7624(編集)・8563(販売)
https://www.ishiyaku.co.jp/
郵便振替番号 00190-5-13816

乱丁・落丁の際はお取り替えいたします　　印刷・三報社印刷／製本・皆川製本所

© Ishiyaku Publishers, Inc., 1995, 2002. Printed in Japan

---

本書の複製権・翻訳権・翻案権・上映権・譲渡権・貸与権・公衆送信権(送信可能化権を含む)・口述権は,医歯薬出版(株)が保有します.
本書を無断で複製する行為(コピー,スキャン,デジタルデータ化など)は,「私的使用のための複製」などの著作権法上の限られた例外を除き禁じられています.また私的使用に該当する場合であっても,請負業者等の第三者に依頼し上記の行為を行うことは違法となります.

[JCOPY] ＜出版者著作権管理機構 委託出版物＞
本書をコピーやスキャン等により複製される場合は,そのつど事前に出版者著作権管理機構(電話03-5244-5088,FAX 03-5244-5089,e-mail:info@jcopy.or.jp)の許諾を得てください.